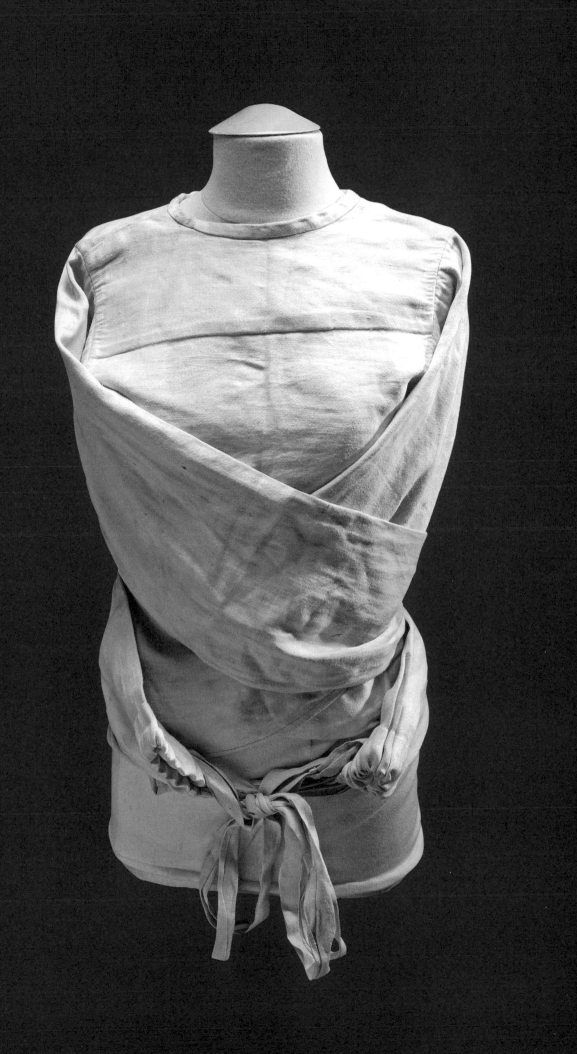

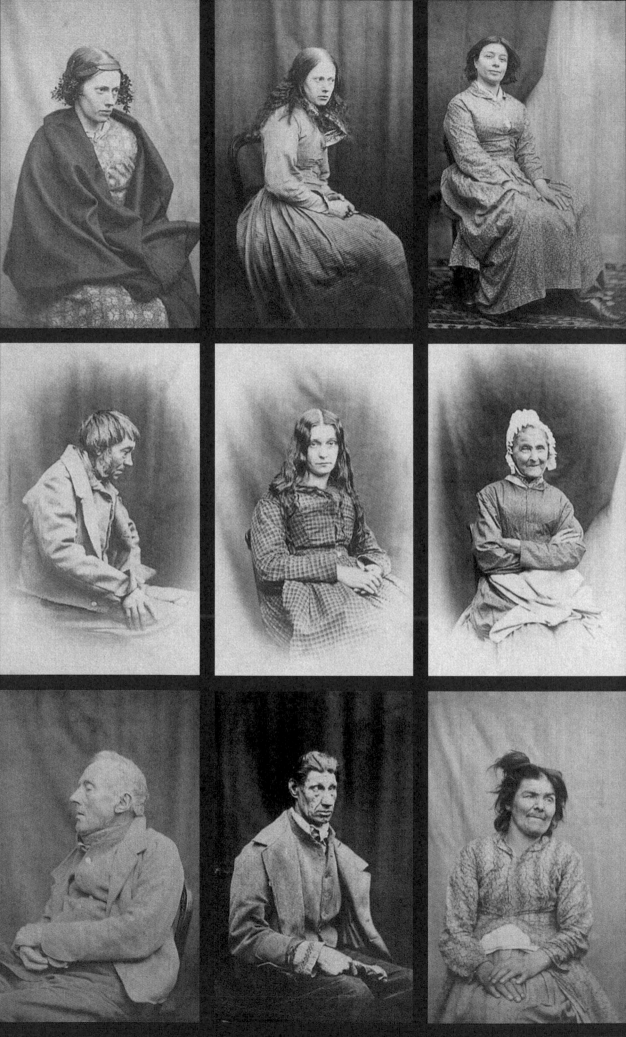

THIS WAY

瘋狂之所在

瘋人院、精神病院到治療性社區，一段顛覆想像的三百年精神醫學史及未來

MADNESS LIES

 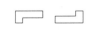 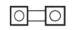

THE ASYLUM AND

BEYOND

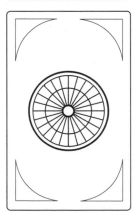

麥可·傑伊
MIKE JAY 著

譯者 林曉欽
　　 林薩寶
審訂 廖偉翔

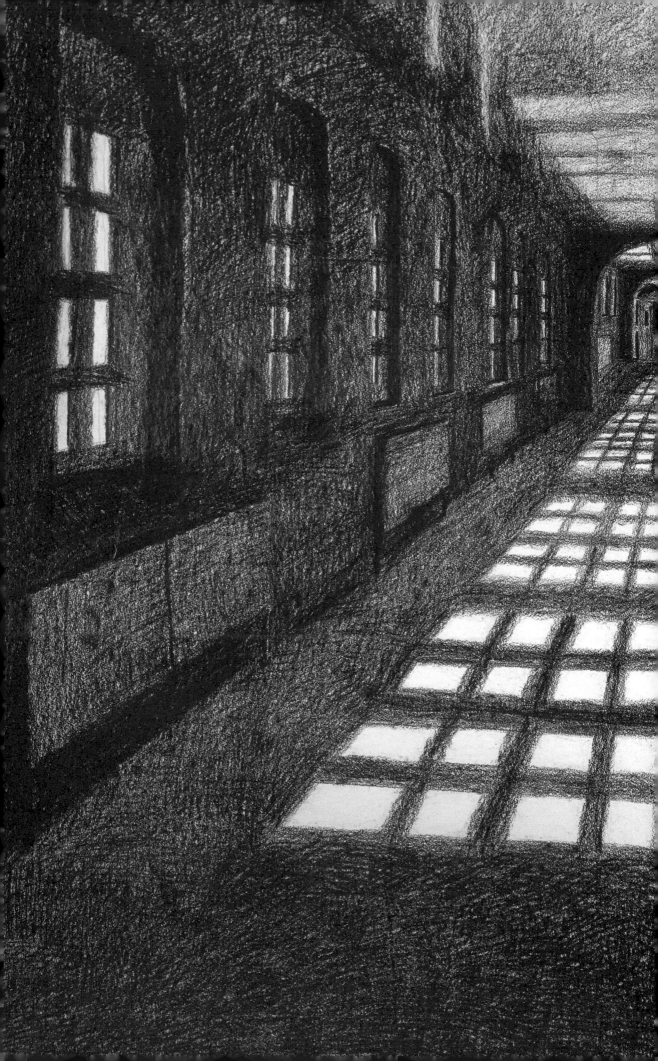

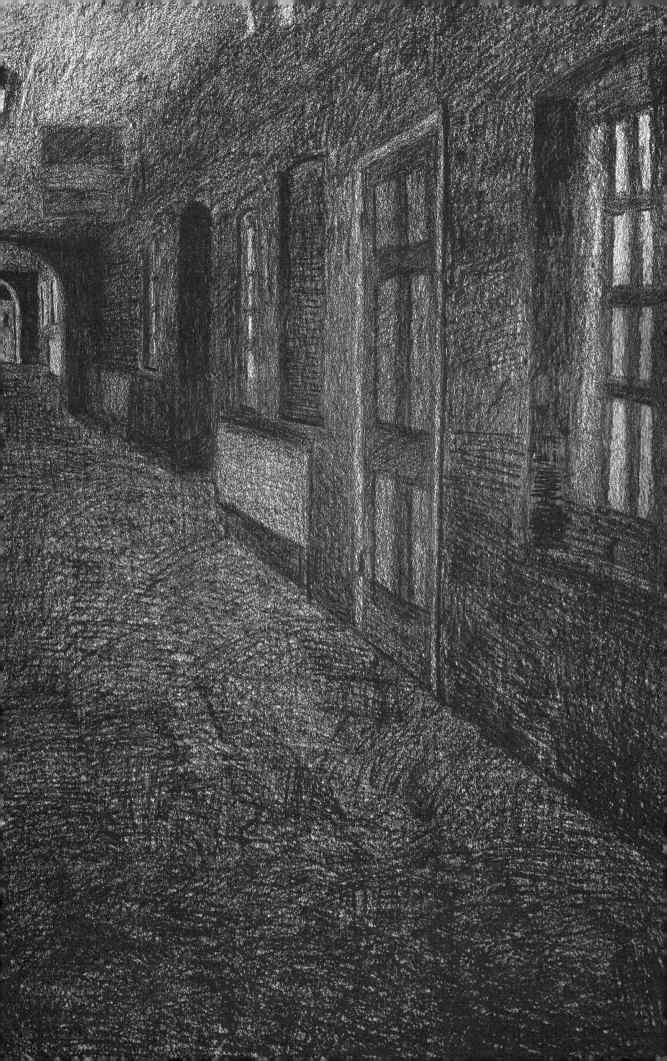

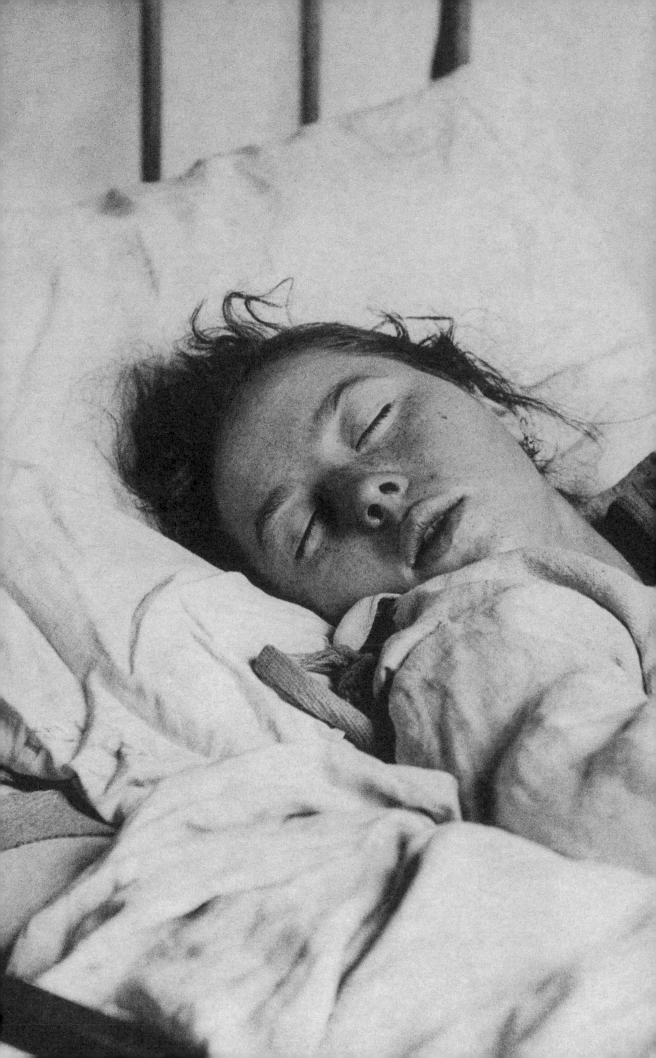

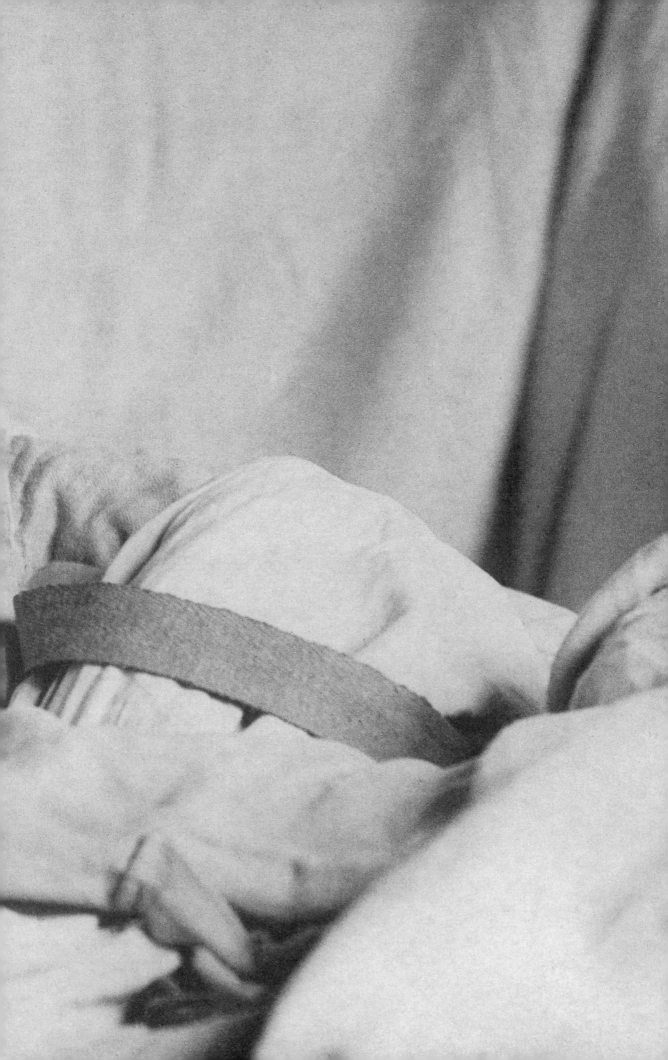

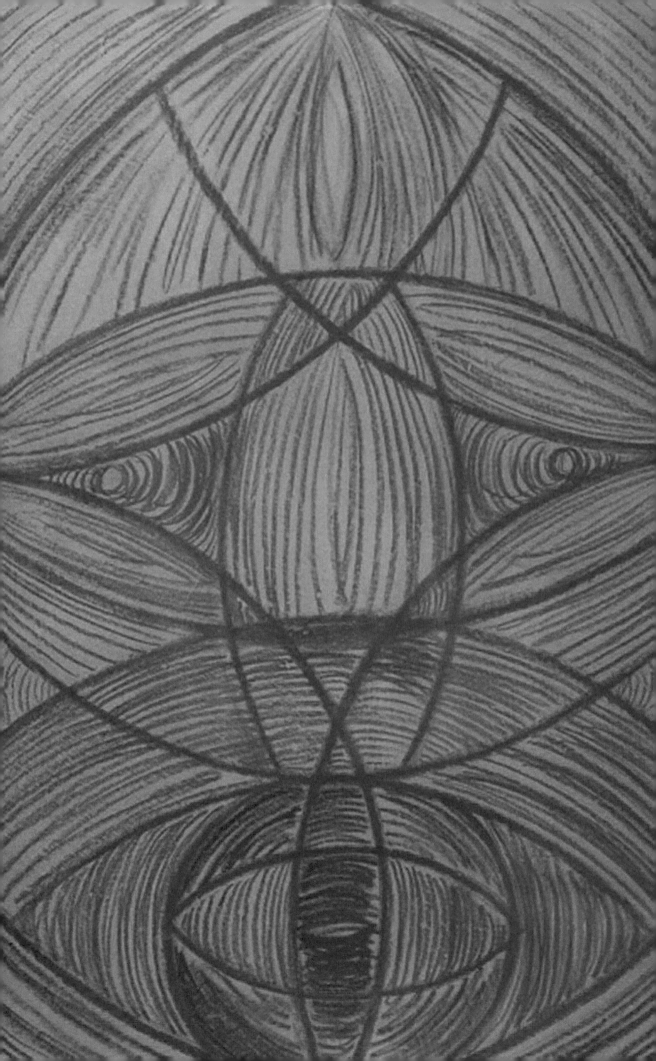

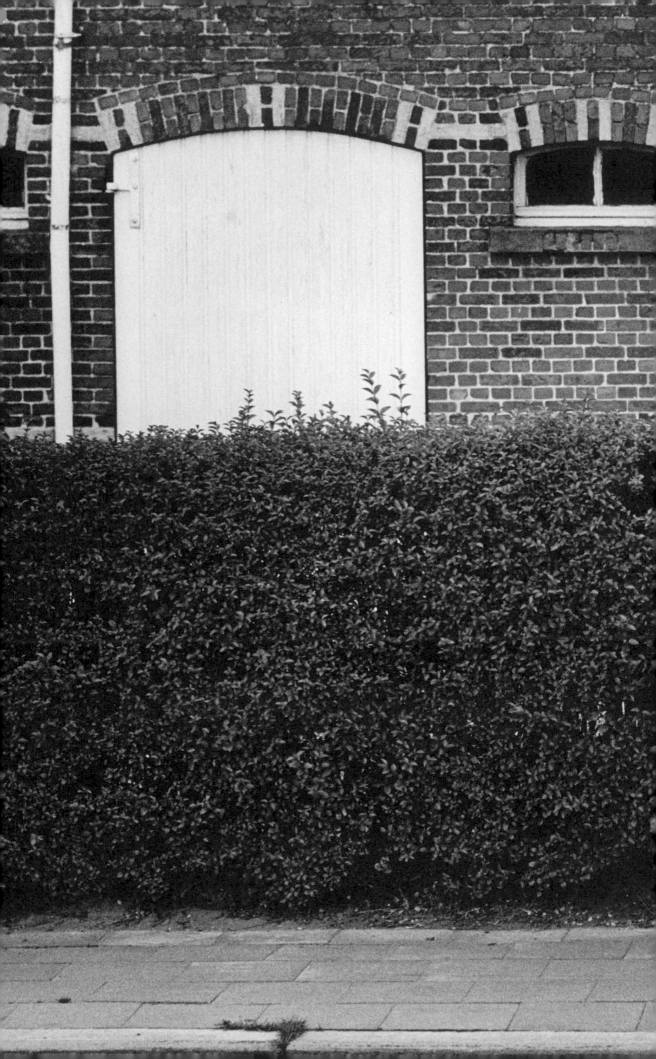

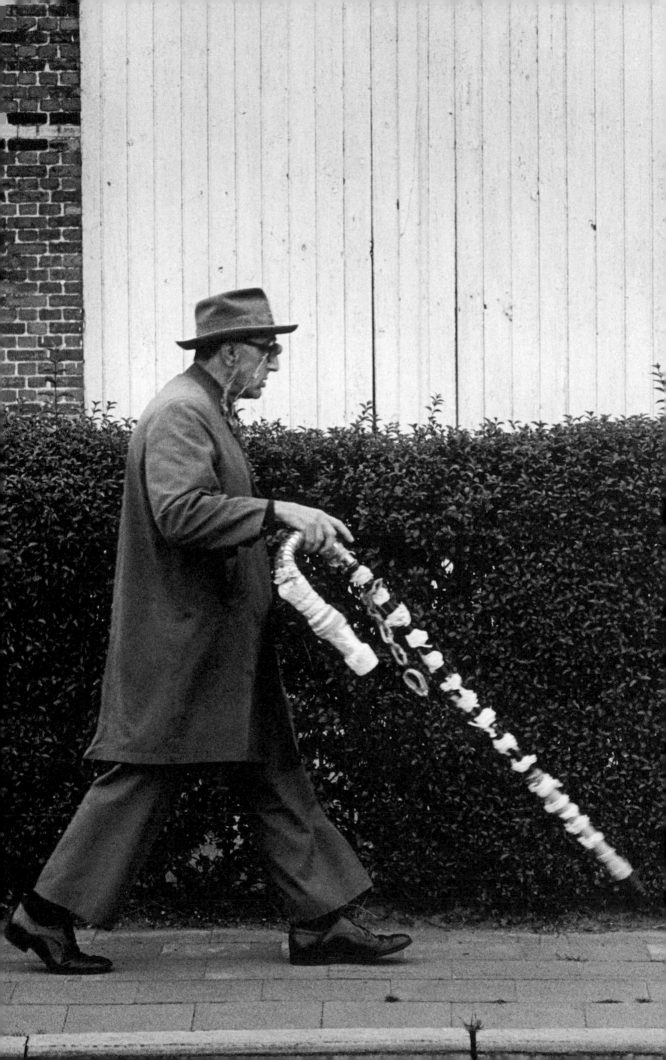

序 FORWARD
·衛爾康博物館·

瘋狂和收容所，這兩個詞彙經常出現在本書的文字裡，它們能夠強而有力地創造思想連結，喚醒鮮明的印象。此書出版於衛爾康博物館的「瘋人院：精神病患收容所與其外」展覽之後，追尋「瘋狂」與「收容所」的歷史和演變，以及這兩個詞彙在當代所引發的迴響。透過研讀精神病患者、藝術家、醫師以及精神健康提倡者數個世紀以來的生活與作品，《瘋狂之所在》以及「瘋人院」展覽都在思索人類如何定義與治療精神疾病、如何體驗精神疾病，以及未來人們可能如何與之共處。本書刊載的文獻資料與圖片反映了人類的生活經驗和個人觀點，藝術家的作品則建立了藝術與治療實作之間的橋梁。

近年來，關切精神健康的慈善機構面臨的最艱困挑戰之一，就是如何讓社會大眾體認承受精神痛苦的人數何其多。舉例而言，英國慈善機構「心靈」（MIND）評估，每年有四分之一的英國人經歷一種心理健康問題（MIND, 2016）。除了這份統計，加上英國年輕人只能獲得低度的精神健康照護服務，罹患失智症的老年人口也逐漸增加，我們究竟如何、在何處以及向誰求助，方能得到最好的支持與治療，已經變成刻不容緩的問題。這些並不是新的問題，它們與「瘋狂」的概念一樣歷史淵遠——它們在不同觀點間的張力亦是如此，例如，應該「保護」或「限制」精神病患者？採用醫學治療或心理社會治療？替患者創造安全的避風港，或專注於讓患者融入更廣大的社會中，兩者孰先孰後？

麥可·傑伊是「瘋人院」展覽的共同策展人，亦為本書作者。藉由將稜鏡照向「瘋人院／貝德蘭醫院」（Bedlam）這座瘋人的神祕領地，還有以瘋狂之名而建立的磚瓦機構，他探索了上述議題。本書前三部分的主題是伯利恆皇家醫院（Bethlem Royal Hospital）*的三種變形：18世紀的瘋人院（madhouse）、19世紀的精神病患收容所（asylum），以及20世紀的精神病院（mental hospital）。經由分析這些極具標誌意義的建築物，傑伊思索了「瘋狂」一詞在不同世代所生成的變化，最後回到現代的結論：雖然作為機構的精神病患收容所多數已被拋棄在歷史中，但它刻苦嘗試處理的諸多問題依然頑固存在。

傑伊認為，在醫療照護的泰半歷史領域裡，新的知識都會帶來新的治療方式。然而，在精神醫療照護領域，卻似乎更具有循環的性質。他將此治療循環描述為：放棄、改革、遺忘、忽略，再進一步改革。這份描述也顯示出19世紀的先驅所需要的毅力，例如創辦約克避靜院（York Retreat）的貴格會（Quaker）*成員山穆·圖克（Samuel Tuke），以及法國醫生菲利浦·皮內爾（Philippe Pinel）。從他們勇敢且充滿同情心的創舉中帶來的啟示，往往因旁人的短視近利而遭到忽略，新世代的人們應該重新理解。精神醫療的鐘擺效應反映了人類歷史如

---

*伯利恆皇家醫院的常見譯名包括「貝特萊姆皇家醫院」與「貝利恆皇家醫院」，若以Bethlem為翻譯基礎，應採用「貝特萊姆皇家醫院」。但由於Bethlem來自Bethlehem，亦即「伯利恆」——耶穌誕生地（位於巴勒斯坦），此間醫院即是以此命名，英國人也將這間醫院稱為Bethlehem，故本書中統一譯為「伯利恆醫院」。除此之外，作者也在導論中提到，伯利恆醫院的另一個稱呼為Bedlam（貝德蘭，即Bethlem的諧音），此字在英語世界有「瘋人院」之意，但Bedlam也是此間醫院的另一個稱呼方式。

Page 01　成人用帆布拘束衣，倫敦，1930-1960年。
Page 02　英格蘭蘇里郡瘋人院的病患照片，攝影師：休·威爾斯·戴蒙醫生，攝於1850年代。
Page 04-05　鉛筆畫（2004），作者：保羅·迪格比，主題：約克郡伊爾克里城曼思頓的海羅伊斯醫院走廊，建於1888年。

詹姆斯 · 佩托 | 芭芭拉 · 羅德里奎茲 · 慕若思
JAMES PETO | BÁBARA RODRÍGUEZ MUÑOZ
公共節目主任 | 策展人

何定義和治療精神疾患。理解歷史呈現的模式，應當有助於我們重新評估現代人看待精神疾病患者治療的態度。

在大眾的想像中，「瘋人院」或許和「限制自由」以及「孤立」相連與共。但是，起源於13世紀的瘋人院，原本的用途只是庇護所。時至今日，伯利恆皇家醫院已成為巍然地標與開放的醫療院所，提供精神疾患指標性的治療與整合模式。在本書中，作者也提到比利時赫爾鎮（Geel）的改革過程，與伯利恆皇家醫院的發展故事雙線並行。赫爾被稱為「瘋人的屬地」（colony of the mad），它所提供的照護模式並非透過隔離，而是將患者的日常生活融入家庭與工作中，這種模式早在13世紀便已有跡可循。後來，赫爾的照護模式被成功整合到比利時的國家精神醫療系統，並成為良好社區精神照護的標竿。原本主宰精神醫療領域的精神病患收容所，當然也在更近代時被生物醫學和相對年輕的精神醫學所帶來的新療法強烈影響，造成了它的演變與最終的衰落。本書後半段的篇幅取鏡北歐、南歐以及美國，檢閱了這些新興療法引發的激進倡議，還有由認為前述改革壓抑人性或適得其反的人士所領導之反對運動，例如義大利的精神科醫師法蘭科 · 巴薩格利亞（Franco Basaglia）在1960年代領導的「民主精神醫學」（Psichiatria Democratica）協會。

幾世紀以來，從各國不同的精神治療計畫和意識形態中，皆流露出一個最清晰不過的訊息：想要提供真正的「庇護所」，始終相當困難。從個人和機構的角度而言，這個使命都需要兩者高度的警戒、奉獻精神以及想像力。時至今日，雖然當代世界已經走入了「後收容所」（post-asylum）階段，處方藥物和社區治療計畫、相連的環境，以及來自全球的各種創意療法與精神靈修相輔相成，但我們依然符合上述的困境。藉由線上論壇、線上諮詢和治療的可能，網路也提供社會互動、同儕支持以及治療的機會。然而，隨之而來的危險，是超出負荷、混亂，有時還很昂貴的精神治療「市場」；還有一種風險，便是錯失了直接的人際關係和個人支持，而它們的價值是如此珍貴。在這樣糾結複雜的環境中，我們又該如何確保家庭、社群與專業機構的協助能力不會因此消耗殆盡？

衛爾康博物館展覽的結尾是由「吸塵器」（the vacuum cleaner）藝術團體所率領的藝術家集體創作計畫，視野極具前瞻性。「瘋狂之愛」（Madlove）衍生自一系列精神醫療體系的工作坊，其宗旨是重新想像瘋人院的原初概念：「可以發瘋的安全地點」（a safe place to go mad），闡釋重新評估「瘋人院」的各種方法——如果瘋人院不是一個具體存在的地點，至少也是一種安全、庇護與照護的狀態。我們希望這本書也可以提供一種脈絡，協助讀者更成功地理解當今各式療法的紛沓景觀，以及關於它們各自價值的持續討論。

＊貴格會是基督新教的其中一個派別，起源於17世紀的英國。貴格之名來自Quaker的音譯，有人相信是貴格會早期的一位領袖要求成員必須虔誠，聽到上帝的話語之後而顫抖敬畏，也有人認為是貴格會常有教徒全身發抖而得名。貴格會奉行和平主義，反對奴隸制度，成員不用敬語尊稱彼此，經常在歷史文明事件中扮演重要角色。

Page 06-07　罹患「因歐斯底里造成的嗜睡症」的女性病患，引用自 *Nouvelle iconographie de la Salpêtrière*，XLV號圖片（Nouvelle iconographie de la Salpêtrière, published by Salpêtrière Hospital, Société de neurologie de Paris, 1889）。
Page 08　蠟筆畫〈面具〉（*The Mask*），作者：瓦斯拉夫 · 尼金斯基（Vaslav Nijinsky），估計作畫年代：1919年。
Page 10-11　照片，引用自雨果 · 米南（Hugo Minnen）的《赫爾群像》系列（*Faces of Geel; Ene gelaat van Geel*），1980-1981年。

雖然精神疾患似乎永遠與我們同在，但直到兩百年前，它才深刻地扎根於人類生活，而且是西方世界的產物。對照之下，「瘋狂」則始終都是全球各大文明的一環，早在人類誕生之初便已存在。我們現今稱呼的「精神疾患」其實是一個巨大的光譜，廣納各式各樣的生命境遇和經驗。很明顯的，自從遠古時代已降，其中某些「精神疾患」也包含了生理上的現象。在不同時空之下，人類用不同的方式理解精神疾患，例如被惡魔附身、身體體液不平衡，或者大腦缺乏特定的化學元素。然而，其他案例缺少明顯的生理成因，症狀更趨近於社會議題而非醫學問題，例如突然失去控制的人、無法與他人互動，或是難以適應生活環境。精神疾患與身體疾病不同，難以僅靠血液檢驗或腦部斷層掃描就做出診斷。現代醫學對於精神分裂症（編按：此為舊譯名，台灣衛生福利部已於2014年5月將中文譯名改為「思覺失調症」，但因本書為18世紀至21世紀的精神醫學史，故仍以舊譯名稱之。）或憂鬱症的診斷雖然真確無比，但造成精神疾患的生物學機制則依然不明。

在現代醫學的大多數領域中，疾病的成因都可以透過病原體或遺傳標誌來清楚判定；時常也可以依此決定採用藥物或手術治療。一旦理解到這種程度，病史（medical history）的重要性可以說是只比出於好奇心來得多

〈愚者之船〉（Ship of Fools），耶羅尼米斯·波希（Hieronymus Bosch）約作於1500年。船上乘客陷溺在慾望中，航向原罪且失去理智。

導論 INTRODUCTON

一些：在人類發現抗生素之前的感染，以及人類得以進行麻醉之前的外科手術，雖然充滿過去時代的豐富故事細節，但對現代患者與醫師而言，幾乎毫無參考價值。相較之下，精神疾患——或說瘋狂，在它漫長生涯中多數時間為人所知的名字——則與過去始終密切相關。

精神醫學的故事雖有重大突破，但它仍受鐘擺般來回重複的過程以及懸而未決的問題所限定。近年來，人們在精神疾病的社會因素上投入更多關注，以精神分裂症為例，大腦影像技術和基因序列研究依然飽受挫折，難以確定相關成因，但童年虐待、缺乏家庭支持、壓力與文化錯亂等社會因素，都已被證實與精神分裂症有相當顯著的關聯。這類型的研究，被視為針對1990年代以來主宰了精神醫學、將其緊密聚焦於生物醫學面向的一種修正。這十年間被美國國家精神衛生研究院（National Institute of Mental Health）稱之為「大腦的十年」，醫界預期將能夠迅速找出精神分裂症根本的神經化學成因。之所以聚焦於這類生物醫學研究，其實是對20世紀中葉大肆流行的心理社會理論的反作用力，當時的理論主張精神分裂症是因為嚴苛的文化規範與情感疏離的教養方式所造成。然而心理社會理論則是為了反對擁護遺傳生物學觀點與激烈身體治療的前一個世代——對於自稱為「精神科醫師」的第一個世代而言，當時科學是唯一的希望，唯有科學才能夠拯救在維多利亞時期瘋人院裡受苦煎熬、「無藥可救」的眾生。

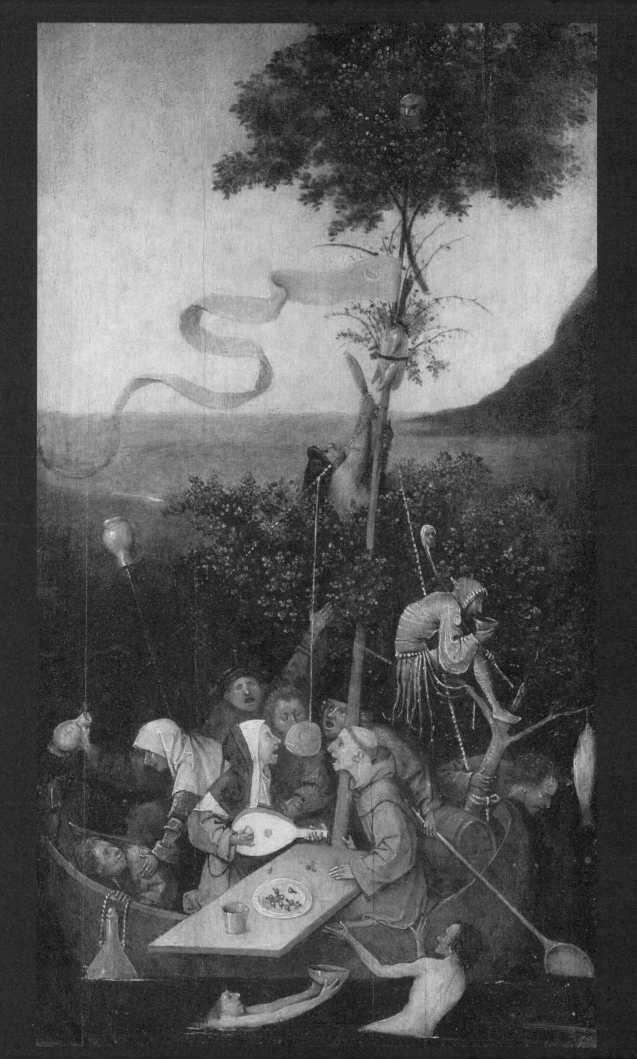

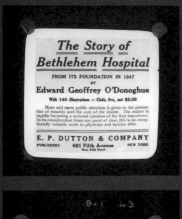

1.

The Story of Bethlehem Hospital

FROM ITS FOUNDATION IN 1247

BY

Edward Geoffrey O'Donoghue

With 140 Illustrations :: Cloth, 8vo, net $5.00

More and more public attention is given to the prevention of insanity and the care of the insane. The matter is rapidly becoming a national question of the first importance. In its consideration from any point of view, this is an exceptionally valuable work to physician and layman alike.

E. P. DUTTON & COMPANY

PUBLISHERS   681 Fifth Avenue   NEW YORK

Near 54th Street

2.

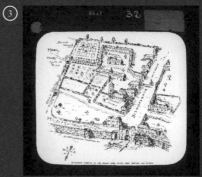

3 Bethlehem in Palestine (Fenn).

3.

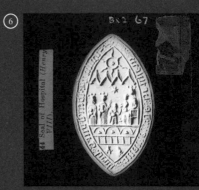

4.

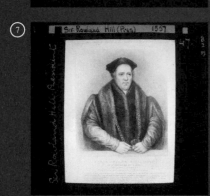

HAND-BELL OF THE CORPORATION OF DOVER.
A.D. 1491.

ALMS-BOX OF BROWNE'S HOSPITAL, STAMFORD.
c. A.D. 1490.

5.

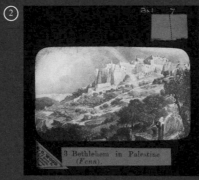

43 Seal of Hospital (Henry VI).

6.

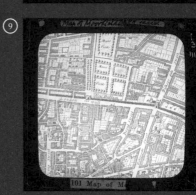

44 Seal of Hospital (Henry VIII).

7.

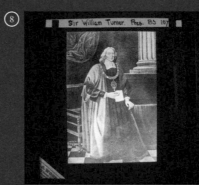

Sir Rowland Hill (Pres) 1557

8.

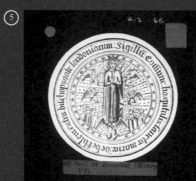

Sir William Turner. Pres BS 107

9.

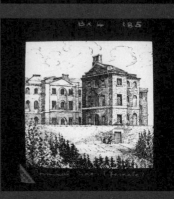

101 Map of M

10.

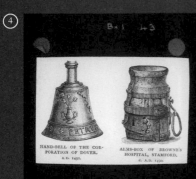

Bx 3 128

11.

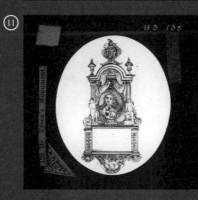

BS 135

Dr Tyson's Monument.

12.

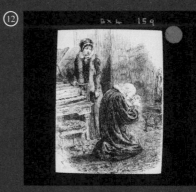

Bx L 159

13.

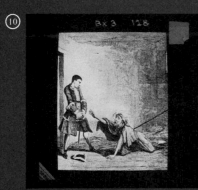

Bx 4 160

177 Present Hospital without Dome 1825 (a)

14.

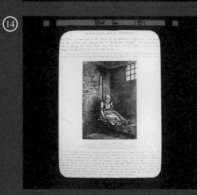

Bx 4 181

15.

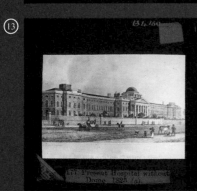

Bx 4 185

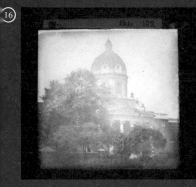

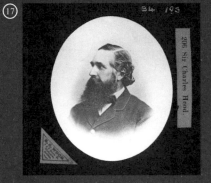

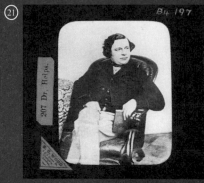

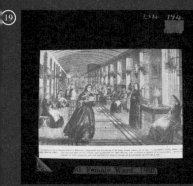

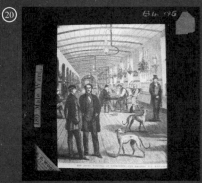

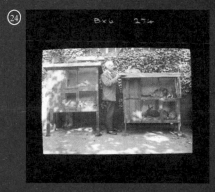

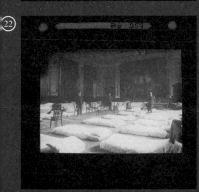

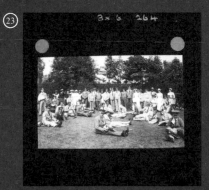

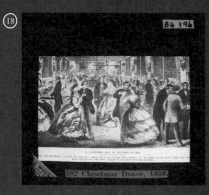

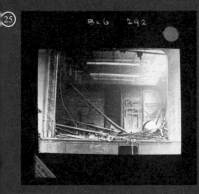

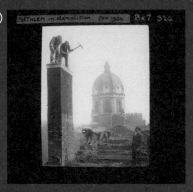

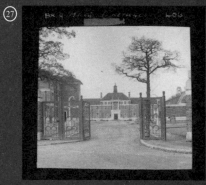

伯利恆皇家醫院故事的場景。

① 1905年，伯利恆醫院牧師蒐集的幻燈片
② 巴勒斯坦伯利恆（Bethlehem）的聖瑪莉教堂
③ 倫敦主教門（Bishopsgate）的伯利恆醫院初址
④ 1491年的手鐘和捐獻箱
⑤ 伯利恆醫院在英王亨利七世統治時期的圖章
⑥ 伯利恆醫院院長在英王亨利八世統治時期的圖章
⑦ 羅蘭德·希爾（Rowland Hill），1557年的伯利恆醫院總裁

⑧ 威廉·透納（William Turner），1669年至1693年的伯利恆醫院總裁
⑨ 17世紀的倫敦摩爾菲爾茲區（Moorfields）
⑩ 大盜傑克·雪帕德（Jack Sheppard）在伯利恆醫院探望母親
⑪ 愛德華·泰森（Edward Tyson）醫生紀念碑，1684年至1708年時，他曾在伯利恆醫院服務
⑫ 英王亨利三世跪地祈禱
⑬ 伯利恆醫院，聖喬治南華克區（St. George's Fields, Southwark）
⑭ 被鎖鍊綑綁的詹姆斯·諾利斯（James Norris）
⑮ 女性精神病罪犯病房區，南華克區
⑯ 伯利恆醫院教堂，南華克區

⑰ 查爾斯·胡德（Charles Hood），伯利恆醫院監督人，1852-1862年
⑱ 伯利恆醫院的病人跳舞，1859年
⑲ 女性病人病房，南華克區，1860年
⑳ 男性病人病房，南華克區，1860年
㉑ 威廉·威爾普斯醫生，1862-1865年
㉒ 空襲轟炸後的臨時病房，1917年
㉓ 伯利恆醫院的受傷士兵日，1916年
㉔ 一戰期間，為了解決飢荒問題而飼養兔子
㉕ 火災後損壞的娛樂休閒室，1924年
㉖ 拆除南華克區的伯利恆醫院，1932年
㉗ 伯利恆醫院，倫敦貝肯漢姆村（Beckenham），1930年

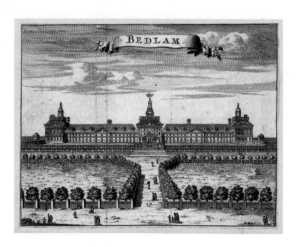

位於摩爾菲爾茲區的伯利恆醫院，訪客在草地上散步。羅伯·胡克（Robert Hooke）的雕刻，1676年。

醫學觀點的鐘擺效應僅把我們帶回到歷史的淺水區。醫師在關於瘋狂的爭論中總是占有一席之地，但直到近代，我們才開始主要以醫學術語理解瘋狂。經過精神醫學持續與社會和其餘醫療體制漫長的搏鬥之後，終於受到了承認，成為正式的醫學分支領域。原先定義精神疾病的，並非醫學，而是法律，數個世紀以來，為了處理有罪與否以及減刑等議題，法律必須思考「精神正常」（compos mentis; of sound mind）、「犯罪意圖」（mens rea; guilty mind）以及責任減少等概念。為瘋狂而定的法律術語：「精神異常」（insanity），也沿用迄今。

但是，瘋狂的根本議題，其歷史遠比現代醫學和法律更為古老。瘋狂究竟是深植於人體的疾病？抑或是心靈受到了阻礙？借用遠古時期的話語，瘋狂是不是「靈魂的疾病」？我們是否能夠像治療身體疾病一樣對症下藥？或者真正的療癒必須改善一個人的全身？我們是否又該鼓勵蒙受精神疾患痛苦者觀其內心、探索痛苦的根源，或者協助他們移轉注意力、創造新的人生？倘若社會環境便如同其所呈現那般，是精神疾患的成因，他們是否應該與世隔絕，或者更加融入社會方能帶來解方？

上述的最後一個問題極為重要，因為它是現代瘋狂議題的核心，收容所由此崛起，並因此類機構的出現，才定義了西方世界下的瘋狂與其治療方法。在它最早的形式中，收容所承諾使困窘的靈魂走入聖所，遠離「使人瘋狂的群眾」，並提供宗教的慰藉。隨著現代治療方式的興起，國家擴展了它的責任，收容所的支持者許諾將其改建為治癒身心靈的場所。漸漸的，隨著將精神疾患視為可治療之腦部疾病的承諾，醫學專業承擔了此一角色。

每一種不同的承諾，都以新的形式重新創建精神病院，反映了周圍瞬息萬變的世界。但是，歷史上的精神病院也都沒有完成使命，到了它們各自運作的時候，瘋狂反而顯得比以往更難治療。精神病院每一次的轉世化身都踏上同樣的軌跡：基於樂觀精神，渴望採用人道的改革，最終遭到棄置，被視為過往年代的可恥印記。精神病院的失敗原因也非常一致：無法實現建立精神病院時的自信承諾。他們並不曾找到治療瘋狂的方法，然而，事後看來，他們確實一步一步緩慢地

走向答案。他們的理想和洞見，以及所有投入精神疾患治療領域的革命先驅，不只鼓舞人心，也造就了現代精神健康的景緻。

這段歷史故事的核心軸線就在倫敦的伯利恆皇家醫院，即眾所皆知的倫敦「瘋人院」（Bedlam）。數百年來，「Bedlam」（貝德蘭）一字在英語世界中已經與「瘋子」產生了根深柢固的聯繫，然而，貝德蘭也是一間真正的醫院，迄今依然收容精神疾病患者。貝德蘭醫院經歷了數個世紀的發展，它不同時期的建築物象徵了精神病院的三種不同發展階段，以及各個階段的瘋狂定義。

在18世紀，伯利恆醫院是瘋人院的原型，也是倫敦最知名的地標之一，更成為許多詩歌、戲劇、民謠和藝術作品的題材主旨，宛如瘋狂本身的神話發源地。到了19世紀，伯利恆醫院搬遷至泰晤士河南岸，建立了一座新的大樓，陰森可怖地聳立於貧民窟與工廠區，成為維多利亞時期精神病患收容所的濫觴。在當時，歐洲與美國共有數百間的精神病患收容所，由於罹患精神疾病者日漸增加，社會氛圍趨於絕望，也慢慢地失去了原本人道進步的色彩。20世紀初期，伯利恆醫院遷址至現代地點，為全球數千間典型的精神疾病治療醫院之一。這一次，它隱身於倫敦的林蔭郊區，將瘋狂視為人類心靈的疾病，並且善用醫學科學的最新成果來治療病患。

倫敦最早期的地圖細節，可追溯至1550年代，展現出位於摩爾菲爾茲區的「貝德蘭醫院」。

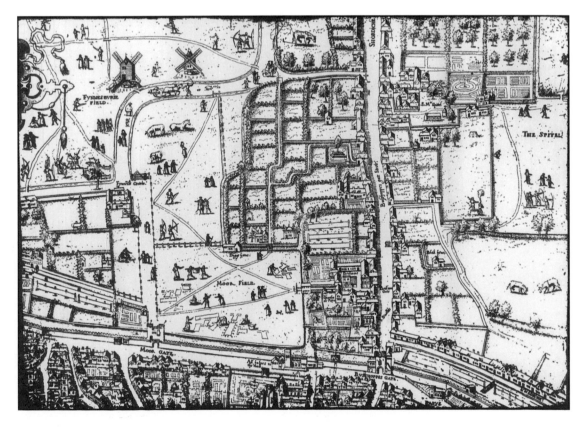

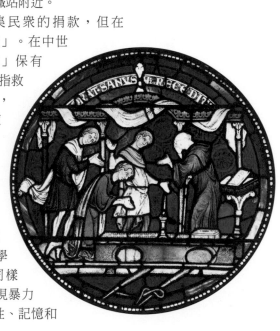

等到伯利恆醫院終於轉變至最後的型態時，「貝德蘭醫院」這個詞彙已經變成一個代名詞，象徵了不幸罹患精神疾病者曾遭受的殘忍對待，包括皮鞭、鎖鍊、地窖以及拘束衣。然而，20世紀初期令人樂觀的各種新式療法，諸如未經調整的電療、前額葉切除手術等，如今也已被列入過往的野蠻行為清單中。回憶貝德蘭時期的場景時，很容易想起過去的黑暗歷史，不言自明地反襯出我們啟蒙的現代性。但是，我們亦不該魯莽假設，當未來世代看見21世紀最荒涼的場景——因為藥物治療而貌似肥胖喪屍，或是在枯萎的都市地景推著廢棄賣場手推車的精神病患時，會認為現在的我們比以前好上多少。貝德蘭醫院的黑鏡依然反映了我們的世界。

伯利恆醫院的真實歷史是另一個故事。13世紀，一名倫敦市政參事西門・費茲馬利（Simon FitzMary）創辦了伯利恆醫院。依照民間傳說，費茲馬利參與了十字軍東征，在戰鬥時與夥伴走散了。回過神來，他發現自己晚上獨自在沙漠中遊蕩，走在薩拉森軍隊後方。他在幽暗的「聖地」四處無助地尋找，終於看見了一個定位點：伯利恆上空的明亮星辰。他跟著星辰，終於找到了安全的地點。回到倫敦後，為了表達感謝，他決定在聖巴托夫教堂（St Botolph without Bishopsgate）周圍以伯利恆的聖瑪莉之名建立一座小修道院——大約就是現在的利物浦街地鐵站附近。

小修道院的主要功能是蒐集民眾的捐款，但在1400年，修道院也作為「hospital」。在中世紀的意義上，英文的「hospital」保有「hospitality」（待客）的功能，意指救濟收容所，接納有需要的陌生人，沒有任何實際的醫療功能。小修道院發揮慈善作用，收留了一些年邁體弱的市民，但漸漸開始專注於照顧「distracted」、「madde」以及「lunaticke」的人。* 這三個詞彙難以翻譯，就像未來世代看見現代的醫學診斷時，很可能也會有同樣感受。上述的詞彙意指呈現暴力傾向、妄想，或者失去理性、記憶和

言語能力，也包括某些現代醫學認爲生理疾病引發的痛苦症狀，例如癲癇或腦部受創。

過去人們用許多方式詮釋瘋狂。一些人相信，瘋狂是受到惡魔的折磨；另一些人認爲，瘋狂的受害者是因爲困境或悲劇而造成短暫地失去理智，也可能是罪人臣服於驕傲，陷溺在欲望中而導致自我毀滅。瘋狂之人已經難以找回清澈的自我意識。現存最佳的文獻紀錄來自於英國諾福克郡（Norfolk）的馬格莉・凱佩（Margery Kempe），她在1436年至1438年間向一位牧師獻上了自己的自傳，是第一本女性自傳。許多評論者在凱佩的傳記內容中找到現代醫學足以診斷爲精神疾患的證據。凱佩生下第一個孩子之後開始心神不寧，聽見聲音，甚至看見幻覺，攻擊周遭的人與自殘，直到她的行動受到限制。但是，凱佩本人用宗教的角度理解自己的經驗，相信這都是爲了懲罰她的驕傲、虛榮，以及一系列惡魔的誘惑。凱佩苦修並祈禱，吸引了信眾，開始進行朝聖之旅，前往聖地與羅馬，甚至得到現代英國國教教會的尊崇。即使凱佩罹患產後憂鬱症或精神病，似乎也能夠成功地轉換爲上帝的禮物。

被視爲「瘋狂」者，爲數眾多且各形各色，而他們與另一個更廣大的群體之間的分界其實不甚明顯，包括流浪者、乞丐、輕微犯罪者，以及身體障礙者；他們都是社會邊緣人，缺乏家庭及資源支持。是法院讓瘋狂逐漸具備了特殊意義。英國原本採用盎格魯—撒克遜法，要求每個人都必須替自己的行爲負責，但諾曼人引入了教會法，其中包括「道德罪」的觀念，必須考慮犯人的意圖和心智狀態。13世紀的法學家亨利・德・布雷克頓（Henry de Bracton）制定日漸龐大的英國法律，強調意圖的重要，並正式提出「犯罪意圖」的概念。於是，英國法律開始遵循布雷克頓的名言：「瘋狂之人無法承擔法律責任。」[1] 從此之後，瘋狂成爲法律上的概念，在某些脈絡中使犯人免除責任，在另外的某些脈絡中則是限縮了人的基本權利。法律獲得精緻的修正，以區別「自然的傻瓜」——天生有學習困難者——以及苦於瘋狂者，而這類人的瘋狂可能是長期也可能是短暫的。舉例而言，瘋狂者的財富會被暫時交付信託，直到他可能恢復之時，而「自然的傻瓜」的財產則會被國王徵收。1590年，教會律師亨利・斯溫伯恩（Henry Swinburne）首次將「精神異常」（insanity）寫入正式法律文件裡：「瘋狂者和神智不清者，在精神異常或

坎特柏里聖三一教堂的彩繪玻璃描繪了科隆（Cologne）的「瘋狂的馬蒂達（Mad Matilda）」。

---

* distracted, madde, lunaticke三個字可勉強解釋爲「精神失序」、「瘋癲」或「瘋狂」，以及「神智不清」。這些都是當時的醫學診斷用語，無法準確翻譯，因此譯文中保留原本的拼寫法。

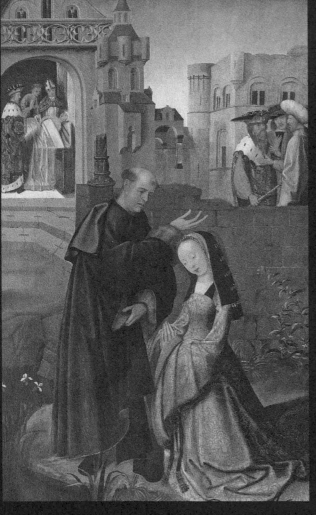

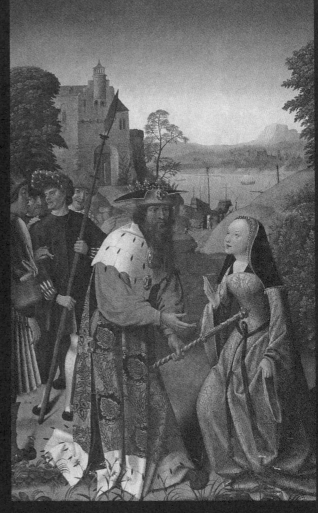

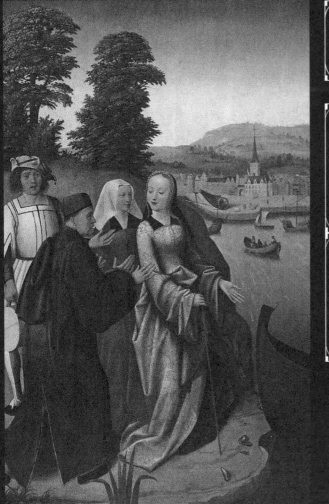

1505年，葛思溫·馮·德·威登（Goswijn van der Weyden）在安特衛普以聖迪芙娜的殉道傳說爲主題，完成了一系列油畫。原版作品一開始懸掛在赫爾附近的唐格羅修道院（Abbey of Tongerlo）。

《聖迪芙娜的生命與成聖七景》（*Seven Scenes from the Life and Vernation of St Dymphna*），第一幅畫描述她接受聖人傑瑞伯納斯（Gerebernus）的洗禮。

迪芙娜的父親達蒙（Damon）是奧瑞爾（Oriel）的國王。達蒙的心智迷惘，對女兒訴說想娶她的念頭。

在隨從保護下，迪芙娜前往比利時，躲在赫爾的城鎮中。

發現迪芙娜逃出城堡之後，國王派出士兵尋找公主。

一位忠誠的間諜向國王稟報，他發現公主住在法蘭德斯的赫爾。

國王盛怒之下殺了牧師和公主，當地居民找回屍體，將兩人帶回小鎮。

15歲的迪芙娜被埋葬在赫爾。後人爲了紀念她，建立了一座教堂。

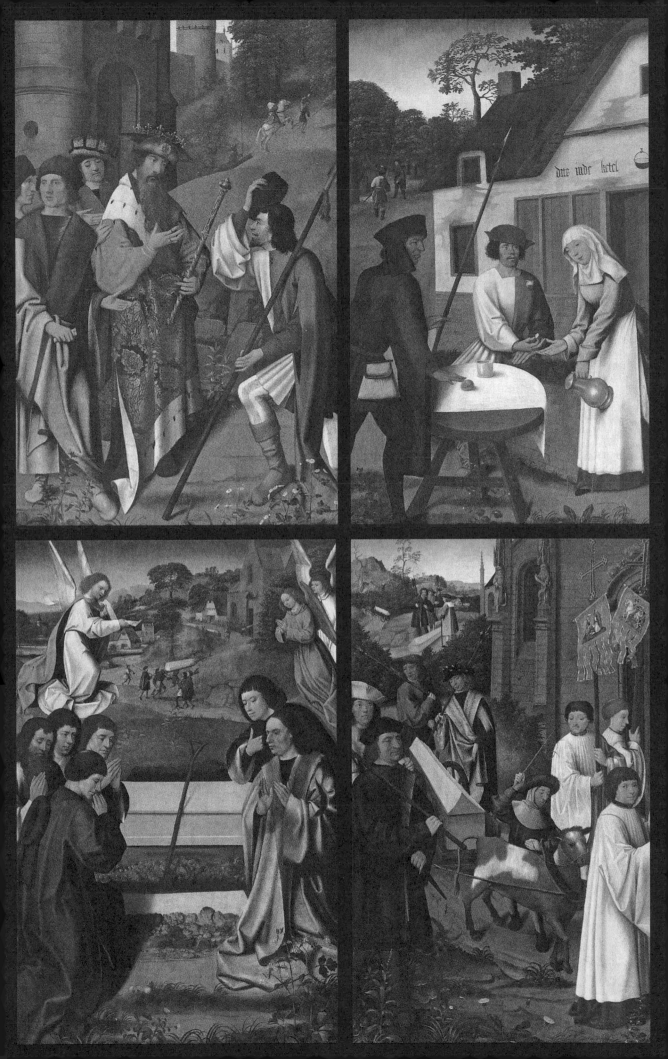

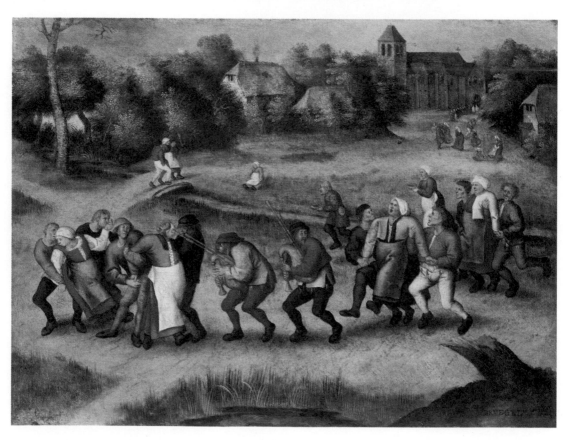

〈莫倫貝克的舞者〉（*Dancers in Molenbeek*），彼得·馮·布勒哲爾（Pieter van Breughel），1592年。陷入舞蹈狂熱的民眾時常被帶往治療的朝聖之旅。

心靈喧囂之期間，無法立下遺囑。」[2]正是在此時，現代的「正常」（sanity）觀念才成為「瘋狂」的對立面。在此之前，「正常」一般而言是指一個人的整體狀態健康，但「精神異常」讓「正常」具備了更特定的意義，符合法律定義的「精神正常」（*compos mentis*）。就此意義上，是瘋子定義了正常人，而非正常人定義了瘋子。

當時，伯利恆醫院是中世紀歐洲少數的收容所之一。另一間歷史悠久的收容所是法蘭德斯的赫爾鎮，它的故事和伯利恆醫院一樣都起源於13世紀，且民俗傳說有所記載，赫爾鎮的主角則是聖迪芙娜。迪芙娜是7世紀的愛爾蘭公主，皇后死後，國王因為過度悲傷而陷入瘋狂，想要與自己的女兒結婚。為了逃避父親的亂倫慾望，迪芙娜逃到歐洲，躲在法蘭德斯的沼澤平原。但國王終究發現了公主的下落，而公主在赫爾再一次拒絕國王的要求之後，遭到斬首。

隨著時間經過，迪芙娜被奉為聖人，擁有力量，能夠替心智受到折磨的民眾祈福，她的神殿也孕育了許多奇蹟治癒的傳說。赫爾成了朝聖地，正如伯利恆醫院，民眾可以帶著神智不清的家人到此尋求庇護與宗教慰藉。伯利恆醫院成為精神病患收容所，但赫爾卻走上了完全相反的道路。抵達聖迪芙娜教堂的民眾，倘若沒有任何好轉，往往就被遺棄在那裡。1480年，一間當地修道院加入了收留精神疾病患者的行列，但隨即人滿為患，當地的農夫開始接納朝聖者，讓他們居住在自己家中，提供膳食，並讓朝聖者與家人一起務農。

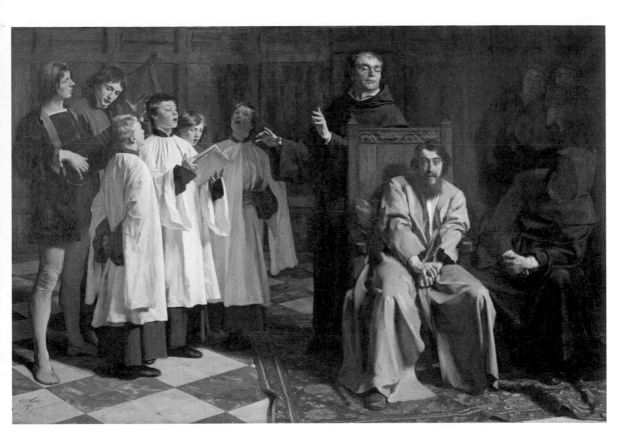

經過了幾百年，赫爾成為廣為人知的「瘋人的屬地」：有別於精神病患收容所，赫爾的患者被整合至常人的生活中，而非遭到隔絕。時至今日，赫爾依然保持古時候的功能，一如伯利恆醫院。兩地的故事清楚呈現出截然不同的治療途徑在數個世紀以來的發展如何。

到了莎士比亞的年代，伯利恆醫院已非昔日寧靜的迴廊，院區充滿禁閉房、管理房與出租房，非常吵雜擁擠，並成為人滿為患的貧民社區地標。院內瘋狂的居民對倫敦人而言成了越來越熟悉的存在，尤其是透過吟遊歌手詠唱悲傷的〈貝德蘭之歌〉傳統來認識他們。然而，讓瘋人院在大眾文化建立不朽地位的，卻是戲劇作品。在英王詹姆斯一世時期（Jacobean，亦稱雅各賓時期）的流行戲劇*中，復仇悲劇與諷刺劇建立了伯利恆醫院的濫觴地位：所有的瘋人院今日都被稱為「貝德蘭」，然而它也獲得更廣泛的戲劇意義，遠遠超過了瘋人院本身。

《赫爾以「瘋人的屬地」為人所知》

在17世紀初，「瘋人院的場景」迅速地從新奇變成陳腔濫調。在湯瑪斯·戴克（Thomas Dekker）和湯瑪斯·米德爾頓（Thomas Middleton）共同創作的劇本《誠實的妓女·第一部》（*The Honest Whore, Part 1*; 1604），以及戴克和約翰·韋伯斯特（John Webster）創作的《向北去呵》（*Northward Ho*;

《雨果·馮·德·古斯的瘋狂》（*The Madness of Hugovan der Goes*），艾米耶·華特斯（Emile Wauters）作，1872年。古斯是法蘭德斯藝術家，畫中描繪古斯前往修道院，想讓靈魂得救贖，免於詛咒。

---

*英王詹姆斯一世曾經同時是蘇格蘭、愛爾蘭與英格蘭國王，在位22年，英語世界稱呼他統治的年代為雅各賓年代。此處將Jacobean drama譯為英王詹姆斯一世時期的流行戲劇。

1607），故事裡的角色都造訪過瘋人院。
韋伯斯特在《馬爾妃公爵夫人》（*Duchess
of Malfi*）中描述了瘋人院的許多居民。在
米德爾頓與威廉·羅利（William Rowley）
創作的《調換兒》（*The Changeling*; 1622）
裡，兩位角色爲了誘惑瘋人院守衛的妻
子，便模仿瘋狂的人。在上述作品中，瘋
人院的場景經常宛如夢幻壯麗的變裝舞
會，病人展現瘋狂的各種形式。有些極度
瘋狂的場景是爲了娛樂，但也建構出鏡中世界，暫
時停止現實生活的規則，反映現代社會的瘋狂。

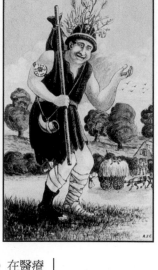

　　瘋人院開展出自身神話般的生命，它的基礎
雖然來自現實生活的醫院，但兩者之間的相似性甚
少，更毋寧是反映了一個年代，瘋狂成爲大眾迷戀
的根源。爲了區分不同的型態，「瘋人院」（貝德蘭）在醫療
用語和一般對話中也發展出新的詞彙。少數狀況暴力的病人
經常被描述爲「陷入完全的瘋人狀態」（stark bedlam mad），
意指他們的心靈被憤怒或躁狂占據，才會犯下在一般情況中
被視爲犯罪的行爲，但他們對此沒有任何感知，並且會自我
毀滅。爲了病人的安全和社會大眾的福祉，這類病患通常會
被關起來。其他類型的病人則是「心緒混亂」（distracted）
或「糊裡糊塗」（light-headed），經常胡言亂語或遭到宗教
幻象的控制，這種情況往往更被視爲一種生理疾病，類似病
人發燒時喃喃妄語的症狀。還有一種病人稱爲「鬱鬱寡歡」
（mopish），他們與世隔絕，無法與周遭的人互動，被視爲
心理有所困擾，或者「心神不寧」（not well in their wits）。
　　然而，最能夠符合17世紀精神的病況是「憂鬱」
（melancholy），一種複雜且令人苦惱的疾病。當時的人相信，
憂鬱的起源是生理不適（黑膽汁過量），同時也是靈魂的疾
病。當時的世界似乎成了憂鬱的溫床，或者也可以
說，當時的時代氛圍允許舊型態的精神疾病以一種
新的戲劇化形式來展演。以占星學術語而言，憂鬱
者乃是陰沉的（saturnine），是受到土星（Saturn）
的影響。以政治學術語而言，憂鬱者是危險的類
型，也就是反抗者。憂鬱的症狀在某種
程度上與今日被診斷爲憂鬱症者有所重
疊，但當時的憂鬱也包括暴力衝動和妄
想，如：執念、疑神疑鬼、偏執幻想，
還有看見撒旦。如果憂鬱的症狀較爲輕
微，便成了沉思的知識分子的時髦病
況，一種遠離世俗的存在主義式疏離，
或是內在深度與嚴肅的象徵。但是，貿
然玩弄憂鬱是愚蠢的舉動：情緒敏感和
瘋狂只有一線之隔。

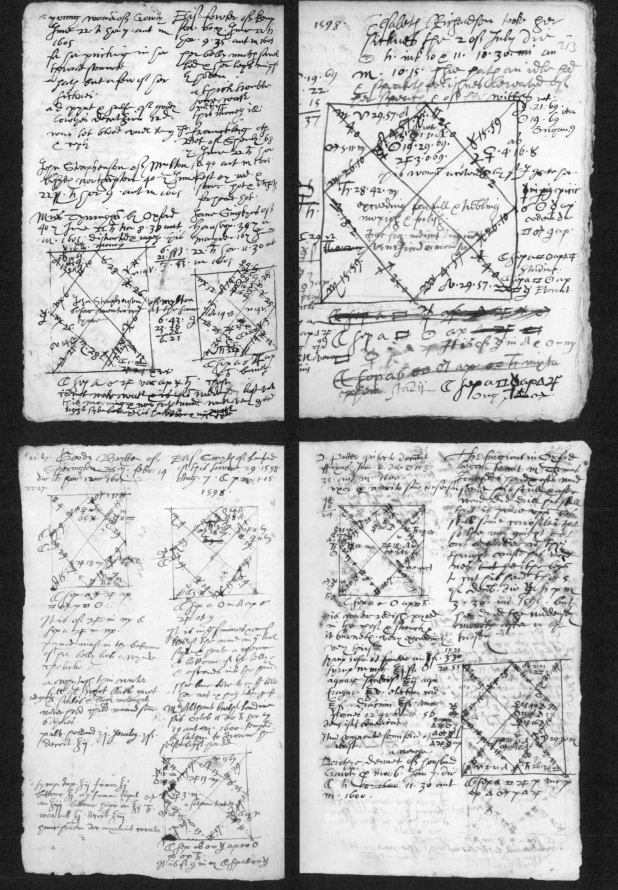

17世紀，理查・納皮爾（Richard Napier）醫師的病歷紀錄，描述不同的瘋狂形式和各種治療方式，內容包含占星術到腦手術（博德利圖書館，牛津）。

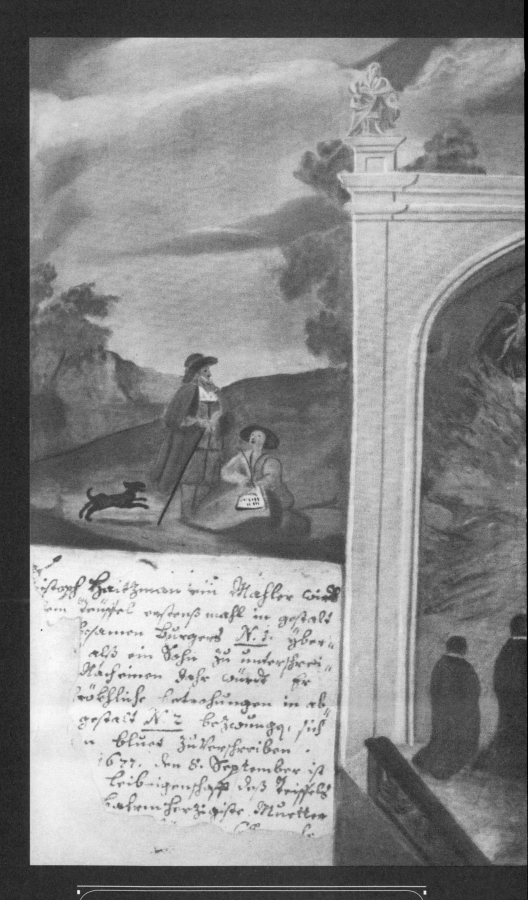

1677年，奧地利畫家克里斯多福・海茲曼（Christoph Haizmann）用一系列的畫作描繪自己遭到惡魔附身。佛洛伊德曾經研究海茲曼的案例，一些精神科醫師相信海茲曼罹患了精神分裂症。

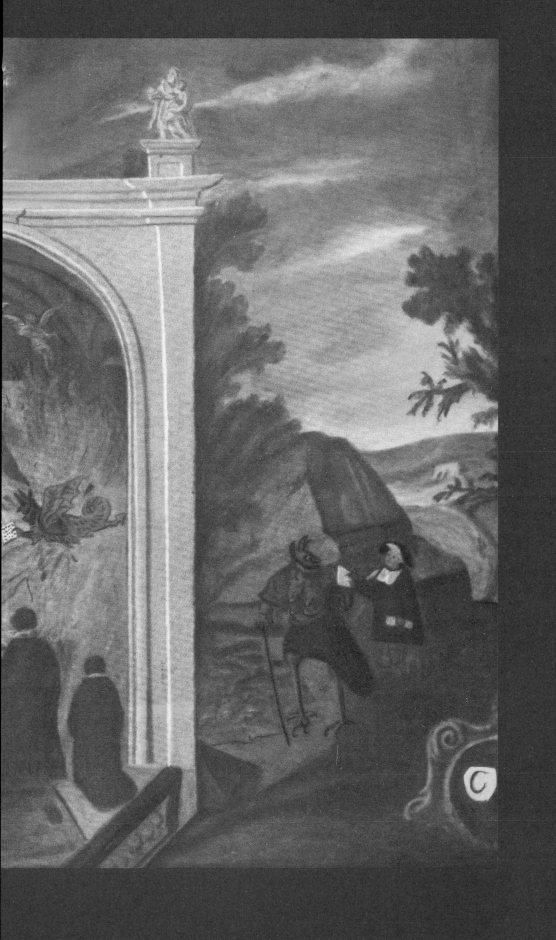

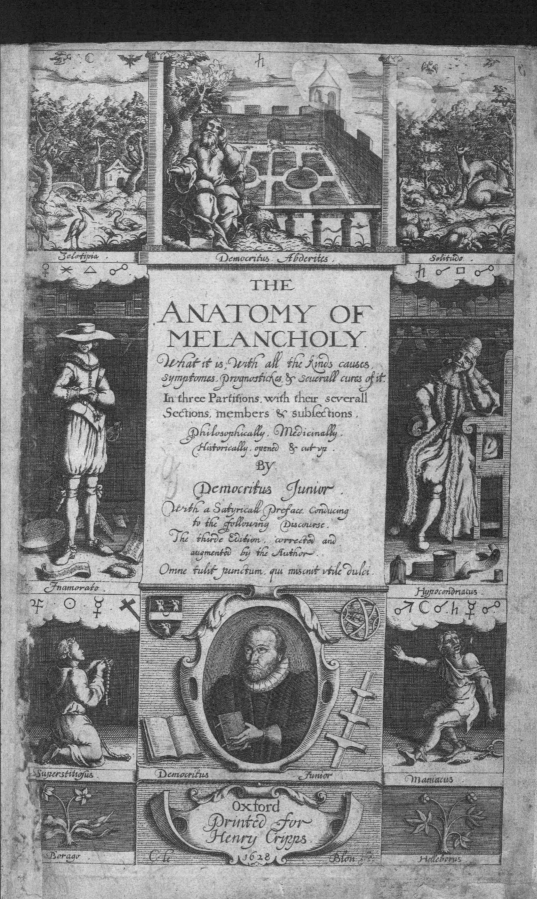

THE
ANATOMY OF
MELANCHOLY.
What it is, With all the kinds causes,
symptomes, Prognostickes, & seuerall cures of it.
In three Partitions, with their seuerall
Sections, members & subsections.
Philosophically, Medicinally,
Historically, opened & cut-vp.
By
Democritus Junior.
With a Satyricall Preface, Conducing
to the following Discourse.
The thirde Edition, corrected and
augmented by the Author.
Omne tulit punctum, qui miscuit vtile dulci.

Zelotipia.   Democritus Abderites.   Solitudo.

Inamorato.   Hypocondriacus.

Superstitiosus.   Democritus   Junior.   Maniacus.

Oxford
Printed for
Henry Cripps.
1628

Borago.   Blou.   Helleborus.

羅伯‧波頓（Robert Burton）主教的畢生力作《憂鬱的解剖》（*The Anatomy of Melancholy*）是經典的治療文獻，於1621年問世。這是一本包羅萬象的作品，內容涵蓋古典時期至當代，探討憂鬱的起因、症狀和治療方式。「全世界都憂鬱，」波頓寫道：「我藉由忙著避開憂鬱來書寫憂鬱。」他認為憂鬱的起源是人體的體液失衡（現今我們會說是化學物質失衡），因而產生影響範圍橫跨心智、心理和心靈的症狀。憂鬱可能有其生理上的原因，例如疾病或遺傳，但也經常受到生活壓力所激發——包括愛情、過度工作和生子——或帶有侵蝕效果的熱情所引起，例如嫉妒和驕傲。波頓認為，憂鬱不只是一種疾病，而是與藝術上或智力上的天才緊密相關，亦為生命中不可逃脫的一部分。

由於法律的改變，瘋狂也成為不同時代的標誌。1601年，英國通過《濟貧法》（The Poor Relief Act），要求體格強壯的貧民必須進入濟貧院工作，而教會則負責照顧精神失常者。結果，乞丐開始假裝瘋狂，例如知名的衣衫襤褸的「貝德蘭的湯姆」（Tom' o Bedlams）或「亞伯拉罕人」（Abraham-men）*，成為街頭常見的景象。伯利恆醫院也被迫發布公告，讓民眾知道醫院不允許行乞。瘋狂變成了一種表演，典型的劇碼融合了雙關語、謎題、歌謠和侮辱用語。在舞臺丑角的表演和戲劇裡的身分交換情節中，瘋狂被精巧地演繹出來，再被街頭乞丐及幽默風趣之人回收挪用，而真正的瘋人也開始以這種戲劇化的形式表現自我。如何分辨瘋狂的真偽，演變為該年代各種更廣泛的議題，例如與日俱增的間諜和雙面間諜、在宗教認同變遷的年代偽裝的必要，以及在公眾與私生活的自我形象之間的細緻區別。

這個年代，許多偉大的戲劇作品都在探討瘋狂，包括莎士比亞的所有悲劇。《奧賽羅》（*Othello*）的主題是嫉妒，《馬克白》（*Macbeth*）描繪冷酷的權力欲望，《李爾王》（*King Lear*）的重點是傲慢。哈姆雷特直率地嘲諷當時的「瘋狂流行」，並藉由試圖區辨瘋狂的展演及其現實來探索瘋狂造就的矛盾。他在開場獨白中宣布自己要欺騙觀眾，「戴上怪異的性格」，並說服其他人相信他瘋了，最後連自己都信以為真。與雷爾提（Laertes）進行壯闊的決鬥之前，哈姆雷特也做出看似真誠的告解：「可憐的哈姆雷特，他的敵人是瘋狂。」然而，哈姆雷特的

羅伯‧波頓《憂鬱的解剖》的1638年版卷頭插畫。此書是經典的綜合概要手冊，記載憂鬱的成因、症狀和治療方法。

J.D. 納森薩勒（J.D. Nessenthaler）創作的蝕刻畫，約作於1750年。畫中學者周圍的神話人物代表憂鬱之氣質。

《瘋狂成為不同時代的標誌》

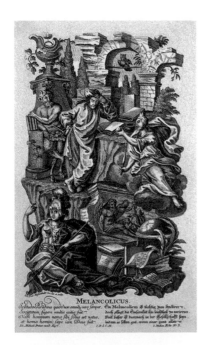

MELANCOLICUS.

* 亞伯拉罕人在中英字典裡的意思是「裝瘋賣傻者」，典故便是來自《濟貧法》頒布後，乞丐於伯利恆醫院所在的「亞伯拉罕區」裝瘋賣傻。

瘋狂究竟是偽裝的演出，或者他一直都在欺騙自己很正常？波隆尼爾（Polonius）對哈姆雷特的質疑，「雖然看似瘋狂，卻藏著一個目的」，是對的嗎？

瘋狂是最完美的主題，能夠揭開人類心智擺布自身的手段，正如佛洛伊德所言：「在我之前的詩人和哲學家，早已發現潛意識。」[3]賽萬提斯（Miguel De Cervantes）在《唐吉軻德》（Don Quixote）中讓我們看見一次意外的「裝瘋賣傻」：主角假裝瘋狂，卻在自己未能意識到的情況下完全發瘋了。按照傳統的道德標準，唐吉軻德乃因其傲慢的原罪而失去理智。他陷入騎士精神的幻想，執迷地渴望重建騎士精神，最後淪陷至妄想世界，宛如一條充滿鏡子的走廊，無止盡地反射他的虛榮。他變得浮誇且偏執，誤讀眼前局勢，眼裡到處都是光榮或迫害，最後成為一場錯誤的喜劇。然而，唐吉軻德掃除內心疑慮和

追求夢想的行為是高貴的，甚至充滿英雄氣概，而這使得他最後的悔恨與重返正常心靈何其悲劇——他的騎士世界徹底除魅了。

這些矛盾又諷刺的戲劇故事，其實捕捉到了急速現代化的年代所蘊藏的精神：想要用更緊密的方式定義瘋狂，卻發現自己根本無法固定瘋狂與正常之間的界線。戲劇、歌謠和謎題拆解了律師和醫師對瘋狂所提出的脆弱定義，劇場和小說創造了另一種世界，在那裡，瘋子與正常人隨興地交換彼此的身分。有句說法呼應了17世紀極受歡迎的文字和詩歌：這個世界已經變成一座「巨大的瘋人院」。1605年，米德爾頓的一齣戲首次上映，是以無政府主義風格描寫倫敦生活的喜劇，標題叫做《我的主人，這是個瘋狂世界》（A Mad World, My Masters）；約翰·福特（John Ford）劇本《愛人的憂鬱》（The Lover's Melancholy）裡頭的一名角色則說，任何人想要在瘋狂世界裡飛黃騰達，「必須學習當個瘋人或傻子」。至於關在瘋人院的人，誰又能判斷他們是否真正地陷入瘋狂或假裝——尤有甚者，他們也許比我們更正常？米德爾頓在1606年發表的《復仇者的悲劇》（Revenger's Tragedy）中，偽裝的復仇者溫迪斯（Vindice）曾如此問道：

我們才是真正的瘋人，而那些，

我們以為陷入瘋狂之人，其實不是。

如此這般，舞臺業已準備就緒，等待一種嶄新的機構，在其中，即將上演瘋狂戲劇和現代世界的三幕劇。

---

1 Henry de Bracton, Thorne edition (Harvard, 1968-77), Volume 2, p. 424
2 Henry Swinburne, *A Treatise of Testaments and Last Wills*, Part 2 (Dublin: 1793)
3 Lionel Trilling, 'Freud and Literature' in *The Liberal Imagination* (1950) p. 34

左圖
〈治癒愚人〉（《淬取瘋狂之石》，1475-1480年），諷刺中世紀的庸醫治療，作者為耶羅尼米斯·波希。

對頁
賽萬提斯初版《唐吉軻德》第一卷和第二卷的卷頭插畫和圖解。

次頁跨頁：〈帕努格斯醫師〉（Doctor Panurgus），馬丁·多斯蕭特（Martin Droeshout）約作於1620年，描繪使用化學物質萃取病人幻想的過程。

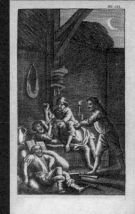

VIDA Y HECHOS
Del Ingenioso Cavallero
DON QUIXOTE
DE LA MANCHA,
COMPUESTA
Por Miguel de Cervantes Saavedra.
PARTE PRIMERA.
Nueva Edicion, corregida y ilustrada con differen-
tes Estampas muy donosas, y apropriadas
à la materia.

EN BRUSELAS,
De la Emprenta de Juan Mommarte, Im-
pressor jurado. Año 1662.
Con Licencia y Privilegio.

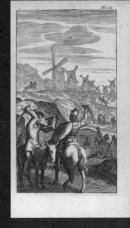

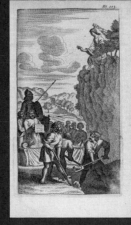

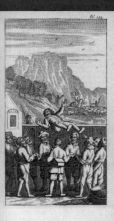

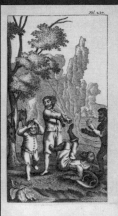

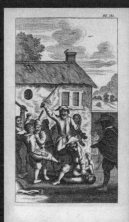

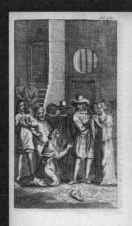

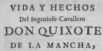

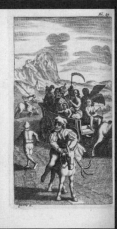

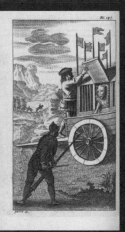

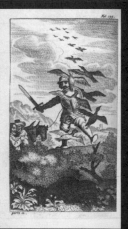

VIDA Y HECHOS
Del Ingenioso Cavallero
DON QUIXOTE
DE LA MANCHA,
COMPUESTA
Por Miguel de Cervantes Saavedra,
PARTE SEGUNDA.
Nueva Edicion, corregida y ilustrada con differen-
tes Estampas muy donosas, y apropriadas
à la materia.

EN BRUSELAS,
De la Emprenta de Juan Mommarte, Im-
pressor jurado. Año 1662.
Con Licencia y Privilegio.

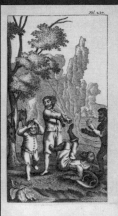

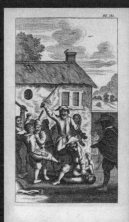

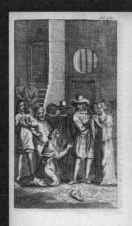

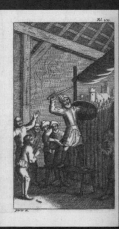

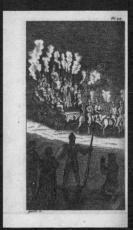

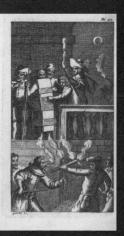

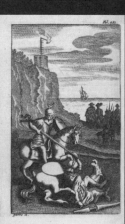

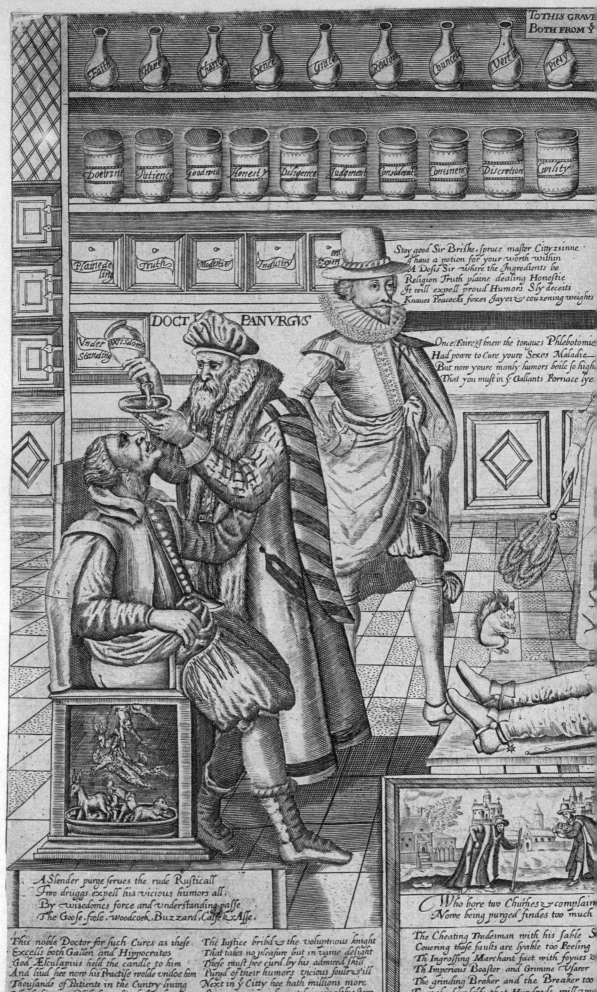

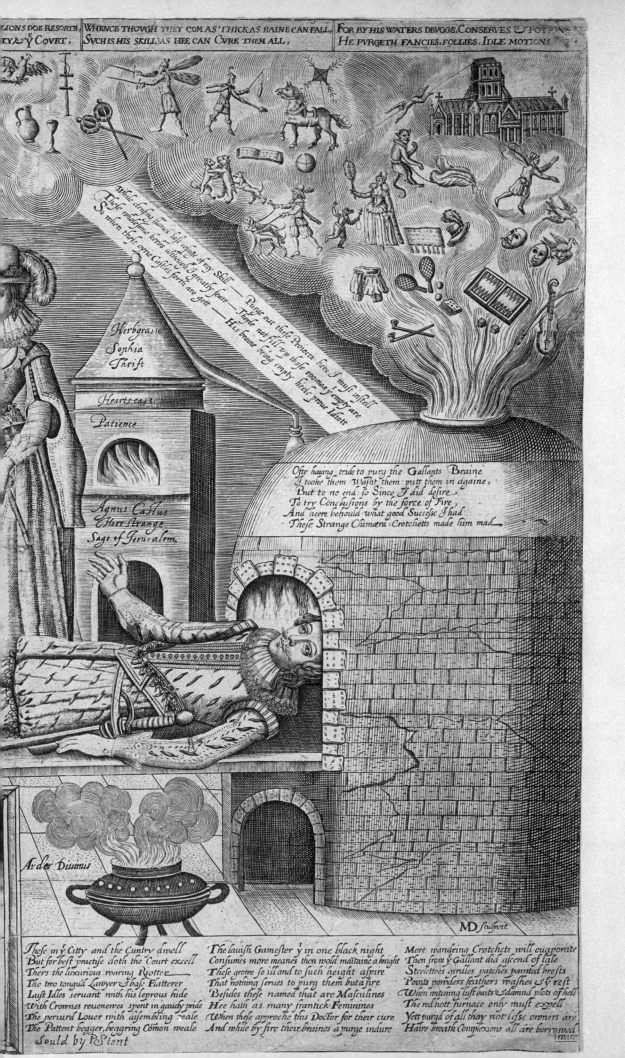

Whilst clensing fumes left replete of my Skill ——— Purge out these Proiects here I must instell
These wholesome herbs (although I greatly feare ——— These not fill vp those roomes, emptie are
So when these emptie Castles forth are gott ——— His braine being empty heele proue Idiott

Herbgrasse
Sophia
Thrift

Hearts ease
Patience

Agnus Castus
Hore strange
Sage of Jerusalem

Ofte hauing tride to purg the Gallants Braine
I tooke them Washt them putt them in againe,
But to no end so Since I did desire
To try Conclusions by the force of Fire
And heere behould what good Successe I had
These Strange Chimæra Crotchetts made him mad

Ardor Diuinus

MD sculpsit

These in y Citty and the Cuntry dwell
But for best practise doth the Court excell
Thers the luxurious roaring Riotter
The two tongud Lawyer & base Flatterer
Lust Idles seruant with his leprous hide
With Crownes reuenewes spent in gaudy pride
The periurd Louer with dissembling zeale
The Pattent begger, begging Comon weale
Sould by P. Stent

The lauish Gamester y in one black night
Consumes more meanes then wold maintaine a knight
These growe so ill and to such height aspire
That nothing serues to purg them but a fire
Besides these named that are Masculines
Hee hath as many frantick Feminines
When these approche this Doctor for their cure
And while by fire their braines a purge indure

More wandring Crotchets will euaporate
Then from y Gallant did ascend of late
Steelettoes girdles patches painted brests
Points powders feathers washes & y rest
When intcinig lust baits & damnd plots of hell
The red hott furnace only must expell
Yett purgd of all thay not lesse owners are
Haire breath Complexions all are borrowed ware

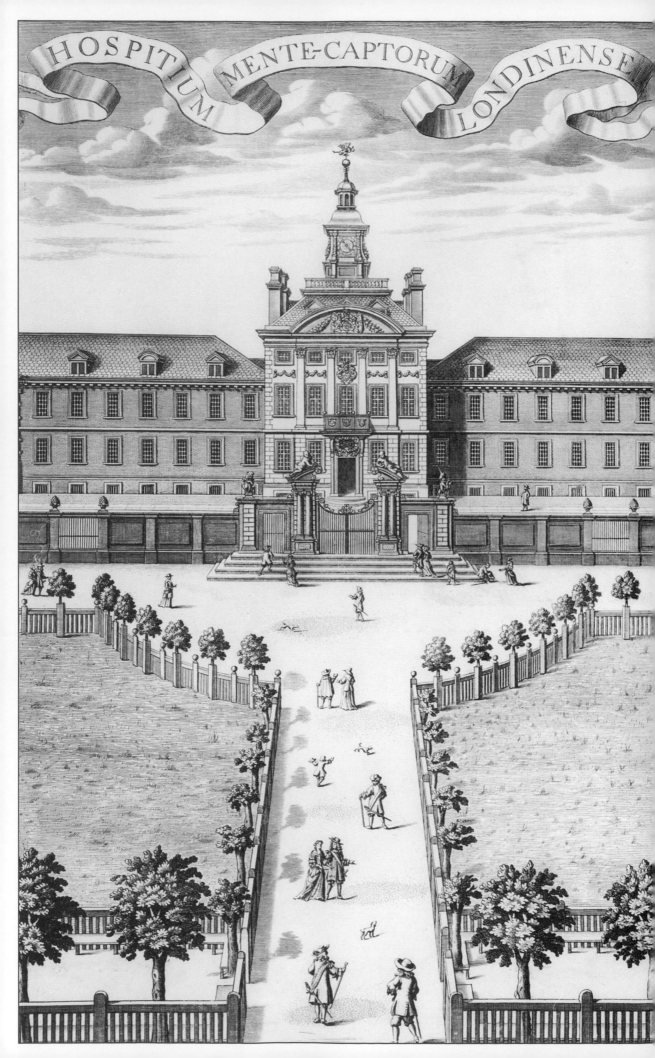

HOSPITIUM MENTE-CAPTORUM LONDINENSE

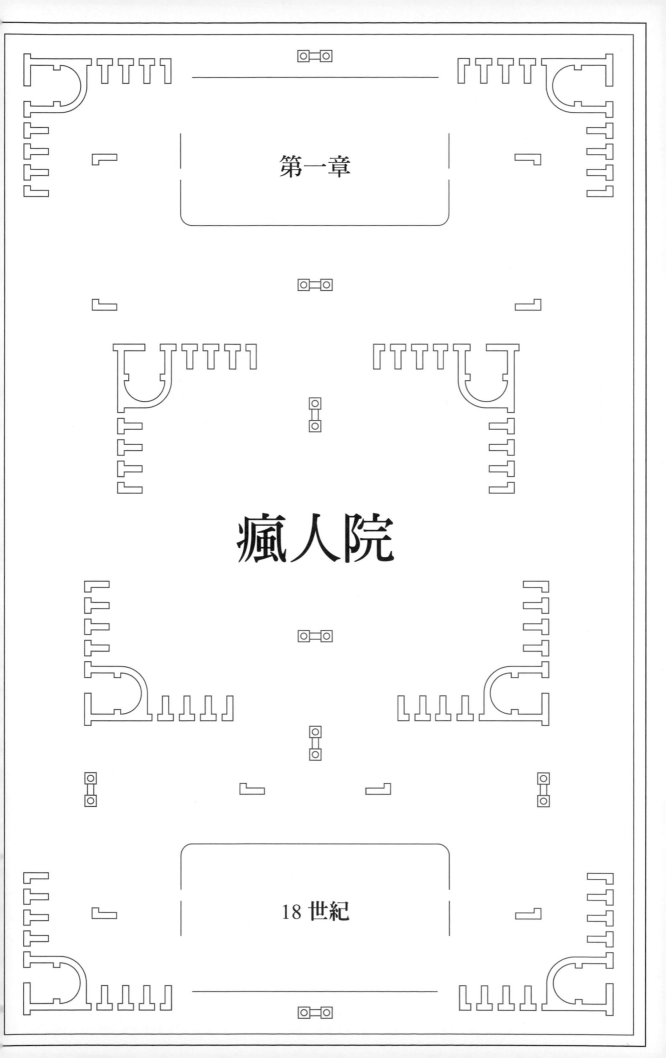

第一章

瘋人院

18 世紀

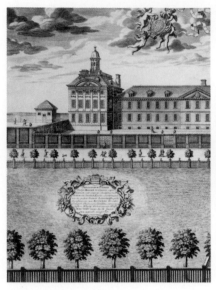
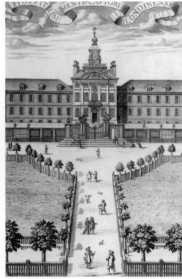
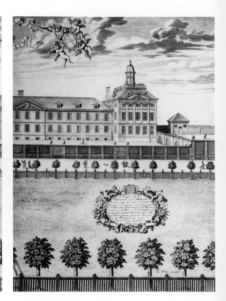

不可能忽視的象徵：
照護的門面，掩飾了疏忽的黑洞。

16 76年，新的伯利恆醫院從倫敦大火*遺留的灰燼中崛起，被人們讚許為一座城市重生的偉大裝飾之一，也是時代的奇蹟。中世紀倫敦由籬笆和木板構成的老城區消失了，取而代之的是一座現代世界的劇場：西區（West End）座落著娛樂和時尚居所；全世界的財貨在倫敦的金融樞紐進行交易；此處還有落拓不羈的格拉勃街（Grub Street）*與眾多咖啡館，八卦軼事和危險的理念在此流通，甚至諷刺有權有勢的愚蠢大人物。

舊伯利恆醫院的小修道院並未遭到倫敦大火摧毀，許多政府官員的住處卻付之一炬，只能將醫院作為暫時的收容地點。時序入冬，他們僅僅住了幾晚，便理解到數百年來對伯利恆醫院的收容者而言顯而易見的事：磚石地板，沒有暖爐亦無窗戶，幾乎無法居住。新址選擇在倫敦邊緣的摩爾菲爾茲區，並聘請博學聰慧的胡克（Robert Hooke）——他是英國皇家學會（Royal Society）的忠實成員、牛頓的對手，以及克里斯多福·雷恩（Christopher Wren）爵士*的助理——按照新倫敦的需求，設計一座公立醫院。

胡克設計的成果變成歷史上前所未有

---

*倫敦大火是英國歷史上最嚴重的火災，始於1666年，連續蔓延四日，損毀13200戶民宅，87座教堂，沒有確切的死傷人數，但造成7萬居民無家可歸。

*格拉勃街是倫敦的街道名稱，存在於18世紀至19世紀，現已消失。此處聚集許多窮困的作家、詩人以及非主流的出版商和銷售商，位於倫敦新聞和文化世界的邊陲地帶。後來，格拉勃街也成為一個文化名詞，用來指稱撰寫野史、字典和詩詞，但無法進入主流世界的作家、工作者以及社群。在現代世界，格拉勃街略帶有貶抑和反諷意味，但在18世紀的倫敦，這是一條確實存在的街道。

*克里斯多福·雷恩爵士是17世紀重要的建築學家，講究精雕細琢的巴洛克風格。倫敦大火之後，他曾提出重新修復倫敦的計畫，遭到地主反對，但他依舊成為災後復興委員會的重要成員。他親自主導與監督51座教堂的重建計畫，其中最優秀的作品就是聖保羅大教堂。雷恩死後被葬於聖保羅大教堂，教堂門口設有墓碑，銘刻拉丁文Si monumentum requiris, circumspice，意指：如果你想尋找雷恩的紀念館，請環顧四周。

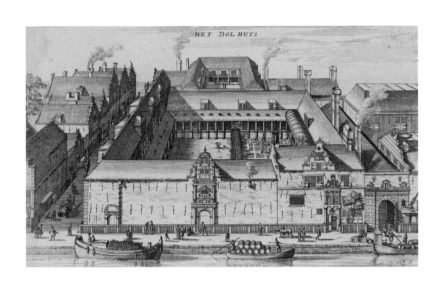

的醫院建築，石製大門前是井然有序的花園以及石頭鋪成的林蔭行道，接著聳立的是華麗的外牆，仿效法王路易十四在巴黎擁有的杜樂麗皇宮（Tulleries Palace）。整棟建築採用科林斯柱（Corinthian column）風格，將英國皇家勳章雕刻至建築石材，配上花環綴飾。醫院中央的欄杆扶手一路盤升，可通往八邊形的塔樓，頂端配戴著富麗堂皇的穹頂。新的伯利恆醫院是重生的壯麗展示——不僅是倫敦的重生，也是瘋狂本身的重生。長久以來，伯利恆醫院是英國唯一治療瘋人的公立機構，陰鬱蒼涼的牢房已經變成可悲瘋狂的

同義詞。然而，新的醫院讓其他城市嫉妒倫敦。新伯利恆醫院竣工之後，激發許多詩人的靈感，〈伯利恆之美、倫敦的良善與城市光榮〉（*Bethlehems Beauty, Londons Charity, and the Cities Glory*）即為最先表達敬意的一篇，裡面曾經描述新的伯利恆醫院「讓病情輕微的瘋子也想要居住於其中」。

但是，伯利恆醫院呈現給全世界的新面貌其實只是一座臨時搭設的舞臺。這座建築並沒有堅實的基礎，它建於古羅馬城牆邊的廢土上，磚瓦也只進入土地六英寸，底下全是碎石。外牆的重量扭曲了

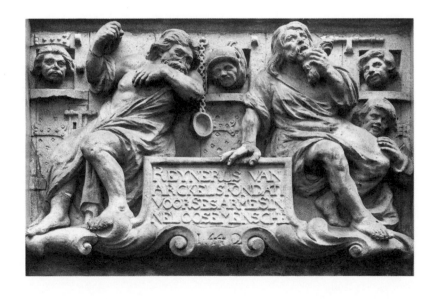

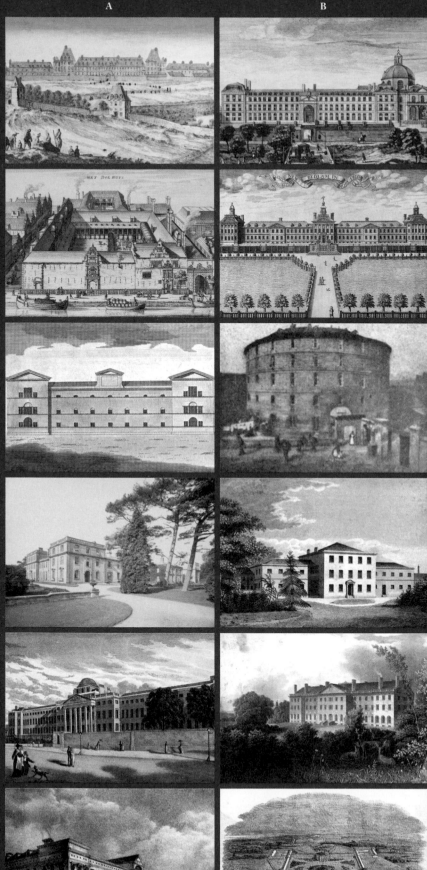

A1. 比賽特瘋人院（Bicêtre Asylum），法國巴黎，1642年

B1. 薩爾佩特里耶皇家醫院（Hopital Royal de la Salpêtrière Paris），法國巴黎，1656年

A2. 瘋人院，荷蘭阿姆斯特丹，1663年

B2. 伯利恆醫院，倫敦摩爾菲爾茲，1676年

A3. 聖路加醫院（St Luke's Lunatic Asylum），英國，1751年

B3. 愚人之塔（Der Narrenturm），奧地利維也納，1784年

A4. 泰斯赫斯特收容所（Ticehurst House Hospital），英國，1787年

B4. 約克避靜院（York Retreat），英國，1787年

A5. 新伯利恆醫院，倫敦聖喬治，1815年

B5. 布魯明戴爾收容所（Bloomingdale Insane Asylum），紐約，1821年

A6. 精神病患收容所（Lunatic Asylum），比利時布魯塞爾，1825年

B6. 漢威爾收容所（Hanwell Asylum），英國，1831年

C **D**

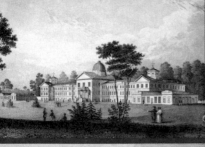

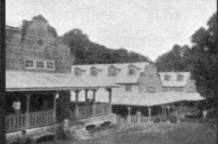

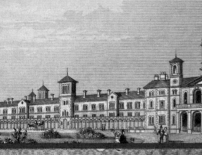

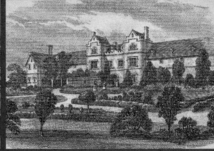

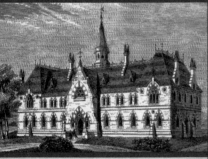

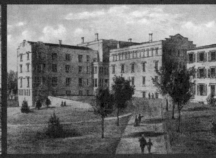

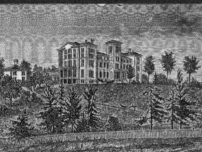

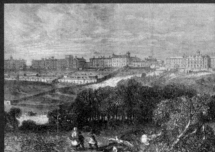

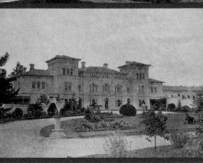

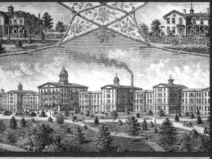

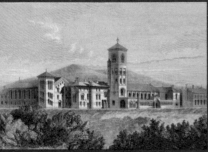

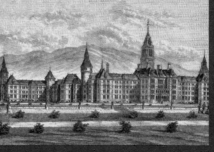

C1. 精神異常醫院
（Hospital for the
Insane），美國費
城，1841年

D1. 基西收容所（Kissy
Asylum），獅子山共和
國，1844年

C2. 考尼哈奇收容所
（Colney Hatch Lunatic
Asylum），倫敦南
門，1851年

D2. 精神病患收容所，
澳大利亞，阿得雷
德，1852年

C3. 紐約州立精神病患
收容所（New York State
Asylum for Idiots），美
國，雪城，1855年

D3. 青少年精神病
患收容所（Juvenile
Asylum）美國，紐
約，1856年

C4. 芬雷收容所（Finlay
Asylum），加拿大，魁
北克，1860年

D4. 精神病罪犯收容所
（Asylum for Criminal
Lunatics），英國，布
羅德莫，1864年

C5. 精神病患收容所
（Insane Asylum），澳
大利亞，維多利亞碧奇
沃斯，1867年

D5. 北方精神異常醫院
（Northern Hospital for
the Insane），美國，伊
利諾，1872年

C6. 羅倫斯收容所
（Lawrence Asylum），
印度，1873年

D6. 布蘭奇收容所，美
國，加州拿帕，1873年

下圖
（左與右）
〈胡言亂語〉
和〈憂鬱的瘋
狂〉雕像，兩
者位於新伯利
恆醫院建築的
三角楣飾兩
側。

醫院的脆弱結構，牆壁出現裂縫，每逢雨天，雨水就會流入縫隙中。不久以後，讚許新伯利恆醫院雄偉壯麗的詩歌已經黯淡無光，許多人開始諷刺其浮誇炫耀和矛盾。「（伯利恆醫院的）外表是內在的完美諷刺。」諷刺作家湯瑪斯·布朗（Thomas Brown）在1699年時曾說，這種矛盾不禁讓人納悶「下令打造這座醫院的人和醫院的居民，究竟何者才是最瘋狂的」。

甚至，我們不可能忽略新伯利恆醫院的象徵：照護的門面，掩飾了疏忽的黑洞。這句話雖然殘酷，卻準確反映了伯利恆醫院重生的複雜動機。歷史上第一個大型的公立瘋人院建築出現在17世紀稍早的荷蘭，他們希望藉由乾淨有序的城市生

人、乞丐、罪犯、妓女和流浪漢。巴黎興建了比賽特（Bicêtre Asylum）和薩爾佩特里耶（Hopital Royal de la Salpêtrière）兩座新監獄，最終成爲該市的兩大收容所，分別收容男性和女性。它們的目標很單純，就是清除街上的乞丐和有礙觀瞻的事物，最後囚禁高達6000人。只要法王親筆下諭，任何人都會被終生囚禁，沒有上訴的權利。

新伯利恆醫院體現了更爲進步的情懷：不該責備瘋人，也不該將其視爲罪犯。同時，新伯利恆醫院也是務實的對策，可以解決瘋人在監獄和濟貧院造成的破壞問題。伯利恆醫院的宏偉門面是身處其中的男女病患所看不見的，他們只能待在陰鬱而逐漸傾圮的長廊。醫院的外表頌

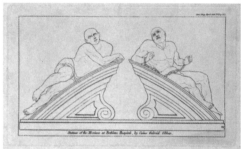

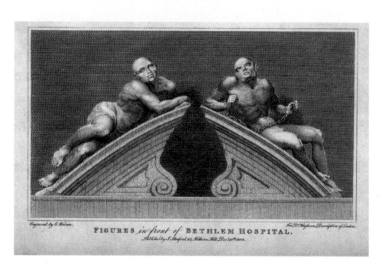

FIGURES in front of BETHLEM HOSPITAL.

活作爲市民驕傲的展現。就像處理遊手好閒者和社會破壞人士的矯正院，荷蘭瘋人院（dolhuizen）的資金也來自公共募款。在這些建物中，工作和紀律是最重要的規則，而瘋狂者則會破壞日常生活的規矩。荷蘭的瘋人院雖然採行人道和民主的管理方法，提供居所給可能流落街頭之人，卻也反映出新起的、對於市民社會失序的不寬容。人民希望用人道方式對待瘋人，卻同時相信瘋人與外界的接觸越少越好。

瘋人院和法國王朝興起的體制形成強烈的對比：1656年，路易十四建立了國家級的機構體制，人稱「綜合醫院」（hôpitaux généraux），其中囚禁著瘋

揚新城市的善舉，也讓人分心，無法看見被囚禁於內的光景。

丹麥雕刻家凱烏斯·加百列·西伯（Caius Garbriel Cibber）在1676年創作了一對雕像〈胡言亂語〉（Raving）與〈憂鬱的瘋狂〉（Melancholy Madness），是新伯利恆大門建築的指標象徵。兩座笨重的雕像成爲倫敦世世代代的地標，瘋狂的臉孔被冰封在石材之中。雕像的表情和姿勢可以進行多種詮釋：作爲警示的例子、憐憫的對象，或者醫學的解釋。兩座雕像之間的對比闡釋了瘋狂的古典意義和生理根源：左側的雕像因爲黑膽汁而變得萎靡；右側的雕像則受到血量過多的影響，

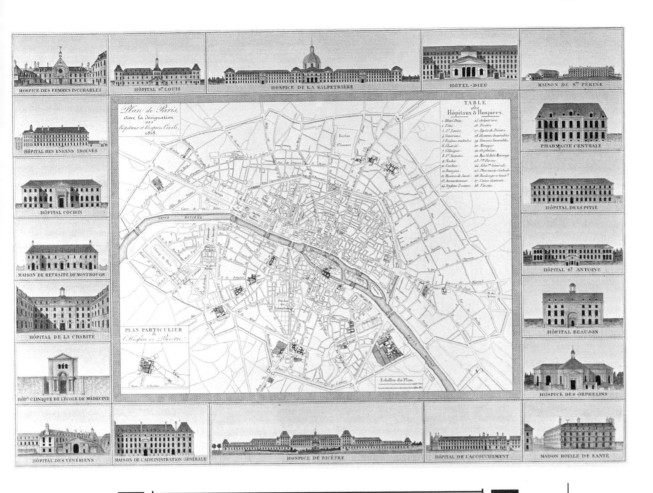

> 直至此時，瘋狂之人僅有兩種選擇：
> 若夠幸運，就與家人同住；若否，就是流浪街頭。

產生狂暴行為。於是兩座雕像同時呈現了新伯利恆醫院最可能收容的兩種病患：行為暴力混亂者，以及太退縮而無法融入周遭世界者。從另一個角度論，這對雕像也概括了瘋人院亟欲處理的兩個問題：必須排除於市民社會之外的擾亂因素，還有，無法促進新興經濟秩序的癡呆或憂鬱。

新伯利恆醫院的雄偉規模也是為了回應私立瘋人院的成長，在18世紀，此商業經營模式已廣為人知，稱為「瘋人交易」。舊時的伯利恆醫院壟斷了照顧瘋人的生意，但如今它必須與時髦且資金充裕的對手競爭。直至此時，除了伯利恆醫院以外，陷入瘋狂的病人只有兩種選擇：若夠幸運，就可以接受家人的照顧；倘若不幸，只能承受流浪街頭的刻苦生活。然而日漸增長的中產階級終於得到第三種選擇：花錢讓心智混亂或不受控的家人住進專業收容所，與其他同伴一起接受照護。

私人經營的瘋人院傾向於群聚在一起，以共享清潔、護理和醫療人員。倫敦的私人經營瘋人院群聚於西側的切爾西（Chelsea）以及東側的哈克尼（Hackney）。私立瘋人院提供許多家庭無法企及的照護，尤其當越來越多家庭面臨艱困的選擇，只能在照顧陷入精神困境的家屬和賺錢餬口之間擇一的時候。當時，貿易、運輸和手工藝行會蓬勃發展，帶來長工時、差旅與輪班工作，導致傳統家庭生活的聯繫變得鬆散。新伯利恆的壯麗建築是一種聲明，除了展現倫敦人的雄心壯志，也是為了攻上這個擴張中的市場頂峰所做的企圖。就此而論，新伯利恆醫院算是相對成功的：新醫院接受自費病

上圖
伊亭—祖·席瑞（Etienne-Jules Thierry）的雕刻作品，作於1818年，發表於1820年，內容為巴黎的都市興建計畫，記載了市民醫院和收容所的地點。

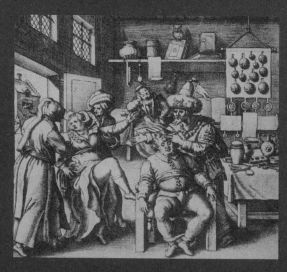
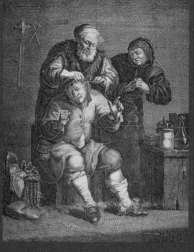

在這些諷刺作品中，江湖庸醫和四處遊蕩的外科醫師進行神祕的「愚者之石」手術。他們從表情怪異的病患頭中取出石頭，象徵驅逐了「愚蠢」（在當時，愚蠢代表瘋狂）。

左上圖：1926年的凹版印刷雕刻畫
右上圖：17世紀的雕刻畫
下圖：大衛·泰尼爾斯（David Teniers）的美柔汀（Mezzotint）銅版畫

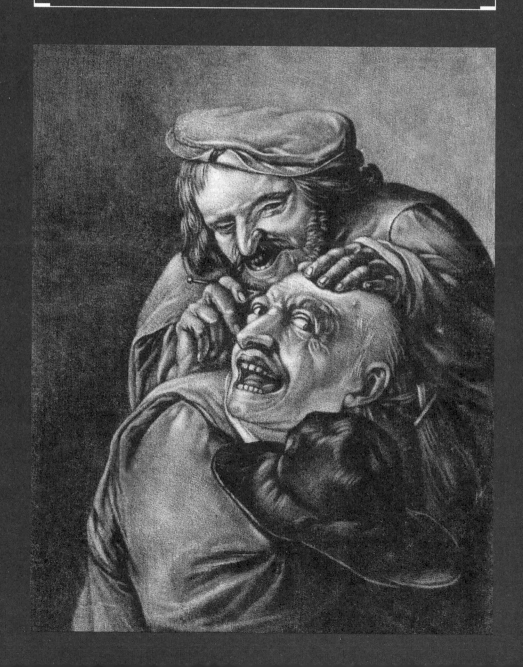

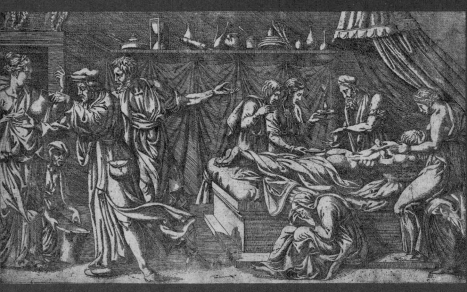

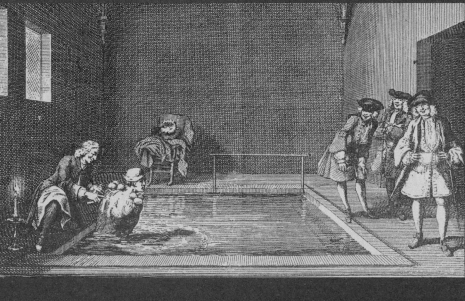

上上圖：放血，一種用於治療躁狂的體液療法，作者為黛安娜·吉希（Diana Ghisi），16世紀。

上圖：德國浴場中的杯吸法（cupping），作者為艾佛雷德·馬丁（Alfred Martin），1906年。

左下圖：一位男性病人坐在椅子上，伸出一隻手，準備接受放血治療，1594年。

右下圖：這張諷刺畫中的女性理髮外科醫師（Barber Surgeon）正在替病人的腳部放血。

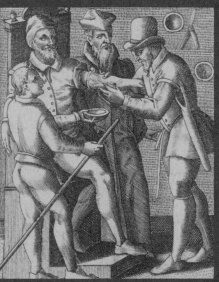

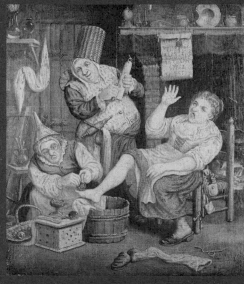

從一開始，新伯利恆醫院對院民照護便顯得分身乏術。

人，他們所支付的費用不久後即占了總收入的三分之一。

　　新伯利恆醫院的早期院民確實留下了少數的詩作片斷，然而，在這個年代，瘋人的聲音多半來自於私立瘋人院的病患，特別用於抗議違反其意願而被迫進入瘋人院。1714年和1744年通過的《流浪法》（The Vagrancy Act）正式將瘋人與其他不受社會歡迎的人物區隔開來：瘋人不會受到其他不受歡迎的人物所必須接受的公開鞭打，但如果有兩位太平紳士（Justice of Peace）*認為該名瘋人可能帶來公共危險，他就會被隔離。然而，《流浪法》對於瘋人獲釋的權利幾乎未置一詞，除此之外，為了報仇或財務收入而遭到惡意隔離的被害人所提的抱怨，成了醜聞的主要內容。最為人所知的案例是亞歷山大·克魯登（Alexander Cruden），一位虔誠的長老會書商，他因為迷戀追求他人的瘋狂行徑而被多次隔離，好讓他無法繼續追求對方。1739年，克魯登出版了小冊子《遭到深刻傷害的倫敦市民》（The London Citizen Exceedingly Injured），詳細描述自己遭到數次囚禁以及大膽逃亡的過程，也描繪了擔憂自己終將死在瘋人院的恐懼，「這是可能降臨到他身上的最可怕的邪惡，甚至比死亡更令人懼怕。」重獲自由之後，克魯登用「矯正者亞歷山大」（Alexander the Corrector）的筆名繼續出版小冊子，譴責公眾生活的不道德以及街道告示的文法錯誤。1737年，他還出版了《聖經索引》（A Complete Concordance to the Holy Scriptures），此書問世之後從未絕版。

---

*太平紳士也譯成治安法官，這種機制起源於英國，由政府委任民間人物擔任治安官，維持社群安寧，防止私刑，並且處理較為簡單的法律程序。美國、新加坡、香港、加拿大、紐西蘭等地都曾施行此制度，但各國太平紳士的職權不一。

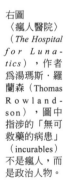

右圖
〈瘋人醫院〉（The Hospital for Lunatics），作者為湯瑪斯·羅蘭森（Thomas Rowlandson），圖中指涉的「無可救藥的病患」（incurables）不是瘋人，而是政治人物。

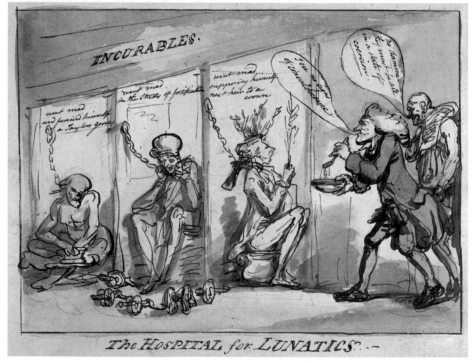

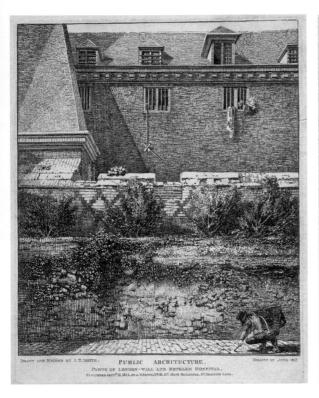

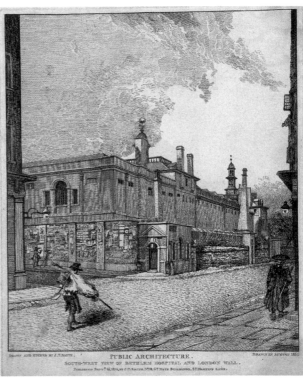

　　從一開始，新伯利恆醫院對院民的照護便顯得分身乏術。醫院走廊站滿服務人員，他們統一穿著藍色的志工制服，餵食病患餐點，包括麥片粥、麵包、起司和肉品，一個星期三次。住院病患會被清理乾淨，打扮整齊，刮除鬍子並沐浴，偶爾也會得到外科醫師的診察。但是，新伯利恆醫院並未針對院民的精神狀態提供特別的醫療，只有一般性的治療，旨在恢復體質的健康平衡。主要的治療方式包括放血——按照季節進行，主要在夏季的開端和結束——以及用催吐或催瀉劑滌清病患體內，再用冷水灌洗。

　　當時盛行的體液理論是新伯利恆醫院療法的基礎原理：藉由放血讓病患冷靜、緩和暴力行為，而排出妨礙消化的體內物質可以改善鬱悶情緒。然而，上述治療方法也很有可能只是醫院管理者的權宜之計，因為他們的工作辛苦，且報酬不高。他們必須處理人數日漸增加的病患，病患的思緒紊亂，也容易引起麻煩，大多數最後都死於伯利恆醫院，因為其他人都認為病患無法管理。病人因為各種無法治療的症狀而受苦，而且什麼都不能做。醫院員工的首要任務是維持秩序，而醫療的配置也是為了實現這個目標。放血讓病患變得虛弱，易於管理控制；催吐催瀉和冷水澡也是同樣的道理，只要病患表現良好，就可免於此番對待，並可藉此制衡擾亂的病患。在此意義上，新伯利恆醫院提供的「治療」，也相當於懲罰。

　　資源的壓力使伯利恆醫院必須制定政策，而這套政策定義了大眾對它的想像，直至今日。由於倫敦偉大的善心人士將資金捐獻給其他更值得的志業，加上克魯登承受的可怕對待所帶來的慘淡名聲，使得伯利恆醫院的自費患者數量銳減，醫院管理者遂決定開放大眾參觀，並在新建築物的入口處設置捐獻箱。倫敦居民立刻深受吸引，湧入了新景點：新伯利恆醫院加入了由倫敦塔、皇家宮殿、動物園、柯芬園戲院（the theatres of Covent Garden）以及河濱走廊所組成的觀光路線。就像其他知名景點一般，新伯利恆醫院的觀光客也吸引了另外一組人馬，包括街頭小販、扒手和性工作者。富麗堂皇的大門與地面建築本身就非常可觀，同時也是內部連續劇的完美舞臺。

　　許多訪客留下了大量的文字描寫，且時常目睹的似乎是相當不同的景緻。

左右二圖皆是約翰·湯瑪斯·史密斯（John Thomas Smith）於1814年出版的蝕刻畫，分別從南側和西南側觀看新伯利恆醫院和部分倫敦城牆的景緻。

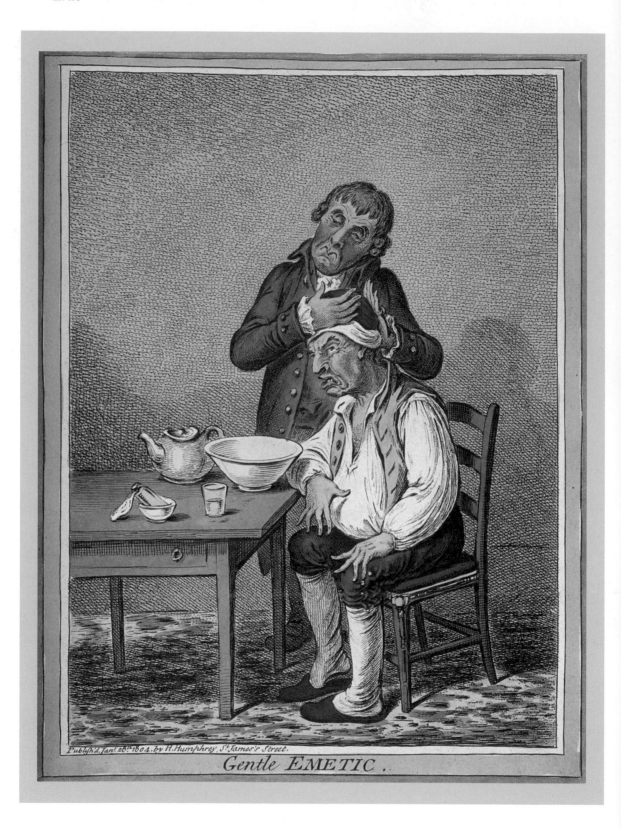

Gentle EMETIC.

上圖：〈溫和的催吐劑〉（Gentle Emetic），原作為詹姆斯·吉爾雷（James Gillray）創作的蝕刻畫，由約翰·史奈德（John Sneyd）重新創作為彩色畫，取自吉爾雷作品集。此畫諷刺當時盛行的放血和催吐治療方法。

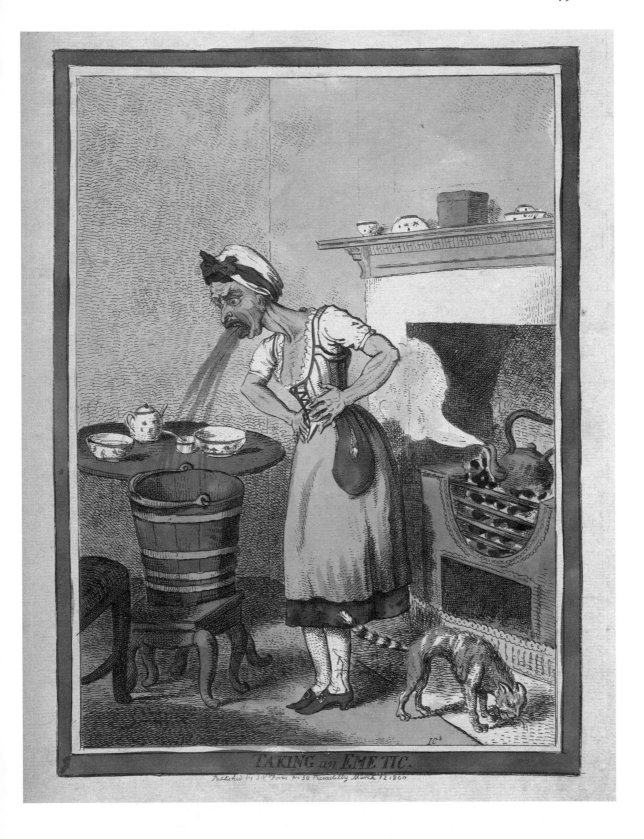

TAKING an EMETIC.

Published by S W Fores N.º 50 Piccadilly March 12 1800

上圖：以撒・克魯克夏克（Isaac Cruikshank）的
彩色蝕刻畫，約作於1800年，一位女人自行服
用催吐劑後，抱著胃部，用力吐向木桶。

新伯利恆醫院的訪客時常目睹相當不同的景緻。

對頁
伯利恆醫院的
幻燈片收藏，
內容是放在醫
院大門的捐獻
箱。

其中當然包括醫院管理者所期待的傑出訪客，他們「素質良好」，願意實踐慈善精神，捐贈金錢至箱子中，想要照顧窮人，每年累積大約數百英鎊。山繆·皮普斯（Samuel Pepys）*讓住在倫敦城外的家人參與英國首都之旅，詹姆斯·波斯威爾（James Boswell）*也在日記中提到參訪的經歷。有些訪客記錄了自己對病患的憐憫和同情，另外一些訪客則認爲參觀新伯利恆醫院的經驗是一種道德學習：「我因上帝的恩典而來到此處。」嚴肅的訪客相信新伯利恆醫院提供了一種教育經驗，年輕人特別應該親眼目睹瘋狂的模樣，以及陷入瘋狂會有種下場，才能警告他們理解傲慢、過度自愛、縱溺熱情並且犧牲理智的危險。

新伯利恆醫院的許多訪客是住院者的家屬，他們攜來食物並與患者作伴，但更多人是純粹爲了滿足好奇心或觀看喧鬧的娛樂而來。特別是在週日和假日，醫院走廊更爲吵鬧喧囂。醫院宛如一座幽魂列車或一場怪人秀——當時的倫敦也確實將外科手術和解剖做爲公共表演的題材，開放民眾入場參觀——以提供極致刺激但安全受控的體驗。它也是一座舞臺，興高采烈的訪客可以登上舞臺展現自己的勇氣或機智。有些訪客嘲諷或模仿病患，甚至用各種問題不停煩擾他們，例如問他們爲什麼會被關在醫院。許多病患則全力以赴，表演自己的瘋狂作爲回報，歌詠小調或塗鴉，賺到少量金錢或酒品作爲獎勵。

高尚的健康運動倡議者湯瑪斯·崔昂（Thomas Tryon）也是其中一位訪客，他反對上述獵奇行爲，認爲此舉毀了所有人的品格。他堅定地相信新伯利恆醫院是「倫敦最美麗的裝飾品，也是高貴的善心

*山繆·皮普斯是英國政治人物，曾任海軍首席祕書、下議院議員以及皇家學會主席，也是著名的日記作家。
*詹姆斯·波斯威爾是英國知名傳記作家。

左圖爲強納森·斯威夫特（Jonathan Swift）在《木桶的故事》第五版中對瘋人院的圖解，原版於1704年問世。
右圖則取自《木桶的故事》1705年版本，名爲〈人性的三個舞臺〉（The Three Stages of Humanity）。

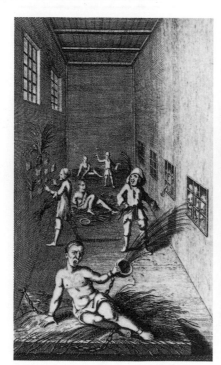
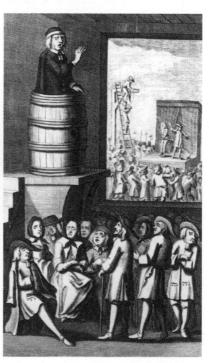

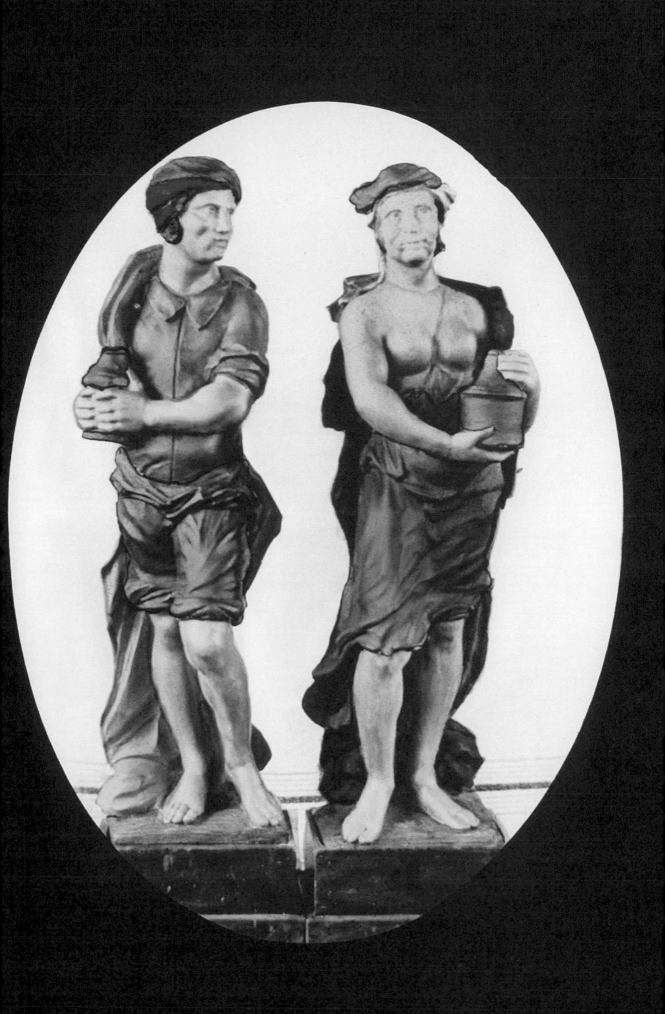

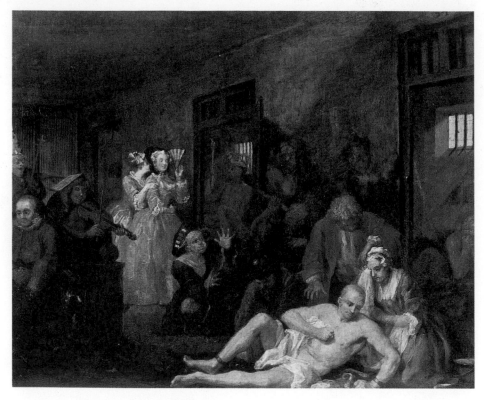

里程碑」。[2]開放公共參觀損害了醫院的使命，並且激發了訪客內心最惡劣的本能。年輕的男女訪客喝醉了，大笑且大喝倒采，降低自己的格調，與鐵欄杆另一邊的病患並無不同；訪客和病患為彼此表演，犧牲共有的人性尊嚴，陷溺於己身的驕傲和激情之中。崔昂也批評放血和催吐催瀉兩種醫療方式同樣地殘忍且錯誤，因為他相信瘋狂不是體液不平衡，而是靈魂的痛楚。「這個世界，」他結論道：「已經變成一座巨大的瘋人院，瘋人被更瘋狂的人給囚禁了。」[3]

此時的作家也經常回憶且過度美化古老的英王詹姆斯一世戲劇傳統，相信「瘋狂即正常，正常即瘋狂」。1703年，出身於格拉勃街的作者尼德‧沃德（Ned Ward）在介紹倫敦下層階級生活的猥褻指南書籍《倫敦間諜》（The London Spy）中以駭人聽聞的文字描述了瘋人院。此書問世隔年，沃德重返這個主題，發表了一部長篇詩文，名為〈人人都是瘋人或英格蘭是一座巨大瘋人院〉（All Men Mad or England a Great Bedlam），詳細列舉了教會、貴族以及朝臣和政治人物的種種愚行。同年（即1704年），強納森‧斯威夫特出版了《木桶的故事》（A Tale of a Tub），主張伯利恆醫院的病患在瘋狂的時代中替國家做出了相當有價值的貢獻。能擔任高層將領者，絕對要尋找一位「能夠將麥稈撕成碎片、高聲咒罵、褻瀆上帝、滿嘴唾沫，並在眾目睽睽之下清理自己尿壺的人」。同理，瘋人院裡令人遺憾又遭到忽視的病人中，必定也有諸多適合的律師、商人、詩人和政治家。

然而，最能確立伯利恆醫院（或瘋人院）公眾形象的諷刺作品，莫過於威廉‧霍加斯（William Hogarth）的《浪子歷程》（The Rake's Progress）*系列繪畫

---

*《浪子歷程》得名於男主角湯姆‧雷克威爾（Tom Rakewell）。此系列畫作受到後人青睞，多次改編，其中最有名者可能是古典音樂家史特拉汶斯基改編的同名音樂劇。

對頁為霍加斯《浪子歷程》的第一幅至第八幅，採用蝕刻和雕刻作法，發表於1735年。這是霍加斯最有名的連環畫作，描述年輕的湯姆‧雷克威爾繼承了一筆遺產之後，浪擲於高檔服飾和上流社會生活。他甚至為了得到更多金錢而結婚，再將第二筆財富花費在賭博，終於被債主囚禁於牢房中。最後，他進了瘋人院——這是一個人最深層的沉淪——成為訪客的娛樂節目。

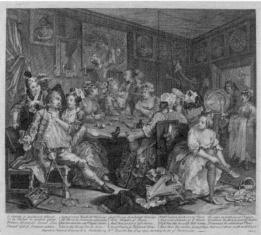

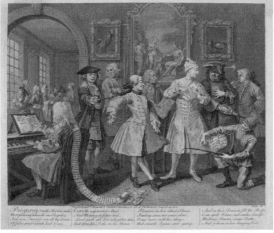

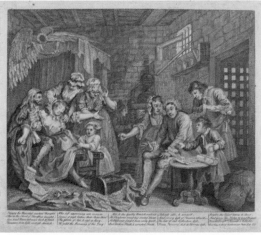

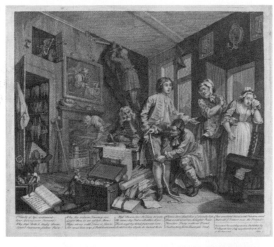

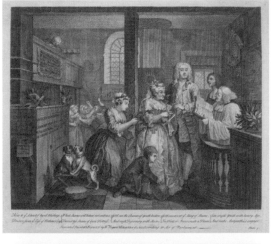

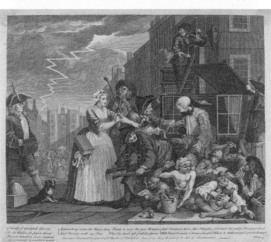

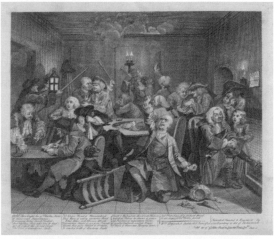

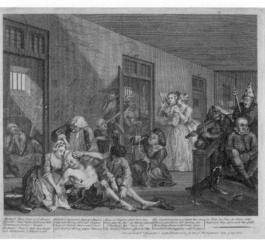

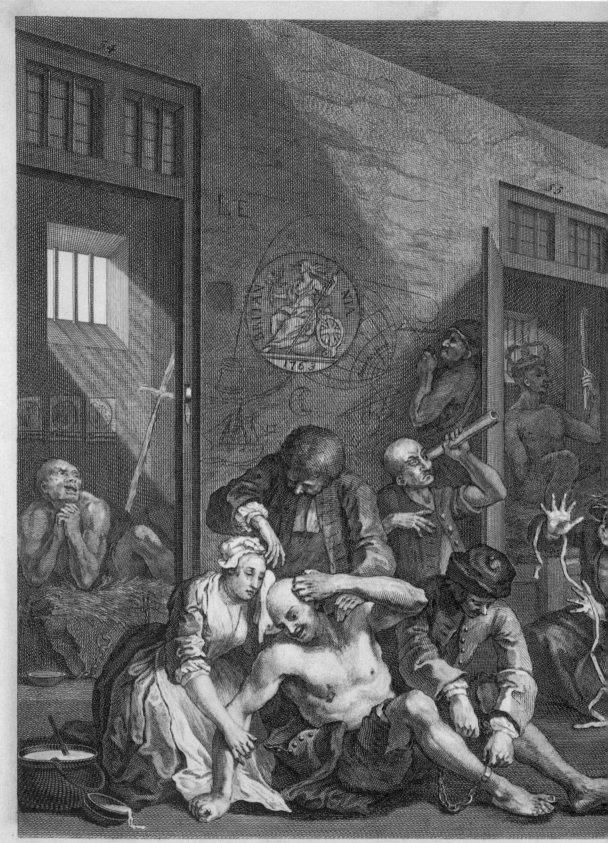

Madneſs, Thou Chaos of ẏ Brain,
What art? That Pleaſure giv'st, and Pain?
Tyranny of Fancy's Reign!
Mechanic Fancy; that can build
Vast Labarynths, & Mazes wild,

With Rule disjointed, Shapeleſs Meaſure,
Fill'd with Horror, fill'd with Pleaſure!
Shapes of Horror, that wou'd even
Cast Doubt of Mercy upon Heaven.

Shapes of Pleaſure, that but Seen
Wou'd split the Shaking Sides of Spleen.
O Vanity of Age! here See
The Stamp of Heaven effac'd by Thee.

Invented & by Wm Hog

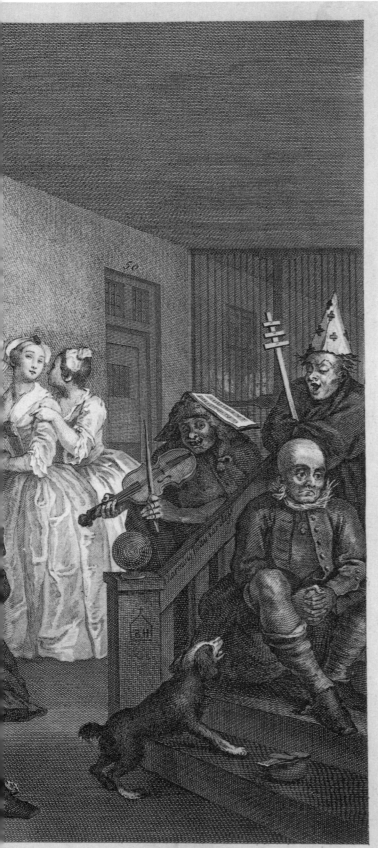

strong Course of youth thus run, See Him by Thee to Ruin Sold,
fort from this darling Son! And curse thy self, & curse thy Gold.
g Chains with Terror hear,
eath grappling with Despair;
                                Retouch'd by the Author 1763
lish'd according to Act of Parliament June y.ᵉ 25. 1735.

左圖
霍加斯《浪子
歷程》第八幅
的雕刻畫,後
來他於牆壁上
增加了一枚硬
幣,象徵這座
瘋人院乃是不
列顛的縮影。

瘋人院

右圖
羅蘭森的〈聖路加醫院〉，1809年。乾淨的女性病房與伯利恆醫院的形象形成強烈對比。

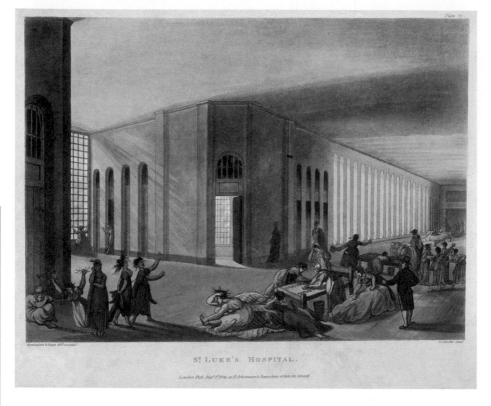

中最後一幅，完成於1734年。這是霍加斯的註冊商標「現代道德主題」（modern moral subjects）的畫作之一，描述一位富裕放蕩的年輕人在經歷一連串愚昧之舉，縱情逸樂——狂歡派對、昂貴的訂製服、妓院和賭場——之後，被關進債主的監獄，最後終於變得暴力而瘋狂，進入了伯利恆醫院的長廊裡。藝術家描繪的場景中有失神且受蠱惑的瘋子，其背後則有訪客一邊揮舞扇子，一邊嘲笑著瘋人，令人想起沃德等觀察家所描述的夢魘般畫面，「醫院的門扇震震作響有如鼓聲，病人則胡言亂語，大聲叫喊、歌唱，發出嘎嘎聲」，也激發了沃德的想像，描寫「受詛咒之人掙脫束縛」[4]的駭人場景。到了啟蒙時代，地獄的恐懼已經逐漸減弱，但瘋人院成為世俗的地獄化身，乃是一個人能夠墜落的最低處。

和許多前輩一樣，霍加斯的眼界並未局限於伯利恆醫院之內，也放眼於牆外的世界。1763年，霍加斯以雕刻畫重製系列作品時，於後方牆壁增加了一個新細節，直白地做出連結：不列顛的圓形圖案，象徵國土範圍的硬幣。呈現給我們的怪誕光景，不是瘋人院，而是整個英國。瘋狂的

主教向自己詠唱聖歌，象徵教堂的扭曲形象；裸體的君王抓住權杖上的寶球，代表當時的獨裁君主；瞇眼看進望遠鏡的執著人物是信奉科學者；在後方牆壁發狂作畫的人則應該是藝術家本人。

隨著人們開始諷刺和反思英國的道德狀態，瘋狂的公眾能見度也引發了醫學研究的風氣，想探問瘋狂的真相：是什麼原因造成瘋狂？瘋狂能夠治癒嗎？1751年，一位傑出的醫師兼伯利恆的管理者之一威廉·巴蒂（William Battie）在伯利恆醫院附近建立了一座競爭醫院，聖路加醫院（St Luke's Lunatic Asylum），在此試驗自己的新理論。聖路加醫院禁止大眾參觀，原本把皮膚燙出水泡、催吐催瀉和放血等療法則由新的治療方法所取代。1758年，巴蒂發表極具開創性的著作《瘋病論》（A Treatise on Madness），以醫學觀點思考病人的處境，並且勾勒出最能有效治療瘋狂的機構雛形。

巴蒂區分了天生的瘋狂以及因事件而引發的瘋狂，他稱之為「原初瘋狂」與「繼發性瘋狂」。原初瘋狂無法找出可辨別的成因且無法治療，但繼發性瘋狂則可以追溯至起源——可能是生理虛弱或造

成創傷的事件——並且理論上能夠矯正。聖路加醫院採用了各種藥物——以水銀（汞）治療性病、以鴉片止痛，金雞納樹皮用於治療發燒——但只能緩和症狀。巴蒂懷抱著希望，相信「瘋狂的解藥藏在大自然之中，只要時機到了，就會出現在我們面前」[5]，但是在此之前，頂多只能控制症狀。把受到瘋狂折磨的病人「當成罪犯或滋事分子，關在可怕的牢房中」，並非公正之舉，只要建立適宜的環境，繼發性瘋狂的病人便能獲得良好的治療成果。一位成熟的醫學從業人員，能夠縝密地觀察每一位病患，思考甚至安排妥善的環境，讓「陷入幻想」的病人重拾理性。

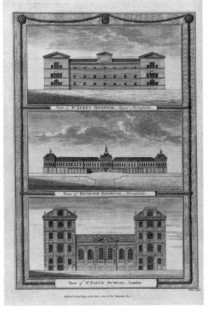

聖路加醫院是一間教學醫院，也是歷史上第一間由專業人士正式教導「瘋人治療方法」的機構。除此之外，聖路加醫院亦為可獲利的商業模式之基礎。藉由將受訓者和病患移轉到他同時經營的私人瘋人院，巴蒂變得非常富裕。

隨著瘋人醫師（mad-doctor）的隊伍逐漸成形，伯利恆長久以來備受尊重的地位終於受到了質疑，伯利恆的住院醫師約翰·蒙羅（John Monro）以一本簡短而防衛性的小冊子回應巴蒂的《瘋病論》。蒙羅宣稱巴蒂自豪的「原初」和「繼發性」瘋狂分類讓他非常困惑，堅持瘋狂是「人體的失調，沒有什麼辦法進行真正有用的治療」。[6]雖然兩人的許多論點相同，但這個意見差異成了精神醫學史上第一個公開爭論，然而，此爭論並非意味著有大幅度的進展正在進行中，而僅是一位醫師相信人類在遙遠的將來能夠治療瘋狂，另外一位醫師則否。

1770年，新伯利恆醫院決定終止大眾參觀，改由管理者發放授權參觀的票券。這個決策不只是大眾參觀引發惡名的結果，也是大眾喜好變遷的結果，人們開始譴責對社會底層人物殘酷的公開表演，例如用啤酒誘惑被關在欄杆後的病人。除此之外，這也反映了巴蒂的批判，以及他在聖路加醫院所設立的開明典範。然而，新伯利恆也許還要感謝群眾的關注提升，使院方獲得更多的慈善捐款，才終於得以自給自足地保持運作。

醫院管理者非常慶幸終止大眾參觀改善了院內狀況，但住院病患的想法為何則未受細究。在大眾參觀時期便存在的少數病人詩歌和塗鴉留存迄今，似乎有些病人很享受訪客的注意，其他病人則毋庸置疑地認為這類經驗非常痛苦。禁止大眾參觀

左圖
出自約翰·佩卓（John Peltro）的雕刻畫，由上至下分別描繪聖路加醫院、伯利恆醫院以及聖保羅學校。

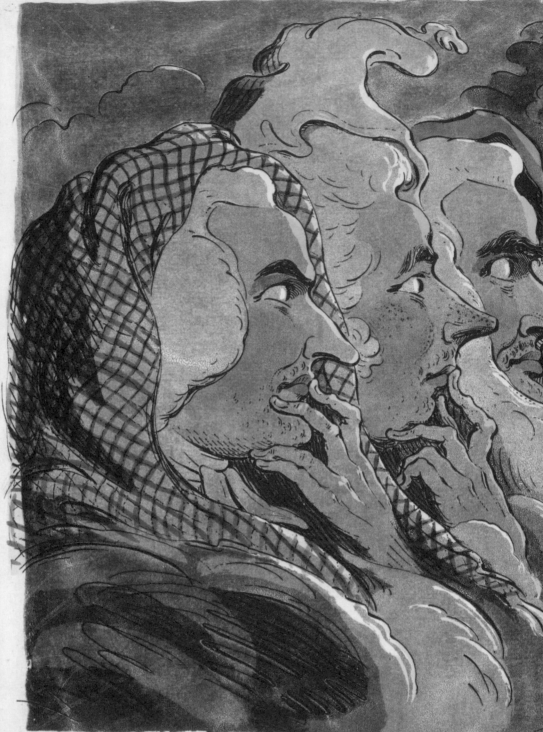

To H:Fuzelli Esq. this attempt in the

WIERD-SISTERS; MINISTERS of

"They should be Women! and yet th

上圖：〈詭異的姊妹；黑暗的大臣；月亮的使徒〉（Weird Sisters; Ministers of Darkness; Minions of the Moon）是吉爾雷的諷刺畫，發表於1791年，描述政敵仔細地檢查喬治三世的瘋狂病情。

Pub.ᵈ Dec.ʳ 23ᵈ 1791.
by H Humphrey Nᵒ 18. Old Bond Street

tura-Sublime, is respectfully dedicated.

RKNESS · MINIONS · of the MOON." 23 Dec. 1791.

rds forbid us to interpret, — that they are so"

> 瘋狂推翻了王室特權，國王成爲瘋人醫師的病患。

之後，伯利恆醫院不再受到公共關注，但惡名昭彰的年代尚未結束。因爲大衆參訪還不是伯利恆醫院最後或最惡劣的醜聞。

1788年，18世紀最有名的案例（或許也是史上最知名的案例）再度掀起瘋狂本質之爭。英王喬治三世遭到罷黜始於腹部肝膽不適，最後產生精神症狀。他開始四處遊蕩，從胡言亂語到破口大罵，最後口吐白沫，並且一直拒絕接受治療，甚至不同意檢查脈搏。喬治三世的醫師們對外宣稱國王發燒，私底下則坦承他已經瘋了（而且使用拉丁文溝通，謹慎避免消息走漏）。喬治三世失去了王位，從溫莎城堡移居邱園家中，在那裡進行更爲隱祕的治療。

關於喬治三世的病情，外界衆說紛紜。有些人，特別是政敵，主張喬治三世的性格缺點爲其病因：絕對的權力導致過度的驕傲，而這腐化了他的理智。另一個同樣普及的論點則是喬治三世食用過多的梨子。王室醫師認爲主因是生理疾病：或許是壞的體液從胃部移轉至腦部。他們希望喬治三世可以自行痊癒，但卻不知道如何協助才能改善國王的病情。其他醫師則藉由信件和輿論表達建議，有些醫師認爲國王的病因是身體感染或發燒，其他人則認爲是王室責任所引發的精神疾病。他們開出各式各樣的治療方法，包括放血、把皮膚燙出水泡、聆聽音樂、呼吸新鮮空氣、祈禱和專注於宗教靈修。

隨著政治壓力高張，找到解藥成爲最首要的目標，王室成員決定放棄既有的規矩，召喚一位牧師進入宮殿。他來自地方的一間私立瘋人院，聲譽卓著，因爲他達成了伯利恆的醫師認爲不可能的成就。根據英國下議院的報告，法蘭西斯·威利斯（Francis Willis）牧師「治癒了十位瘋人中的九位」。[7]威利斯採用的是現代人所說的心理學方法。威利斯的瘋人院位於林肯郡（Lincolnshire），他讓病人在田野工作，打扮整齊，藉由運動和鼓勵提升他們的自尊心，並改善精神狀態。治療喬治三世時，威利斯揉合了道德鼓勵和嚴格紀律，並且經常使用「眼神」，亦即令人生

*查爾斯·詹姆斯·福克斯是18世紀的重要英國政治人物，與喬治三世的關係緊張。1783年，福克斯和敵對政敵結盟，組成聯合政府，同年十二月，喬治三世強行解散聯合政府，羅蘭森才會繪製此畫，諷刺時政。

右圖
羅蘭森於1784年完成的蝕刻畫，一位醫師前往瘋人院檢查查爾斯·詹姆斯·福克斯（Charles James Fox）*的病情，以諷刺英國的聯合政府崩解。

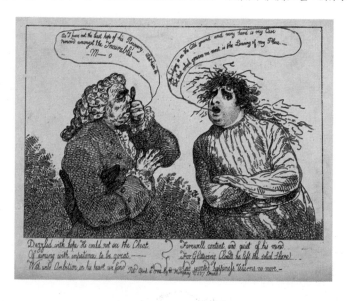

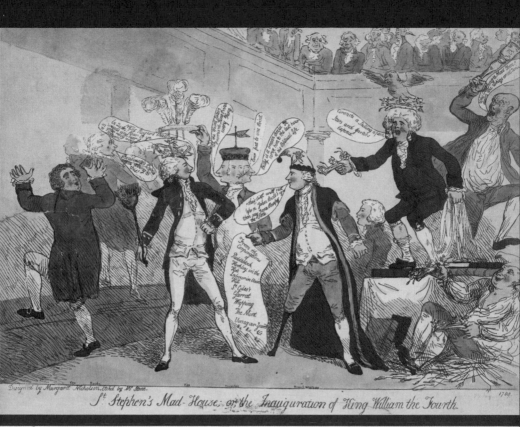

St Stephen's Mad-House: or, the Inauguration of King William the Fourth.

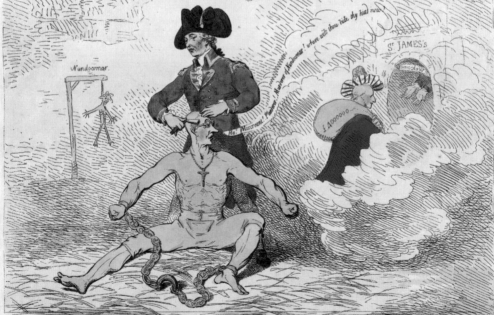

COOLING the BRAIN.
or – The Little Major, shaving the Shaver.

上上圖為1789年的諷刺畫〈聖史蒂芬瘋人院〉（St. Stephen's Mad-house），將英國下議院描繪為瘋人院，首相威廉·皮特（William Pitt）拿著掃帚刷，以為那是權杖。

上圖為〈使頭腦冷靜──或小長官，替理髮師刮鬍子〉（Cooling the Brain. Or – the Little Major, Shaving the Shavers），在這幅畫中，英國政治人物愛德蒙·伯克（Edmund Burke）被描繪成關在瘋人院的暴力病患。

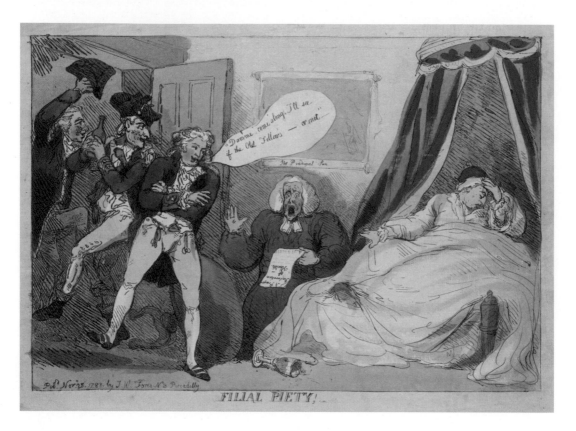

FILIAL PIETY!

上圖
羅蘭森於1788
年完成的彩色
蝕刻畫，名爲
〈孝順！〉。
喬治三世在瘋
狂中還因兒子
飲酒狂歡而心
煩意亂。

畏的注目。他宣稱，即使是最暴力的精神病患也會因此服從。喬治三世違背威利斯的命令時，威利斯便強迫喬治三世穿上拘束衣。在此之前，王室醫師根本不敢替皇室成員進行任何身體檢查，但威利斯對待喬治三世的方式，如他所述，就像國王只是邱園裡的其中一位園丁。瘋狂讓喬治失去了皇室成員的特權，國王現在只是瘋人醫師的病患。

經過了費盡心力的11個星期，喬治三世的症狀緩和了，威利斯宣布國王已經痊癒。威利斯每年可以獲得1000英鎊的賞金，還有許多人渴望得到他的治療，使得他又開了第二間瘋人院。值得一提的是，國王的生理不適與精神症狀同時消失了。時至今日，許多人普遍相信喬治三世是罹患了紫質症（porphyria）*，這種生理疾病會引發病人的心智混亂。近年來，這種回溯性的診斷也受到質疑，但倘若紫質症確實是喬治三世的病因，頭戴假髮的王室醫師想法其實頗爲正確，無論有沒有威利斯的嚴厲治療，喬治都能痊癒。無論如

何，這建立了一個重要而且獲得高度關注的前例。瘋人醫師樹立了權威，不但決定了國王的醫療方式，也影響了英國政府的決策。

10年之後，喬治三世再度陷入另一起事件，而此事讓瘋人醫師的影響範圍擴及到國家事務。1800年5月15日，喬治三世在德魯里巷（Drury Lane）的皇家戲院向子民獻飛吻時，受到刺客開槍攻擊，子彈只差幾吋就要打中喬治的頭部。差點成功刺殺國王的兇手名爲詹姆斯·哈菲爾德（James Hadfield；請見p82），他曾參與英法戰爭，在1794年的戰役中，頭部遭到軍刀攻擊。自此以後，哈菲爾德的精神變得異常，在五旬宗（Pentecostal）傳教士的深刻影響之下，他相信世界末日即將來臨，而自己乃是上帝的使徒，必須殺掉英王，才能啓動彌賽亞的二次降臨。

哈菲爾德遭到重度叛國罪起訴，由湯瑪斯·厄斯金（Thomas Erskine）擔任辯護律師。厄斯金是輝格黨的主要政治人物，日後成爲英格蘭大法官（Lord

*紫質症是一種罕見疾病，並非單一疾病，而是由類似的疾病共同組成，成因有先天遺傳，也有後天造成。根據
現代醫學統計，紫質症的發病機率大約爲30萬分之一。紫質症的名稱來自主因，由於血基質（heme）的前驅物
紫質（porphyrin）和衍生物發生代謝異常，患者體內累積紫質和相關物質而致病。紫質症的類型很多，臨床症
狀也非常多種，其中就包括喬治三世的腹痛、嘔吐、焦躁、沮喪、迷惘和精神錯亂。

> 以理性解釋人類心智的運作方式，
> 逐漸改變瘋狂的理論。

Chancellor）。他接受哈菲爾德開槍射擊喬治三世的事實，但否認了叛國罪的控告，因為哈菲爾德是為了「人類的共善」[8]而行動，只是出於瘋狂的妄想，這使得他的行為不是犯罪，而是道德使命。厄斯金請一位醫師作專家證言指出，哈菲爾德在為國征戰時受到身體傷害，才會失去控制自己心智的能力（non compos mentis）。因此，判決哈菲爾德犯下重度叛國罪乃野蠻之舉，將使他慘遭吊死、淹死或者分屍而死。厄斯金的論述說服了首席法官，使法官宣布中止審判，被告哈菲爾德無罪釋放。法院除了立刻釋放哈菲爾德之外，別無其他選擇，而此事引起了群眾的強烈抗議，迫使國會匆匆通過《精神病罪犯法》，以防範法律漏洞。公立瘋人院也獲得新的職權，必須判定罪犯是否屬於「精神病罪犯」，這是一種新的社會階級，其犯行可被寬宥，但為了保護公共利益，他們會被囚禁起來。

相較於科學，啟蒙時代的哲學家對醫學的影響較少，但他們以理性的角度解釋人類心智的運作方式，卻逐漸改變了瘋狂的理論和意義。1689年，約翰·洛克（John Locke）發表了影響深遠的著作《人類理解論》（An Essay Concerning Human Understanding），主張聯想的過程創造出思想與觀念，結果是，每個人之間的理解略有不同，而我們全都發現彼此有一定程度的古怪。然而，有些人在被大幅誤解的觀念之間建立了連結，導致嚴重的錯誤和妄想：這就是我們所稱的瘋狂的根源。根據洛克的觀點，瘋人並非缺乏理性的次等人類，而是理性偏離常軌之人，故而在理論上是可以矯正的。

1789年之後，啟蒙時代的理念在法國發光發熱，此時舊政權（Ancien Régime）的宮廷醫師已經完全失勢，而啟蒙運動的名義領袖是菲利浦·皮內爾。在大革命之前，皮內爾其實只是一位事業頗為艱難、對精神痛苦有興趣的地方醫師，是在一位朋友精神崩潰之後，他才發展出此一

下圖
湯瑪斯·凱利（Thomas Kelly）於1820年出版的〈1800年5月15日刺殺國王未遂〉（The King's Life Attempted, 15 May 1800）雕刻畫，畫中可見哈菲爾德對喬治三世開槍。

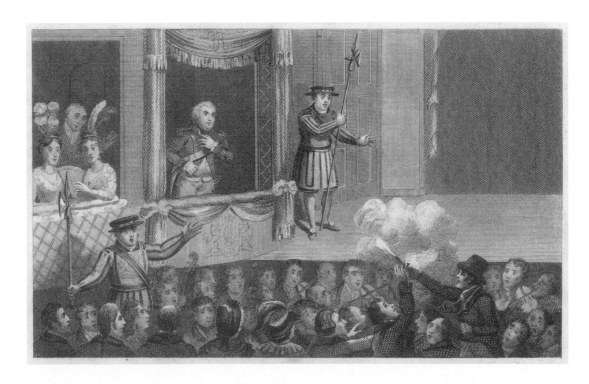

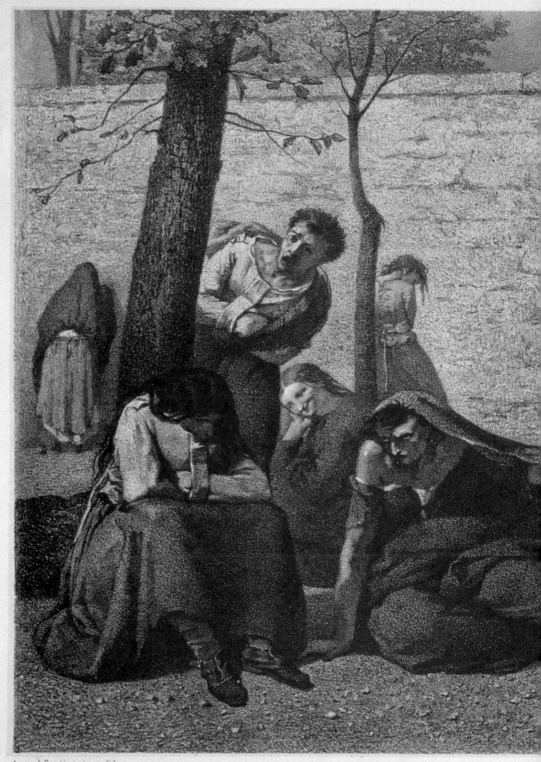

Amand Gautier, pinx. et lith.

上圖：阿曼・古蒂耶（Amend Gautier）1857年的平版印刷畫，描繪薩
爾佩特里耶皇家醫院的花園場景，圖中的女性分別代表癡呆、誇大、
躁症、憂鬱、白癡、幻覺、色情狂以及麻痺。

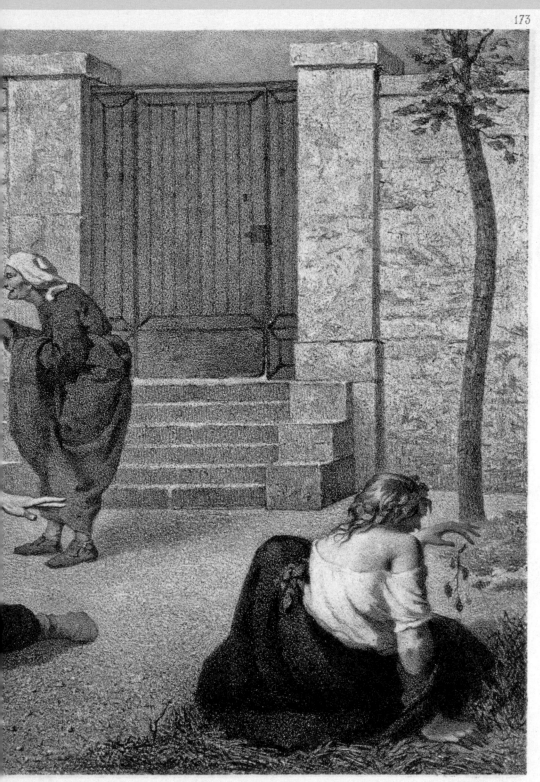

Imp Bertauts

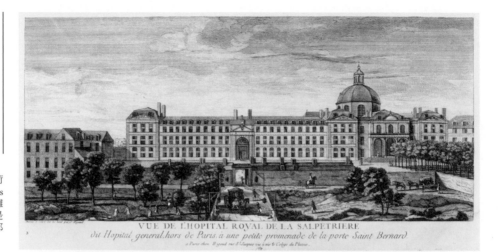

興趣。皮內爾加入了法國共和政府，1793年，他被指派至法王路易十四在巴黎南郊建設的比賽特瘋人院，此處惡名昭彰，來者不拒，棄置了無法見容於社會者、罪犯、乞丐、身體障礙者、無藥可救的病患以及瘋人。為了評估精神病房中病人的狀態，皮內爾開創了前所未有的先例：他開口詢問病人的狀況，並且傾聽他們的回答。

皮內爾的精神治療革命於焉誕生。1801年，皮內爾在其開創性的作品《心智疏離或躁狂者的醫療哲學論》（Medico-Philosophical Treatise on Mental Alienation or Mania）中提到：「「很少有醫學領域有這麼多的偏見需要更正，有這麼多的錯誤需要矯正。」古老陳舊的放血和冷水澡療法的「盲目慣例」對瘋狂完全無效，唯有藉由「真正觀察者的高度關注」[9]，才能找出瘋狂的根源，甚至是治療方法。

皮內爾的論著大多是個案研究，他仔細描述個案的特徵，病人心理衝突的來源也迅速浮現。皮內爾交織所有個案，再把瘋狂或說「心智疏離」的混亂表現加以簡化，提出了幾項明確的特徵。「心智瘋狂失常」（Maniacal insanity），亦即過去英國人俗話說的「貝德蘭瘋狂」（瘋人院瘋狂），似乎具有週期性，時常為慢性，但潛在是可以治療的。當時的憂鬱症稱為「Melancholia」，病人的主要症狀通常為反覆出現特定想法，並表現出「如墜夢中，沉默不語，敏感多疑，渴望獨處」[10]的模樣。憂鬱症與無法治療的疾病非常不同，例如逐漸失去智力的「癡呆」和從未發展智力的「白癡症」。

皮內爾在書裡用寓言方式記載了嶄新的道德療法（moral therapy）。他最著名的作法就是探索精神痛苦的根源，再用戲劇表演方法介入處理。例如，一位病患害怕即將被送上斷頭臺處死，皮內爾便搭設了模擬的革命法庭，宣布病患無罪開釋。這些知名案例的事實難以獨立驗證，皮內爾本人也認為並非所有的治療方式都會成功，或能維持長久的效果。然而，這些案例是一種值得紀錄的戲劇化展現，顯示

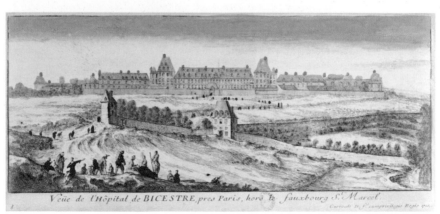

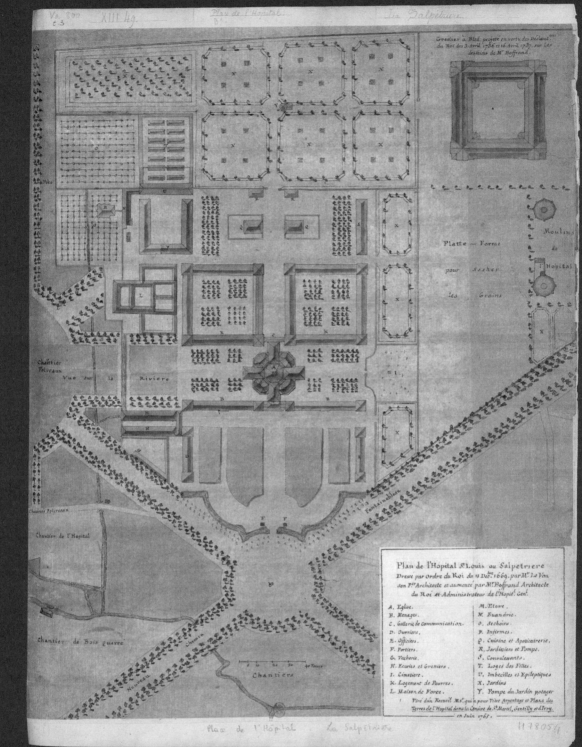

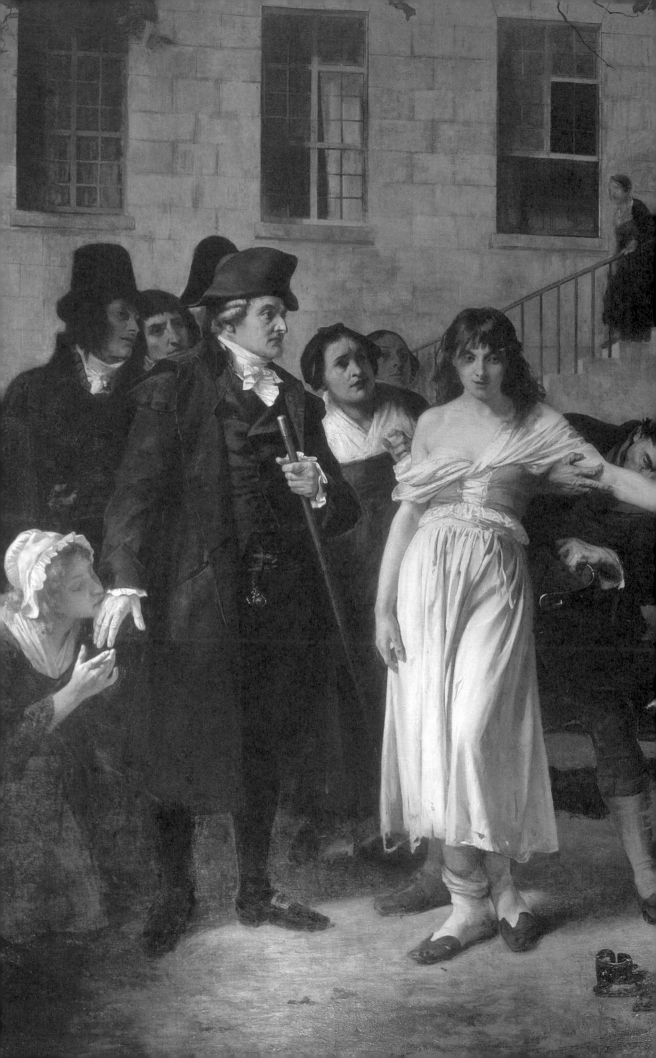

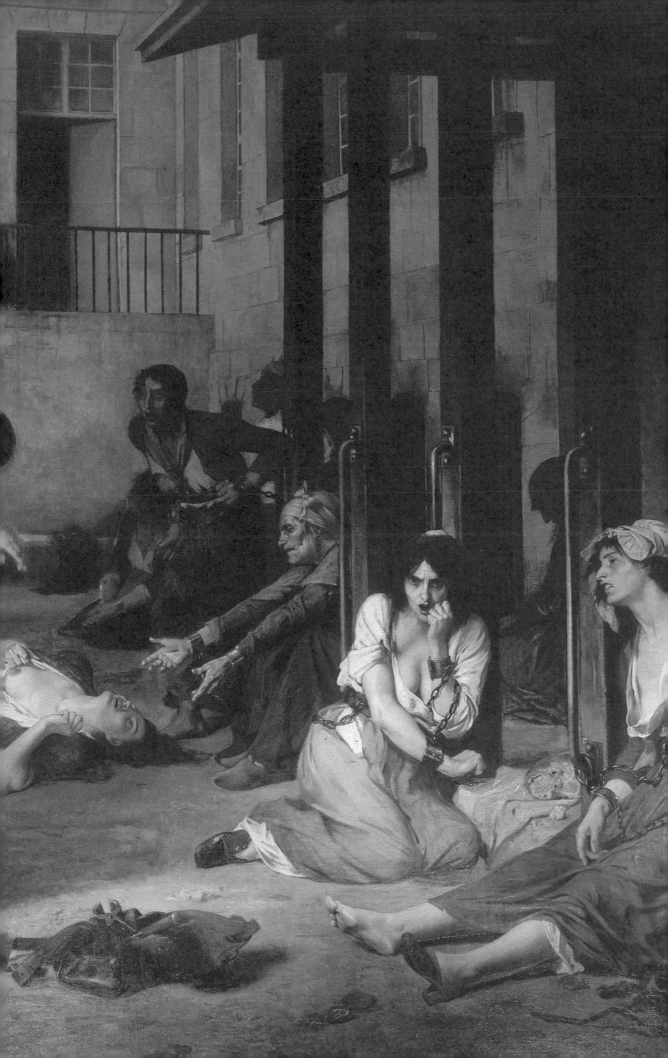

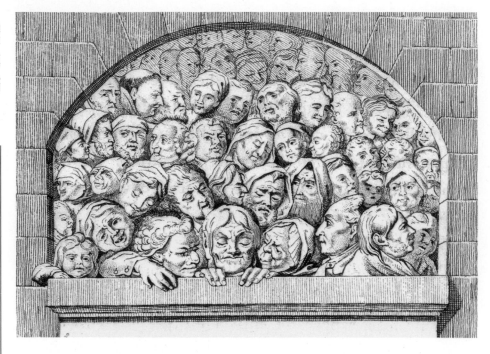

了醫師和瘋人之間的新關係。皮內爾這麼做的理論基礎是信任醫師和病患共有的人性，並且採行「溫和的方法以獲得病患的信心，讓病患相信醫師唯一的目標就是為他們好」。然而，光是只有善意，等於邀請病患對醫師惡作劇和濫用其信任：因此「恐懼機制」的支持是必要的，讓病患明白抵抗最終將換來肢體約束或單獨囚禁。根據民間故事，皮內爾曾提議為比賽特瘋人院最暴力的一位病患拆除身上的枷鎖，該名病患雖然答應會注意自己的行為，卻對皮內爾的提議表示懷疑，因為每個人都非常害怕他。皮內爾則向病患保證，如有必要，他身旁有6名男性可執行命令。

皮內爾除了密切關注他的病患，也非常關注他的同儕。他觀察到一件事，所有照顧精神病患的醫院都具備「微型政府」的特質，宛如一座封閉世界，被「小小的的虛榮心與掌控他人的野心」所主宰。[11]此時的伯利恆醫院亦提供了大量證據支持皮內爾的理論。伯利恆醫院的首席醫師是湯瑪斯‧蒙羅（Thomas Monro），他繼承了父親和祖父留下的職位，但毫無興趣參與日常營運，鮮少前往醫院工作。於是，僅次於蒙羅的醫院管理人員是一位脾氣非常惡劣的失意藥劑師約翰‧哈斯蘭（John Haslam），他與另一位嗜酒如命的外科醫師布萊恩‧克勞德（Bryan Crowther）一起分擔日常的苦差事。克勞德按慣例需替病患除毛放血，而他擺脫枯燥日常的方式就是在病患死後解剖他們的大腦。醫院的守衛和服務員超時工作且無人管理，逐漸

瘋人院將成為一個社群，人人都有位置。

養成惡習，強迫難以處理的病患穿上拘束衣或者用鎖鍊綁於牆上。除此之外，伯利恆醫院的建築狀況變得極為惡劣：其中一側坍塌，在1805年遭到拆除，其他部位也開始滲水並遭到蟲害入侵，灰泥牆腐壞，磚瓦亦無法修復。伯利恆醫院向政府請願多年，才終於在1810年時獲得些許經費補助，得以尋覓新址。

這便迎來了一個問題：新的醫院必須採取何種外型與設計，才能在19世紀及其後都持續適用。醫院的管理者沒有明確的想法，便在《泰晤士報》刊登廣告，公開徵求新醫院設計。他們一共收到33份提案，其中最具原創力的設計來自伯利恆醫院之內。一位名為詹姆斯·提利·馬修斯（James Tilly Matthews）的院民，早從1797年起就被視為無法治癒的瘋子而囚禁，他提出了一份精緻的草稿（請見p86），設計了一座比例優雅的新古典主義風格高樓建築，周圍則是綠意盎然的花園空間。他提出的新伯利恆與老舊的醫院建築完全不同：明亮、通風且宜人，私人病房空間寬敞，公共衛生良好，視野廣闊，可以看見外在世界。

在隨著藍圖附上的說明中，馬修斯進一步陳述了他的視野。他提出的改善方案不僅造福病患，也有益所有相關人士。行為良好的病患不必毫無用處地被困在單人病房或長廊病房，他們將獲得獎勵，可以在上層空間擁有自己的病房，並且參與生產：從事醫院的修繕，到病房照顧同伴，在周圍的蔬果花園栽植自己的食物。而醫院的工作人員減輕負擔之後，可以在面向外在世界的迷人新宿舍中享受更多休閒時光。瘋人院將成為一個社群，人人都有位置，而不是管理者有義務要藉由恐懼和懲罰來維持秩序的暴君體制。在這個和諧的醫療體制中，病人的復元情況自然會變得更好。新伯利恆醫院的建築本身將成為一種治療。

伯利恆醫院的管理階層為馬修斯的巧妙提案提供了一筆小額獎勵，卻拒絕向皇家內科醫學院（Royal College of Physicians）遞交此提案，因為醫學界還沒有準備好接受瘋子的構想。但是，馬修斯的願景以驚人的精準度預見了未來。雖然他被關在伯利恆醫院傾頹的病房中，根本不可能知道，但他構想的機構已經逐漸浮現了。一個世代之內，新型的精神治療機構將在全世界扎根。

在法蘭西共和國裡，皮內爾和繼任者已經將醫學專業轉變為重要的國家部門。瘋狂成為醫師的事務，教會的權威被剝奪：1790年，皮內爾透過將宗教經驗歸類為歇斯底里或譫妄症的形式，為廢除修道院提供了醫學支持。瘋人醫師自稱為「心智疏離專家」，透過創造出新的分類「偏執狂謀殺」來建立自己的法定

下頁跨頁19世紀晚期的平版印刷畫，內容為顱相學、面相學和手相學的基礎元素，人類頭部和手部的圖解，以及歷史人物的畫像。

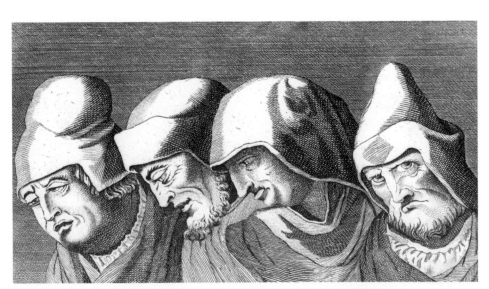

左圖
面相學的重點展示，擷取自拉法特於1797年出版的《旨在擴展人類知識與愛的面相學論文》（*Essays on Physiognomy, Calculated to Extend the Knowledge and the Love of Mankind*）。

LA PHRÉNOLOGIE est un système sur lequel les savants sont très-partagés, et que l'on définit la science de l'homme au point de vue de son organisation naturelle, ou l'explication des fonctions du cerveau.

Selon quelques savants, le cerveau n'est point un organe unique : c'est un assemblage d'organes particuliers qui ont des fonctions différentes.

Le cerveau est divisé en deux hémisphères, qui sont mis en rapport par des commissures, et les organes sont doubles.

Chaque organe a son *but*, son *excès* ou son *inactivité*.

Ainsi, par exemple, l'organe de l'ALIMENTAVITÉ, dont le but est la nutrition, et qui produit le désir de nourriture et l'appétit, porte, lorsqu'il est trop développé, à la gourmandise, à la gloutonnerie ; et s'il est inactif, à l'abstinence et à l'indifférence pour le choix des aliments.

Les facultés AFFECTIVES (les INSTINCTS) sont celles dont la nature essentielle est d'éprouver des désirs et des émotions. Elles agissent du dedans et ne sont nullement acquises par les impressions extérieures.

Les facultés INTELLECTUELLES sont celles dont la nature essentielle est de procurer des connaissances ou des idées.

Il est certain, néanmoins, que si l'on prenait pour absolues les conclusions de ces systèmes, on tomberait le plus souvent dans des erreurs graves et dangereuses ; et que mille circonstances, l'éducation, le genre de vie, l'entourage d'un homme, modifient toujours ses dispositions premières, quand elles ne les transforment pas complètement.

On a adopté dans le tableau suivant la nomenclature de SPURZHEIM, plus complète que celle de GALL.

CERVEAU
vu en dessus

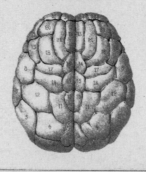

Prédominance
des facultés intellectuelles

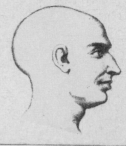

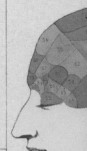

NOMENCLATURE DES FACULTÉS.

A. — ALIMENTAVITÉ. Faim. — Voracité, Gourmandise. Sobriété, Tempérance.

N. — AMOUR DE LA VIE. Instinct de la conservation.

1. — AMATIVITÉ. Libertinage, Amour du plaisir, — Pudeur, Décence, Chasteté.

2. — PHILOGÉNITURE. Amour des enfants et de la famille.

3. — HABITAVITÉ. Nostalgie. — Amour des voyages.

4. — AFFECTIONIVITÉ. Amitie, Attachement, Tendresse.

5. — COMBATIVITÉ. Instinct de la défense de soi-même et de sa propriété. — Penchant aux rixes, Courage, Audace, Témérité. Lâcheté, Peur, Timidité, Poltronnerie.

6. — DESTRUCTIVITÉ. Instinct carnassier, Meurtre, Assassinat, Cruauté. — Dégoût de la vie.

7. — SECRÉTIVITÉ. Ruse, Duplicité. Fausseté, Discrétion, Mensonge, Tromperie. — Sincérité, Savoir-faire.

8. — ACQUISITÉ. Sentiment de la propriété, Instinct de faire des provisions. — Convoitise, Penchant au vol.

CER...

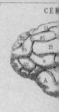

LA PHYSIOGNOMONIE est une science ou plutôt un système qui cherche dans certains signes l'indication des facultés à l'état de repos ; elle préjuge l'intérieur de l'homme par son extérieur : c'est l'étude des rapports du physique au moral.

Malgré toute l'analogie qu'il y a dans la multitude innombrable des figures humaines, il est impossible d'en trouver deux qui, mises l'une à côté de l'autre et comparées exactement, ne différent sensiblement entre elles. Il est certain qu'il serait tout aussi impossible de trouver deux caractères d'esprit parfaitement ressemblants.

Tout le système repose sur cette présomption : que la différence extérieure de la figure doit avoir un certain rapport, une analogie naturelle, avec la différence intérieure de l'esprit et du cœur. Tout homme, qu'il s'en doute ou non, fait de la physiognomonie ; il n'est pas une seule créature intelligente qui ne tire des conséquences du moins à sa manière, de l'extérieur à l'intérieur et qui ne prétende juger d'après ce qui frappe les sens, ce qui leur est inaccessible.

L'appréciation des qualités morales d'un homme dépend plutôt de l'ensemble de ses traits que de la forme de chacun d'eux ; mais il est certains signes plus caractéristiques dont on donne ici des exemples, en avertissant toutefois que *l'on se tromperait étrangement si l'on prétendait en tirer des conséquences rigoureuses et absolues.*

Intelligence. Stupidité. Energie, méchanceté. Entêtement. Bêtise. Idiotisme.

Bien faite, Délicate, Dignité et Bonté. Lèvres minces, Sang-froid, Exactitude, Dissimulation. Relevées, Affectation, Vanité, Dédain. Bien close, Courage. Mauvais penchants. Sottise. Prudence. Bonh... Sensualité.

Petit Menton, Méchanceté. Saillant, Fermeté, Prudence. Reculé, Faiblesse, Frivolité. Incliné, Réflexion, Judicieux. Mou, Étagé, Sensualité. Pointu, Ruse. Carré, Force, Fougue.

OREILLES rouges, S... DENTS avancées, S... petites et cou... longues : Faib...

TYPES

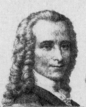 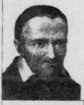

VINCENT DE PAUL
Bonté Charité

LAVATER
Observation Appréciation

VOLTAIRE
Esprit Causticité

STERNE
Esprit de Saillies

DE TALLEYRAND
Finesse, Ruse

Fig. 1 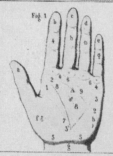 Fig. 2 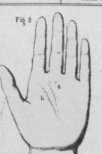 Fig. 3 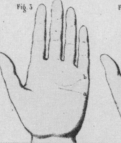 Fig. 4 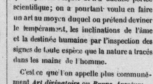 Fig. 5 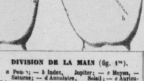 Fig. 6

Fig. 13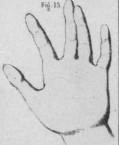

LA CHIROMANCIE n'est, en réalité, qu'un jeu de l'esprit et n'a aucune portée scientifique ; on a pourtant voulu en faire un art au moyen duquel on prétend deviner le tempérament, les inclinations de l'âme et la destinée humaine par l'inspection des signes de toute espèce que la nature a tracés dans les mains de l'homme.

C'est ce que l'on appelle plus communément *Art divinatoire* ou *Bonne Aventure.*

Voici, *comme curiosité,* les principaux signes dont on prétend tirer des conséquences et qu'il suffit d'énumérer pour en faire voir toute l'absurdité.

DIVISION DE LA MAIN (fig. 1re).

a Pouce ; — b Index, Jupiter ; — c Moyen, Saturne ; — d Annulaire, Soleil ; — e Auriculaire, Mercure ; — f Montagne des doigts ; — A Palme ; — f Montagne du pouce ; — g Jointures ; — A Percussion, ⊕ Lune.

Lignes. — 1. 1. Ligne de Vie ou du Cœur ; — 2. 2. Moyenne naturelle ; — 3. 3. du Foie ou Hépatique ; — 4. 4. Mensale ou de Fortune ; — 5. 5. Restreinte ; — 6. 6. Mensale imparfaite ; — 7. 7. Sœurs de la ligne de vie ; — 8. 8. Id. ; — 9. Table ou Quadrangle.

LIGNE DE VIE, 1. 1 (FIG. 1re).

Longue, droite, luisante, indique : Santé, Longue vie. — Bifise : Mauvaise santé, Brièveté de vie, Pas de réussite. — Large, grosse, confuse : Désordre. — Étroite, bien colorée : Courage, Bravoure. — Marquée de points et variant de couleur : Malice, Finesse. — 2. Moyenne naturelle : Colère. — 3. 3. du Foie ou Hépatique : Amour-propre, Bavardage. — Très-large et rouge : Inconstance, Méchanceté. — Couleur plombée : Mauvais caractère, Colère. — Sinueuse : Caractère cauteleux, Poltronnerie. — Accompagnée de deux lignes : Gaieté, Prodigalité, Libertinage. — Avec rameaux

tournés vers les doigts : Succès, Honneurs, Richesses ; — vers le bas : Malheur, Misère. — Semée de petits points : Querelles. — Une croix attenant à la ligne de Vie et accompagnée de petites lignes, a (fig. 2), annonce une grande propension au dérèglement. — b avec rameaux vers le pouce : Exaltation, Douleurs de tête, Mauvaise santé.

LIGNE MOYENNE NATURELLE, 2. 2. (FIG. 1re).

Droite, longue, nette, bien sentie : Esprit délié, Entendement vif. — Quand elle va jusqu'au mont de la Lune : Courage. — Courte : Craintif, Lâche, Avare, Déloyal. — Arrêtée entre le doigt moyen et l'annulaire : Mœurs corrompues. — Courbée vers le bas, a (fig. 3) : Pauvreté ; — vers le haut, b : Malice, Impudence. — Inégale de forme et de couleur : Tendance au mal. — Droite, égale et luisante : Bonne conscience, Justice. — Large et grosse : Imprévoyance, Rusticité. — Mince et blême : Faiblesse et bêtise. — Avec petit, rayons : Colère. — Mêlée de nœuds (fig. 4) : Cruauté. — Formant un angle avec la ligne de Vie : Mémoire, Bonté. — Inégale et ne sortant pas du creux de la main : Avare, Craintif. — Avec une croix, a

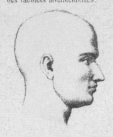

Prédominance
des facultés Intellectuelles.

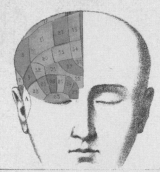

TOPOGRAPHIE
des facultés

23. — CONFIGURATION. Forme, Ligne, Dessin, Géométrie, Mémoire des figures.
24. — ÉTENDUE. Appréciation au Coup d'œil.
25. — PESANTEUR. Appréciation du poids des objets.
26. — COULEURS. Sens du coloris.
27. — LOCALITÉ. Mémoire des lieux, Espace, Orientabilité, Amour des voyages.
28. — CALCUL. Arithmétique, Mathématiques.
29. — ORDRE. Méthode, Propreté.
30. — ÉVENTUALITÉ. Éducabilité, Mémoire des faits, Analyse.
31. — TEMPS. Mesure, Rhythme.
32. — TONALITÉ. Sens des sons, Musique, Mélodie.
33. — LANGAGE. Mémoire des mots, Éloquence, Loquacité, Noms propres.
34. — COMPARAISON. Sagacité, Jugement, Raison, Intelligence, Entendement, Allégorie.
35. — CAUSALITÉ. Esprit métaphysique, Spéculation, Paradoxe, Sophisme.

9. — CONSTRUCTIVITÉ. Adresse, Mécanique, Sens des arts.
10. — ESTIME DE SOI. Élévation, Orgueil, Fierté, Ambition. Dignité personnelle. — Modestie. — Humilité.
11. — APPROBATIVITÉ. Vanité, Ostentation, Indépendance.
12 — CIRCONSPECTION. Prudence, Réserve, Retenue, Prévoyance.
13. — BIENVEILLANCE. Bonté, Douceur, Charité, Dévouement, Sensibilité.
14. — RELIGIOSITÉ. Sentiments religieux. Vénération, Mysticité.
15. — FERMETÉ. Persévérance, Énergie, Entêtement.

16. — CONSCIENCIOSITÉ. Justice.
17. — ESPÉRANCE. Projets, Sentiment de l'avenir.
18. — MERVEILLOSITÉ. Visions, Rêves.
19. — IDÉALITÉ. Imagination, Poésie.
20. — GAIETÉ. Saillie, Causticité.
21. — IMITATION. Gestes et Pantomime.
22. — INDIVIDUALITÉ. Distinction d'un objet d'un autre objet.

Certaines facultés sont communes à l'homme et aux animaux ; d'autres sont particulières à l'homme seul.

Suivant les degrés d'énergie d'une faculté, il en résulte ce qu'on désigne par les noms de disposition, d'inclination, de penchant, de désir, de besoin, de passion ; c'est-à-dire que chaque faculté fondamentale est susceptible de ces différents degrés de manifestation.

Les manifestations des facultés sont modifiées par la disposition des organes et l'influence mutuelle des facultés.

ANGLE FACIAL DE CAMPER.

Tirer, le long du bas du nez, une ligne droite horizontale ND qui passe par le trou auditif extérieur C ; puis une autre droite verticale GM, depuis les incisives supérieures jusqu'au point le plus élevé du front.

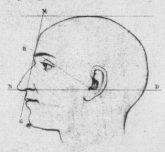

Plus l'angle MND que font entre elles les lignes MG et ND est ouvert, plus l'animal ou l'homme a de facultés intellectuelles ; plus, au contraire, cet angle est aigu, moins l'animal ou l'homme a d'intelligence.

Une simple ligne CB donne un résultat analogue.

COU court et fort ; Colère
—— gras, Sottise Gourmandise
—— long, faibles facultés
—— bien fait, Dignité.

TEINT brun jaune, foncé ; Tempérament bilieux ; Colère ; Sanguin ; Blême ; Lymphatique.

VISAGE ; LAVATER divise le Visage en trois régions :
1° Supérieure ; le front qui reflecte les facultés de l'intelligence.
2° Moyenne ; les yeux et le nez, les facultés morales.
3° Inférieure ; la bouche et le menton, les facultés physiques.

...ONOMIES.

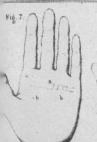

| DIACRE-PARIS | HOMÈRE | KLÉBER | CARTOUCHE | FOUQUIER-TINVILLE |
| Vénération, Superstition. | Poésie. | Courage. | Perversité. | Méchanceté, Cruauté. |

| Fig. 7 | Fig. 8 | Fig. 9 | Fig. 10 | Fig. 11 | Fig. 12 |

Fig. 15

LIGNE DU FOIE, 3. 3. (FIG. 1ʳᵉ)
Ne se trouve pas sur toutes les mains, et est surtout un signe de bonne et forte santé.

LIGNE MENSALE, 4. 4. (FIG. 1ʳᵉ).
Longue, droite, égale : Bonne qualité de nature. — Touchant la montagne de Jupiter : Esprit. — Avec rameaux vers le doigt de Jupiter : Ambition. — Avec trois lignes à la fin, a (fig. 5) : Gaieté, Douceur, Libéralité. — Se terminant en b : Tromperie, Mensonge. — Angle avec la Moyenne : Esprit désordonné. — Jointe à la ligne de Vie : Danger d'accidents. — Droite et fine en c : Amour de la famille. — Interrompue : Inconstance, Inéptie. — De forme a (fig. 6) : Être dangereux : — b, Force et vigueur de tempérament. La disposition a (fig. 7) : Bonnes qualités. — Avec deux croix bb : Dignités spirituelles.

LIGNE RESTRAINCTE, 5. 5. (FIG. 1ʳᵉ)
De belle couleur : Bonne complexion. — Composée de 2 lignes : Richesses ; — de 4 lignes, a (fig. 8) : Honneurs, Héritage. — Une ligne b : Adversité. — Des lignes c :

Dignité, Orgueil. — Tranché de petites lignes : Famille nombreuse. — Petites étoiles : Mauvaise Vie. |
à Richesses. — Mont du doigt moyen, uni : Raison ; — avec une ligne joignant la mensale : Mélancolie ; — plusieurs incisions : Chagrins ; — ligne courbe joignant l'Annulaire : Paresse ; — Mont de l'Annulaire, uni, avec des lignes allant à la Mensale : Gravité, Éloquence, Savoir ; — traversé de lignes fines : Prudence et Gaieté ; — deux lignes allant à la Restreincte : Bonheur, Croix : Dévotion. — Si les lignes sont larges, rouges et tortues : Chagrins ; — entrelacés : Bon jugement. Mont de l'Auriculaire, uni et plat : Bon signe, Pureté, Innocence. — Une ligne colorée joignant la Mensale b : Libéralité. — rouge également : Mensonge, Rapacité. Ligne m : bonté naturelle, Fortune. — Petites lignes irrégulières et recourbées, chez les femmes : Mauvaises langues. — n Studieux, Appliqué. — Renversé en forme de V : Passions vives. — o Aptitude, Vivacité. p Macre.

RÉGION DE LA LUNE (FIG. 15).
Unie : Bon signe. — Ridée ou marquée d'étoiles q : Mauvais sort, Vue faible.

TRIANGLE DE MARS (FIG. 1ʳᵉ).
S'il est formé de doubles lignes : Méchanceté. Très-ouvert dénote : Opiniâtreté, Présomption.

Vie joyeuse et heureuse. — x (fig. 9) : Fortune inconstante. — b Prospérité. — y (fig. 10) : Voyages lointains.

TRIANGLE DE LA MAIN. (FIG. 1ʳᵉ)
Formé par les lignes de Vie, Moyenne et du Foie. — L'angle a (fig. 11) : Liberté. — Angle b, bien marqué : Bonnes qualités du corps, Courage, Dignité ; — fortement prononcé : Audace, Générosité ; — étroit et court : Avarice et lâcheté ; — tranché par des lignes : Mauvaise complexion. — Angle c, bien formé : Bonnes qualités, Innocence de mœurs ; — Si les deux lignes ne se joignent pas : Mensonge, Fausseté. — c (fig. 11) : Signe d'infidélité. L'angle c très-aigu : Parleur et Disputeur.

QUADRANGLE, 9 (FIG. 1ʳᵉ).
Bien formé : Jugement, Esprit, Courage, Libéralité. — Croix au milieu (fig. 13) : Bonheur, Tendresse.

MONTAGNES DES DOIGTS (FIG. 14).
La Montagne du pouce a, unie et de belle couleur : Penchant à la coquetterie ; — quatre lignes c : Prospérité, — des étoiles d, Penchant pour le jeu, la musique et la Vie joyeuse ; — rayée inégalement et confusément : Ivrognerie, Méchanceté. — Anneau e, bien marqué : Mort violente. — Plusieurs croix f : Dévotion. — Le mont de l'Index uni : Honnêteté, Bonté. Une croix :

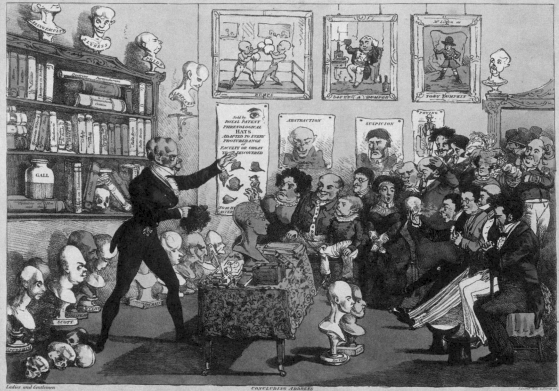

CALVES' HEADS AND BRAINS OR A PHRENOLOGICAL LECTURE.

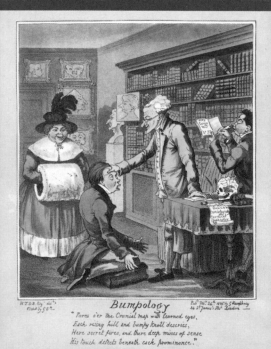

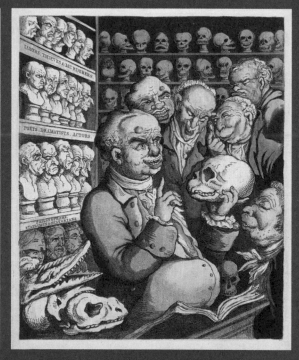

顱相學的理論發展乃基於相信人類面貌將顯示其心智類型。最上方的圖片為1826年，執牛耳的顱相學專家喬治・康貝（George Combe）在愛丁堡大學演講。左上圖名為《碰撞學》（Bumplogy），作者是喬治・克魯克香克（George Cruikshank），諷刺顱相學專家迪樂（J. De Dille）正在檢查病人。右上圖則是羅蘭森於1808年完成的彩色蝕刻畫，描繪法蘭茲・約瑟夫・高爾（Franz Joseph Gall）帶領同僚探討顱相學。對頁的兩幅圖都在諷刺高爾，上圖是高爾正在測量年邁病患的頭部，下圖完成於1806年，嘲諷高爾正在感受英國首相皮特以及瑞典國王古斯塔法（King Gustavus）的頭部隆起。

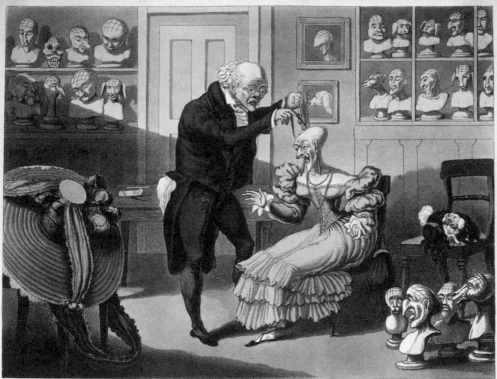

AN OLD MAID'S SKULL PHRENOLOGISED,

Old Maid ___ *Doctor S. when you have examined all my bumps, I'll trouble you to explain the faculties, sympathies & propensities of my dear Poodle Pompey.*

Doctor S. ___ *Miss Strangeways! I can distinctly enumerate thro' the aid of my Patent Skullometer, that your cranium contains 16.342½ Mental Faculties which I shall, by my Scale of individuality describe on a future occasion. As for your Poodle Pompey his prominent bumps are Eventeousnefs and Philoprogenitivenefs !!!*

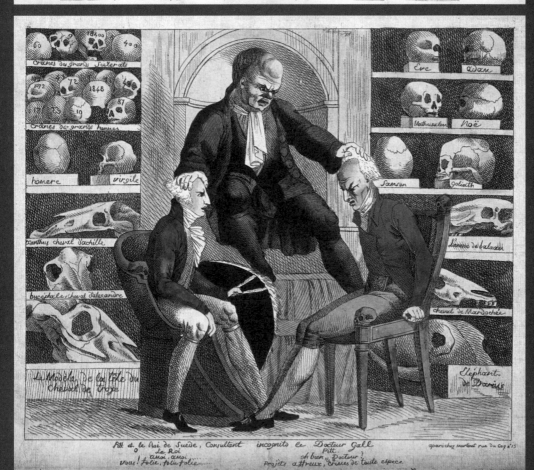

Pitt & le Roi de Suede, Consultant incognito le Docteur Gall

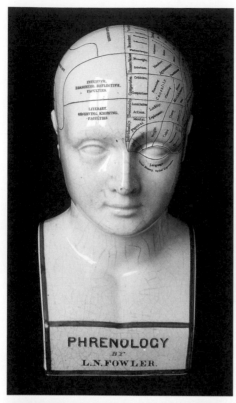

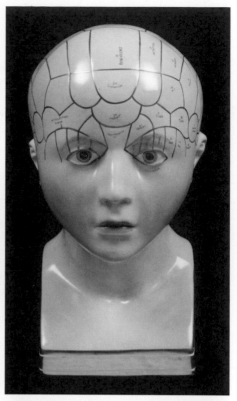

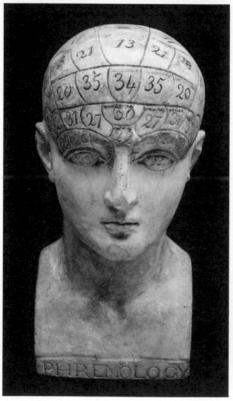

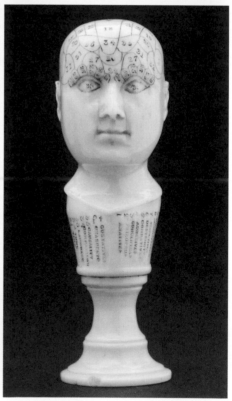

左上圖
佛羅樂（L.N.
Fowler）創作的顱
相學模型，衛爾
康醫學歷史博物
館。

右上圖
顱相學瓷器模
型，頭部進行分
區且上色，在表
層標記數字。

左下圖
1821年的顱相學陶
器模型，用明確
的線條替頭部分
區。

右下圖
象牙製的顱相學
諮詢模型，完成
於1910至1925年。

對頁
顱相學頭骨，以
法文標記，完成
於1801至1900年。

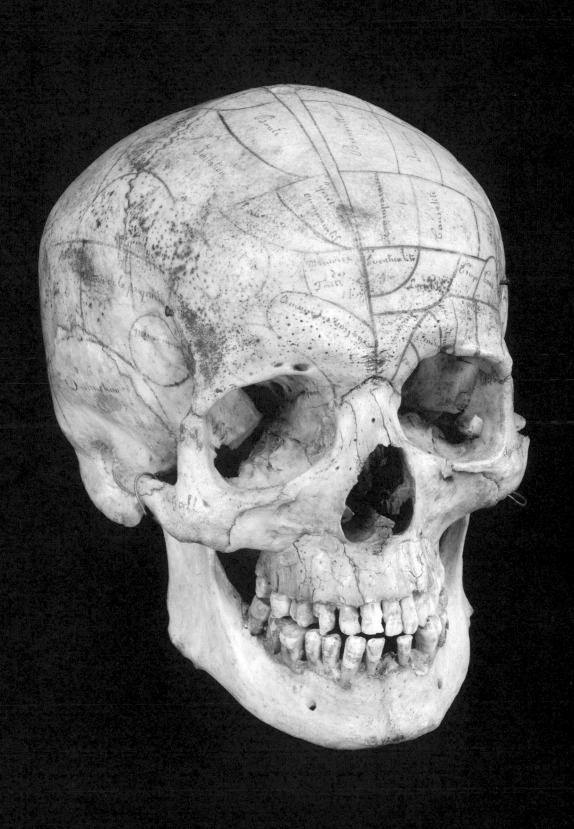

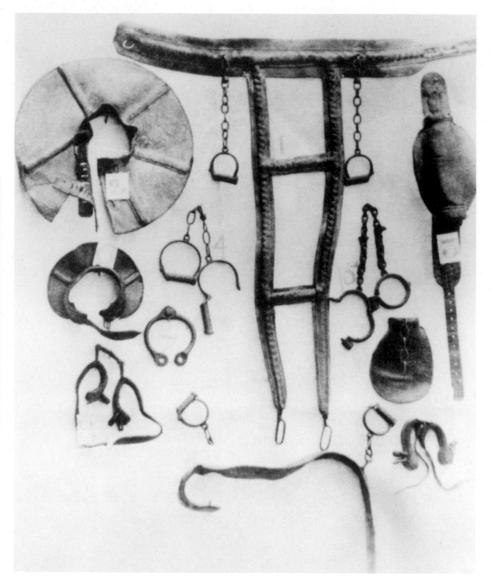

權力，只有他們足以勝任做出診斷的工作。他們更為廣泛地涉入政壇，皮內爾的門徒讓—艾蒂安—多明尼克·埃斯基荷爾（Jean-Etienne-Dominique Esquirol）甚至用精妙的話術描述「醫師啓蒙了政府對精神樣貌的態度」。1838年，埃斯基荷爾成功將這些新權力納入憲法，並推動一項新的法律：在法國所有的二級行政單位（département）成立專門的瘋人院，獨立於一般的醫院體系，直屬法國內務部，負責監控並管理危險分子。

1814年，愛德華·威克菲爾德（Edward Wakefield）終於帶來伯利恆醫院的革命。他是一位貴格會的慈善家，母親曾被囚禁於瘋人院，促使他全心投入改革。威克菲爾德是方興未艾的社會改革運動人士之一，此時的許多改革者都來自福音派和反對者社群，對他們而言，以人道方式對待瘋人已經變成聖戰的一部分，聖戰的內容還包括了改善監獄和濟貧院的環境，以及廢除奴隸制度。他們抱持著一份越來越強烈的理念，主張瘋人並非喪失理智、只對恐懼和懲罰有反應的存在，而是如奴隸、罪犯和窮人，皆為人類的一份子，理性、正義和仁慈可以救贖他們。皮內爾以醫學名詞為框架的理論亦抱持相同的假設：透過理性，並使受苦者投入自身的治療，瘋狂是可以處理的。

威克菲爾德第一次想要探訪伯利恆時，院方人員在上鎖的門後不悅地拒絕他。後來在一位國會議員的陪同下，他終於如願進入醫院，但隨之看見的景象讓

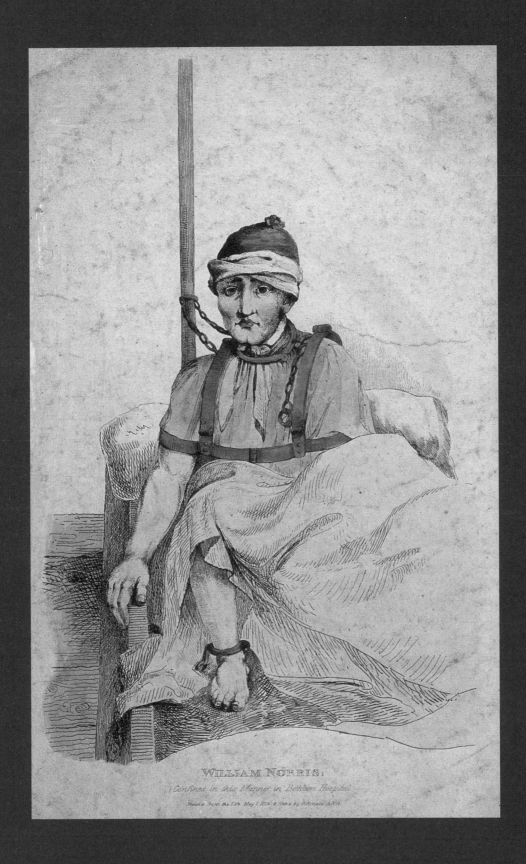

WILLIAM NORRIS:
Confined in this Manner in Bethlem Hospital.

上圖：克魯克香克的蝕刻畫，約作於1820年。
詹姆斯·諾利斯（James Norris，其名遭誤記為
威廉）在伯利恆醫院遭受不當對待，是最惡名
昭彰的個案。他被鎖鍊綁於畫中的設施長達十
年。

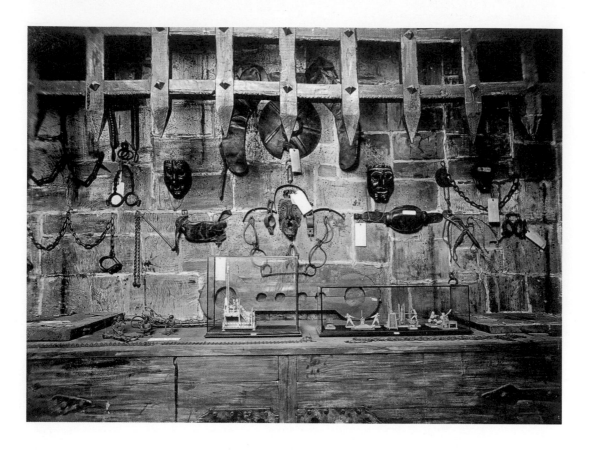

他驚駭不已：病患遭到忽視，衣服破爛不堪，在寒冷中瑟瑟發抖，還有一名格外令人痛苦的個案被鍊在牆壁上，脖子拴著鐵環。威克菲爾德對此提出報告，將醜聞公諸於世。英國下議院委員會的一名成員也提出確鑿的證據，證明伯利恆醫療體系的殘忍與疏於照護早已蔚為風氣。醫院工作人員相互卸責，負責管理的醫師和藥劑師都遭到撤職。與此同時，新的伯利恆醫院在泰晤士河南岸重生──1815年8月24日，122位病患乘著馬車穿過倫敦街頭，迎向重新開始的希望。

1 Thomas Brown, *Amusements Serious and Comical, Calculated for the Meridian of London* (London: 1700) p. 29
2 Thomas Tryon, *A Treatise of Dreams and Visions* (1695)
3 Thomas Tryon, *Discourse on the Causes, Nature and Cure of Madness, Phrensie and Distraction* (1689)
4 Ward, *The London Spy* (Folio ed. 1955, pp. 48–50)
5 *ibid.* p. 407
6 John Monro, *Remarks on William Battie's Treatise* (1758) in *Three Hundred Years of Psychiatry 1535–1860* (London: 1963) p. 415
7 Evidence of Dr Richard Warren, court physician, 13 January 1789
8 Thomas Erskine, *Proceedings on the Trial of James Hadfield at the Court of the King's Bench for High Treason*, June 26 1800
9 Philippe Pinel, *Medico-Philosophical Treatise on Mental Alienation* (2nd ed. 1809, tr. Gordon Hickish, David Healy, Louis C. Charland; Wiley-Blackwell, Oxford: 2008) p. xxix
10 *ibid.* p. 62
11 *ibid.* p. 84
12 轉引自 Jan Goldstein, *Console and Classify* (Chicago: University of Chicago Press, 1989)

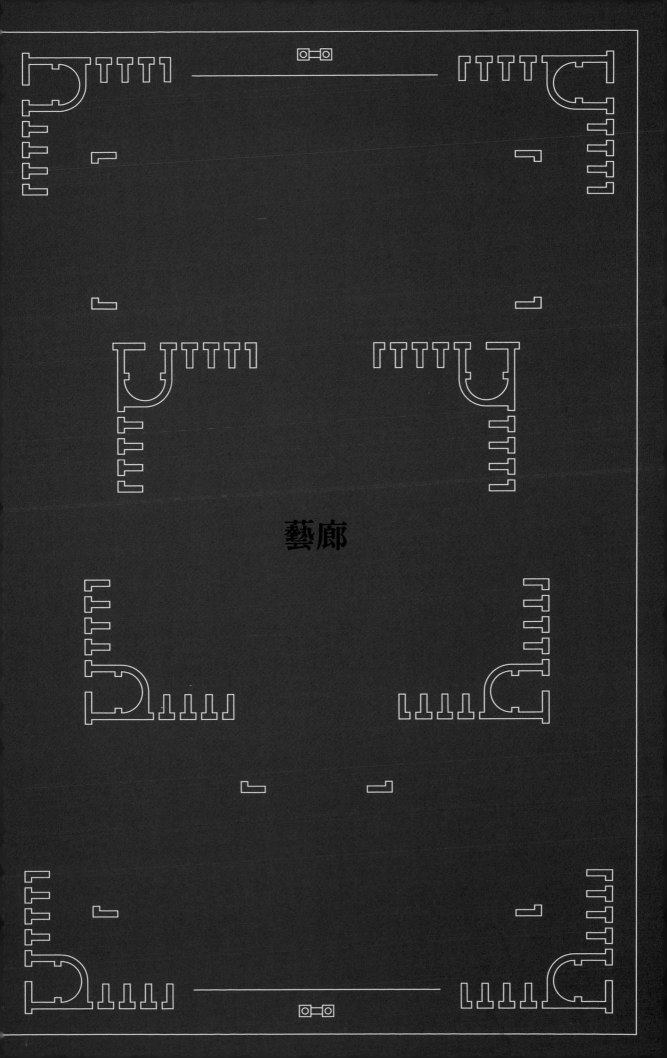

藝廊

1771/2

詹姆斯·哈菲爾德
JAMES HADFIELD

1841

哈菲爾德（見p62）在1800年代成爲精神病罪犯，被囚禁在伯利恆醫院。1802年，他曾經短暫逃出醫院，在多佛（Dover）遭到逮捕，被關在南華克區的新伯利恆醫院罪犯房，直到1841年去世。

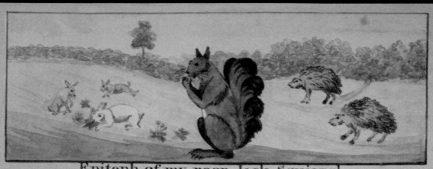

Epitaph, of my poor Jack, Squirrel.

Here are the remains of my poor little Jack,
Who, with a little fall; almost broke his back,
And I myself was the occasion of that,
By letting him be frighten'd, by a Cat,
I then picked him up, from off the floor;
But he, alas! Never danced a hornpipe more:
And many a time, have I laugh'd, to see him So cunning;
To Sit and Crack the nuts I gave him So funny;
Now in remembrance of his pretty tricks,
I have had him Stuff'd, that I might not him forget,
And So he is gone; and I must go, as well as him;
And pray God, Send I may go, but wi' the little Sin;
So there is an End, to my little dancing Jack,
That will never more, be frighten'd, by a Cat.

Died Sunday
Morning   James Hadfield,   Bethlem
July 23rd 1826.   Hospital

左頁爲《我可憐的松鼠傑克墓誌銘·第一集》（*Epitaph, of My Poor Jack, Squirrel I*），下圖則是《我可憐的松鼠傑克墓誌銘·第三集》（*Epitaph of My Poor Jack, Squirrel III*），兩張圖都出自哈菲爾德，估計完成年代爲1834年。紅色的松鼠正在吃堅果，圖片下方則是手寫詩。哈菲爾德和其他伯利恆醫院的住院病患都會創作其藝術畫和詩文的複本，賣給醫院的訪客。

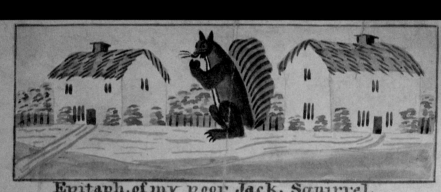

Epitaph, of my poor Jack, Squirrel.

Here are the Remains of my poor little Jack,
Who, with a little fall; almost broke his back,
And I myself was the occasion of that
By letting him be, frighten'd, by a cat
I then picked him up, from off the floor;
But he, alas! never danced a hornpipe more;
And many a time have I laugh'd, to see him to cum
so sit and crack the nuts I gave him so funny;
Now, in Remembrance of his pretty tricks;
I have had him, stuff'd, I might not him forget;
And so he is gone; and I must go; as well as him
And pray God; send I may go; best with little Sin;
So there is an end, to my little dancing Jack;
That will never more be, frighten'd, by a cat
Died Sunday
Morning
July 23 1826.   James Hadfield.

                                      Bethlem
                                      Hospital

馬修斯（見p71）曾經是一位茶葉商
人，在法國大革命期間因為政治陰謀
而遭到逮捕。他在公開指控一位英國
政府官員犯下叛國罪之後，被送到伯
利恆醫院。

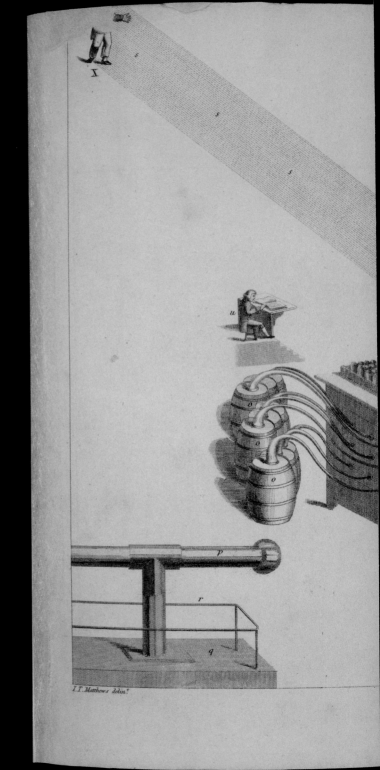

I.T.Matthews delin.t

右圖

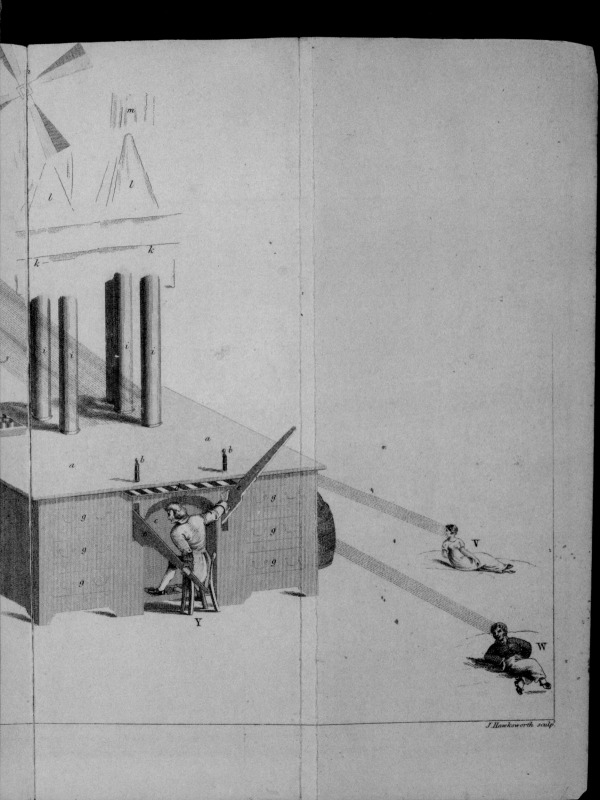

*The Balusleade or parapet is intended to be solid with half Balusters only.   If the String Coping on the Arches Base, being that in which the Pilasters stand,
is made to project sufficiently, in length equal with the 4 Innermost Pilasters Plinths, with neat Ironwork around it, will form a handsome Balcony for the governors
to take View of the whole length of the Front Garden is from.   The Entrance Court is supposed raised above the Gardens general Level, as the Black line denotes.*

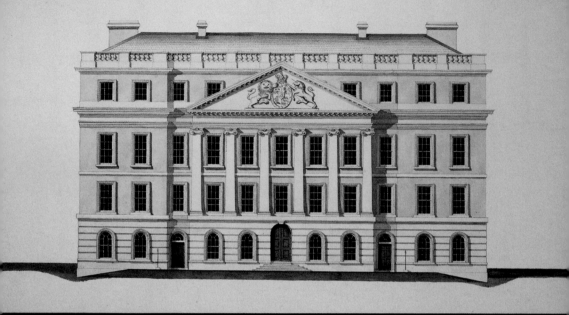

This Sheet shews the Principal Front Elevation at **A**. *The Criminal Lunatics Asylums at* **B**; *with the Laundry, &c. in its proportion of heighth, between
but beyond them. The Steam from the Washouses; and Smoke from the Chimnies and Steam Shaft, does not rise, within full 100 feet of the nearest parts of each Asylums.*

The Plan Scene shews the Recesses for View in the Back Front of the Hospital **C**, *with the prospects, Avenues &c. to the Asylums,
to the Laundry, to the Baths, Steam Shaft &c, as they lie and apply to and between the Hospital, the Asylums & the out Buildings.*

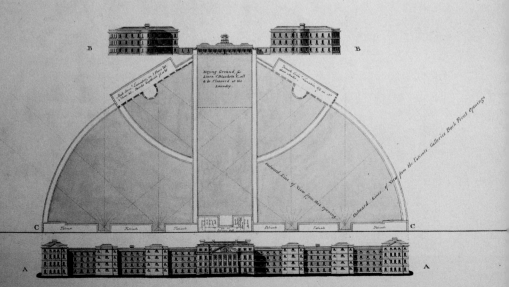

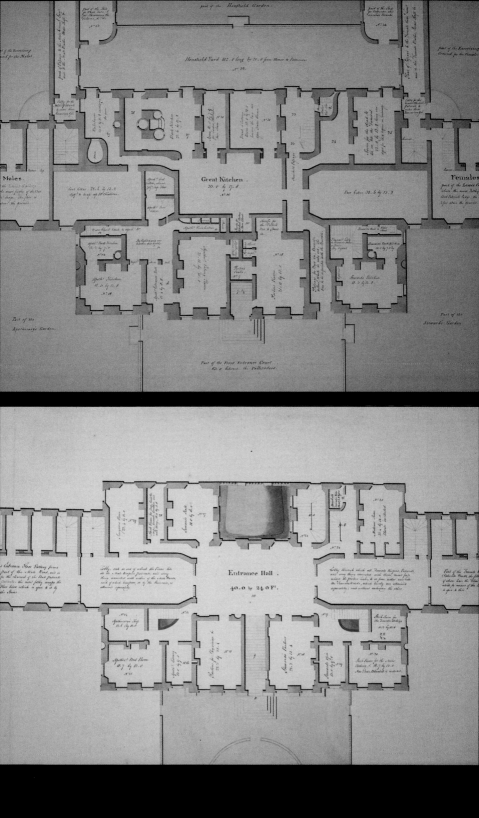

左頁
取自馬修斯於1810至1811年間完成的《建築構想和解釋筆
記》（*Architectural Plans and Explanatory Notes*, 1810-1811），
他將此份作品交給伯利恆醫院的管理者，想要參加公開競
圖。上圖為建築正面設計，包含在伯利恆醫院的重建計畫
中。下圖則是馬修斯設計的寬敞庭院，特點在於能夠讓病患
在其間工作的廚房花園。

上圖
兩種拓寬的樓層設計。
馬修斯的設計和提案，包括
細節筆記，描述了新的醫院
體制如何運作。

Pl. XIII.

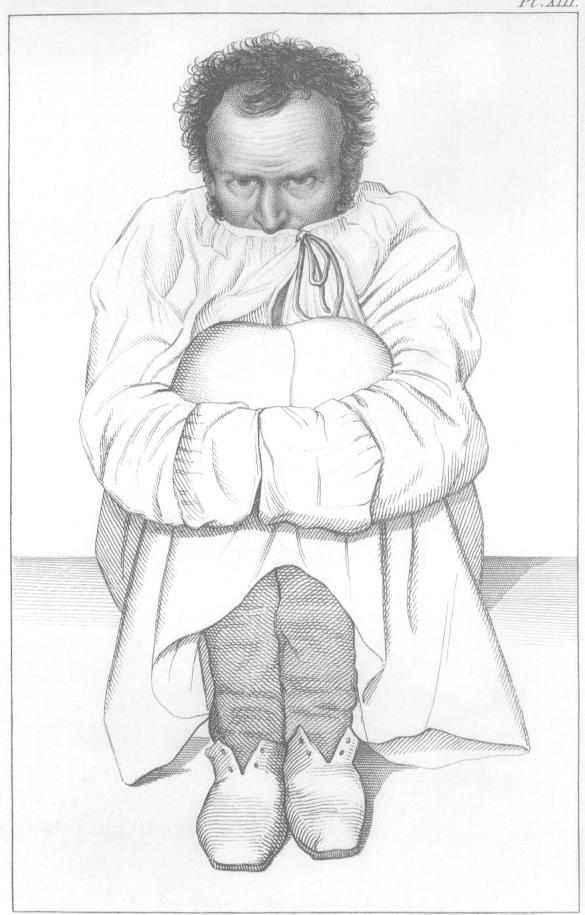

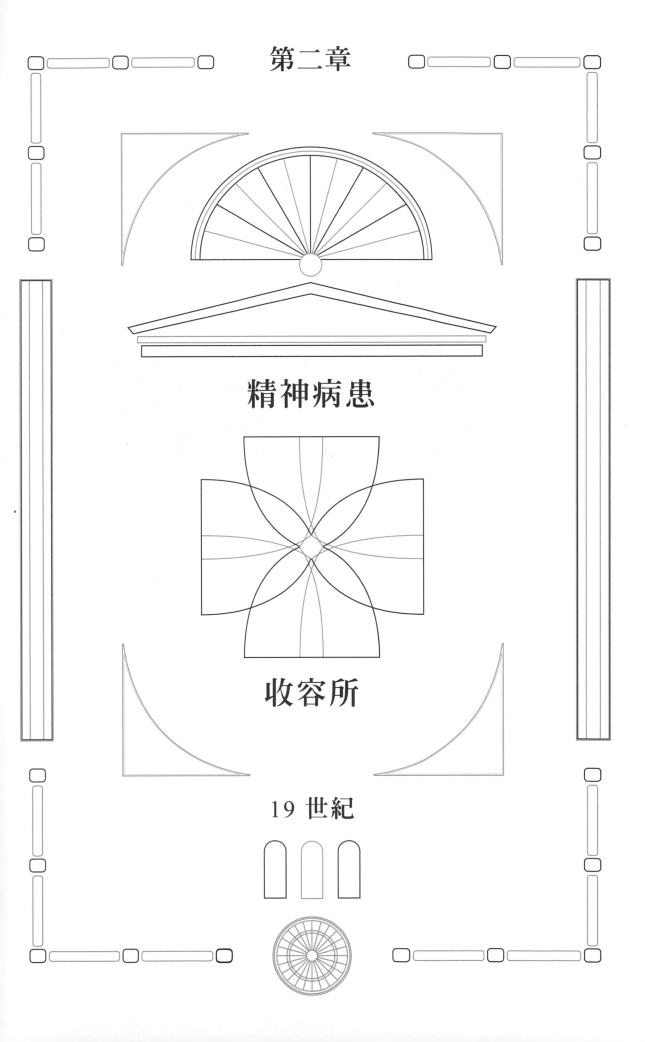

第二章

精神病患

收容所

19 世紀

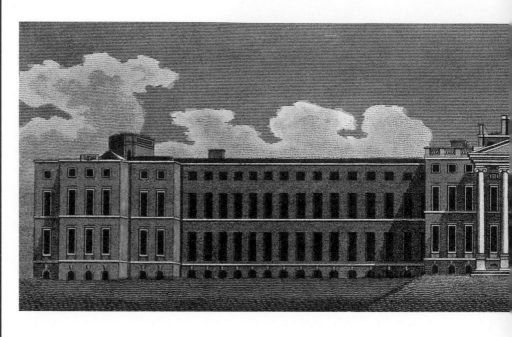

老舊的伯利恆醫院終於遭到拆除，引發了一陣感嘆，認為伯利恆醫院是「倫敦唯一一座看起來像宮殿的建築物」[1]，但它那戲劇般的宏偉效果卻已屬於逝去的年代。新的伯利恆醫院外表簡樸嚴肅，如一座軍營或行政大樓，座落於泰晤士河南岸的廉價地區。此地幾乎都是貧民住宅和工業區，例如製革廠、釀酒廠以及蒸餾醋廠等等只能設於倫敦市區外圍的工廠。新伯利恆醫院的正面採用簡樸的新古典主義方形設計；1676年完成的〈胡言亂語〉與〈憂鬱的瘋狂〉兩座指標雕像被從公眾可見之處移除，謹慎地放置於入口大廳。除了堅固的中央廊柱之外，唯一的裝飾——為了解除人們對於新建築過於呆板的擔憂而增添——是在醫院上方增加了一處中央穹頂，後來又改建為更高的圓形屋頂，外型宛如鳥籠。時至今日，伯利恆醫院的圓頂依然矗立在南華克區的天空，這座建築如今成為帝國戰爭博物館（Imperial War Museum）。

在哈菲爾德被宣判無罪釋放之後，

英國議會迅速通過相關法案，額外撥款協助伯利恆醫院建立專為精神病罪犯設立的病房。病房設計旨在提供最高度的安全性，保護其他病人免於遭受暴力精神病患的攻擊；儘管理論上當時的精神病患是無罪的，但他們仍會被終生囚禁在地方的監獄牢房，伯利恆醫院也希望提供比牢房更具治療性的環境。精神病罪犯病房收容的第一批患者有二十位男性與兩位女性，哈菲爾德是其中之一。他被囚禁至1841年，據他描述，在裡頭活著是生不如死。相較於舊的醫院，新的長廊病房幾乎沒有改善，環境潮濕陰鬱，開放式的水溝加上位置過高且未安裝玻璃的窗戶，使人既看不見外界景觀，陽光也無法直射進來。地下室的暖氣系統雖然創新，但效率不彰，無法順利傳導暖氣。病患在冬天依然挨寒受凍，一如過去住在摩爾菲爾茲區宮殿般的廢墟那般。

在新的管理體制下，過去下議院委員會所揭露的虐待情況依舊存在。1818年，一位相信自己是丹麥王位繼承人的街頭攤販阿本‧梅卡夫（Urbane

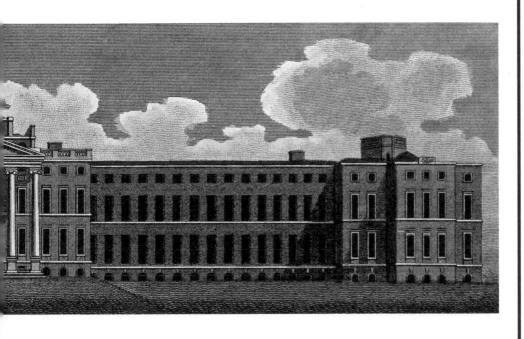

Metcalf）發表了一份小冊子，描述自己住在新舊伯利恆醫院的經驗。他認為「新伯利恆醫院改善了伙食等許多條件，其他方面也讓病患覺得更為舒適」，但工作人員腐敗且濫用職權的文化仍存。根據院方說詞，梅卡夫並未坦承自己是一位非常難照顧的病患。雖然他所描述的某些故事細節看似不可能，不過，曾經住在收容所的病患多半都會認同他的故事輪廓。醫院的管理員即使犯錯也不必受罰、相互掩飾過失；要求賄賂才願意提供基本伙食，還會偷取抱怨的病患的食物。病患迫切地想得到管理員的喜愛，於是管理員在患者中挑撥離間，藉此自娛。各區域的主管階級毫無良知，盡情惡意鞭打，並且隱瞞致命的傷亡案例，最終結果便是讓新伯利恆醫院產生了「凌虐人性」的系統，掌權者致力於

獲取絕對權力，無權者淪為永久的受害者。想要訴諸正義的病患就會遭到禁止探視，當梅卡夫向醫師或訪客提到院內的虐待情況時，他們便「以冷漠與忽視待之」。[2]

到了這個時代，另外一種照顧瘋人的形式逐漸浮現，與馬修斯設想的新伯利恆非常相似。1813年，《避靜院記述：鄰近約克郡的公誼會瘋人機構》（*Description of the Retreat: An Institution Near York for Insane Persons of Society of Friends*）向全世界宣布，在英格蘭北方的公誼會（亦即一般人熟知的貴格會），一場寧靜的革命已於焉展開。此書作者山穆·圖克是一位貴格會成員，因為經營茶葉交易而致富。他受到約克郡公立瘋人院的可怕環境所刺激，決定在1796年建立自己的醫院。

新的伯利恆醫院外表簡樸嚴肅，如同軍營

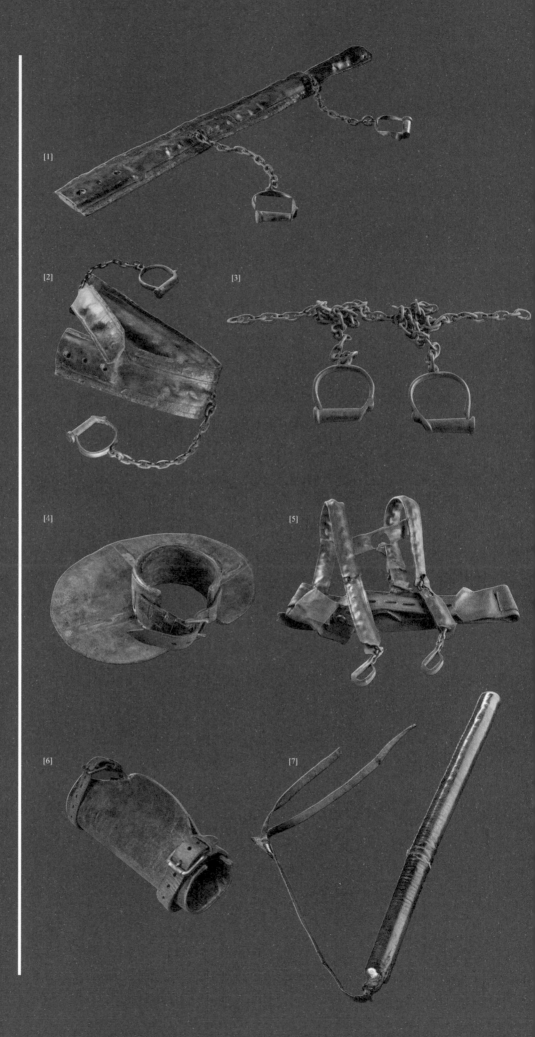

右圖
1930年代在英國密德薩斯（Middlesex）漢威爾收容所（Hanwell Asylum）發現的皮製束縛工具，用來約束有暴力傾向的精神病患。漢威爾收容所重製這些工具，可能是爲了解釋過去對待精神病患的方法。

圖中物品爲在漢威爾收容所發現的19世紀拘束工具複製品，（4）號工具爲皮製的寬邊拘束項圈，可能搭配手銬腳鐐或拘束衣；（6）號是前臂約束器，協助院方管理暴力或不受控制的病患。

[1]

[2]

[3]

[4]

[5]

[6]

[7]

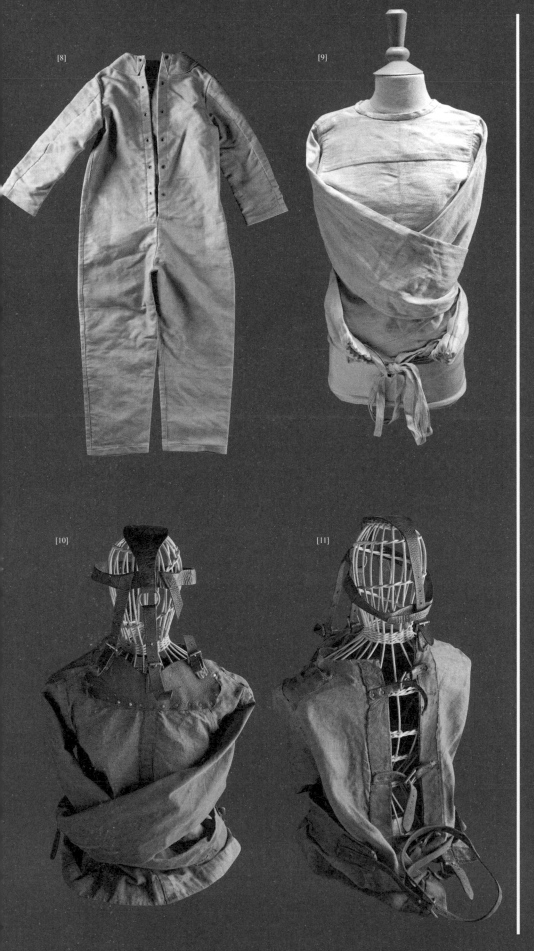

[8]　[9]

[10]　[11]

左圖
拘束衣的用途不只是限制病患行動，同時也是一種「治療」。（8）號拘束衣或保暖衣來自英國布萊頓（Brighton County）的波洛夫收容所（Borough Asylum），其前身為薩塞克斯精神病院（Sussex Lunatic Asylum, 1890-1948）。他們可能將（8）號拘束衣作為（9）號用途，但由於它沒有可見的腰帶或扣環，所以可能是讓病患在醫院內穿著的保暖衣。

左圖
以帆布和皮革製成的拘束衣複製品，附有頭帶。兩件物品來自1925至1930年代的歐洲。

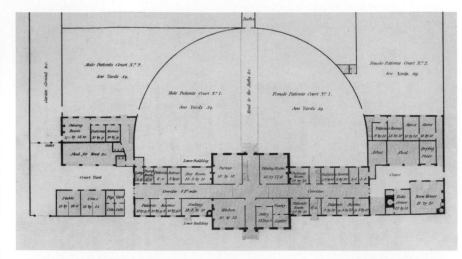

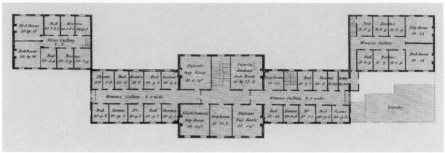

右圖取自圖克於
1813年發表的《避
靜院記述：鄰近約
克郡的公誼會瘋人
機構》，上圖是約
克避靜院的大廳圖，
下圖則是二樓圖。

94

精神病患收容所

　　約克避靜院特地興建於寬闊的高地，周圍環繞著花園和樹林，上頭有宜人的的步道交錯縱橫。避靜院裡沒有醫師，院長非常有魅力，是一位當地貴格會社群的兼職牧師。建築的設計竭盡所能地仿效家庭住宅的形式：窗櫺和門鎖都被謹慎地隱藏在手工雕刻牆板以及室內布飾家具的後方，長廊病房是舒適的休息空間，還設有大餐桌，讓所有人共進晚餐。女性病患擦拭家具、攪拌奶油、圍坐成一圈縫紉衣物；男性病患則是負責修繕建築、照顧菜園。

　　圖克借用並翻譯了皮內爾提出的法語詞彙「道德療法」，藉此描述約克避靜院的形式作風。現代人或許會對他描述的「道德」一詞產生誤解──這裡的道德可能更接近我們認知的「社會」──但此想法的重要之處，在於提出「醫療」的替代方案。一開始，圖克家族也嘗試了各種醫療方式，但後來放棄，決定創造一個盡可能越不像醫院越好的環境。道德療法是一種全人療法，而非側重任何預設的精神缺陷。放血和催吐催瀉等方法不再受到採用，約克避靜院轉而提供病人個人的照護，希望藉由讓病人從事有用的工作和信奉宗教，滋養穩定的人格，目標是讓病人重回正常社會。雖然很久之後才有這種說法，但約克避靜院確實建立了一個「治療性社區」（therapeutic community）。病患和工作人員一起生活、工作和用餐，家族的聯繫感取代了控制的階層關係。與其住在荒蕪的長廊病房中逐漸凋零、變得更為憤怒或憂鬱，只能等待治療方法問世，約克避靜院的病患可以融入盡可能正常的生活，抱持的希望是，他們某天將發現自己無須刻意治療便能康復。

　　從某些層面而言，新模式的收容

所 —— 這個詞比醫院或瘋人院更貼近 —— 複製了皮內爾的法國改革經驗，但並未照單全收。新模式仿照皮內爾的觀點，認爲瘋狂是一種可以治療的不幸事件，也體現這個想法：專門設計的機構比起使病人生病的家庭環境更適合療養康復。然而，醫藥是皮內爾理論的核心：他將舊時的瘋人院轉型爲診所，不以道德標準批判瘋人，而是將瘋狂視爲可醫治的疾病。將《避靜院記述：鄰近約克郡的公誼會瘋人機構》奉爲藍圖的改革團體們充滿熱情，認定醫療權威是瘋狂問題的一環，不是解決方法。約克避靜院的良好名聲傳開以後，渴望將自己重新定位爲啓蒙且具人道關懷的舊時瘋人院便邀請了圖克家族和其追隨者擔任管理階層。醫師發現自己處於防守方，也迫切希望找到證據，好證明醫療介入確實有益於瘋狂。他們在司法上較有優勢，因爲對於判定犯人心智狀況是否正常的醫療專家證言的需求與日俱增。當瘋人醫師在瘋人院執照審核與監督的法定權力上遭到邊緣化，他們比以往更常被傳喚至法庭以協助定義各種概念，例如「心智不健全」、「清醒期」，以及「癡愚」。

然而，圖克描述的新照護模式雖然鼓舞人心，卻證實難以複製。因爲這需要熱心奉獻的工作人員願意付出一生照顧困難的病患，而其中許多病患絕非溫順，康復的過程也十分不順利。即使在最進步的療養院，病患的康復比例依然非常低，而爲了維持良好的環境，行爲難以控制且影響同儕的病人，也必須遭到管束。

醫院的管理員如果超時工作、缺乏妥善監督，過去的賄賂、獎懲制度等惡習便容易捲土重來。雖然囚禁牢房、拘束衣和其他限制方式都妥善地隱藏在視線之外，它們依然是令人想要使用的最後一道防線。唯有大量的人力與財務資源支持，道德療法才能成功。

全球各地都在上演道德療法和醫學治療之爭。在剛建國的美國，醫師諸如班傑明‧拉許（Benjamin Rush）——1776年美國獨立宣言的簽署人之一，亦被美國精神醫學會譽爲「美國精神醫學之父」——旨在將瘋狂的治療置於堅實

道德療法
是一種全人療法

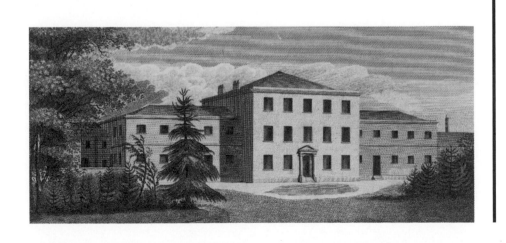

左圖取自圖克於1813年發表的《避靜院記述：鄰近約克郡的公誼會瘋人機構》，約克避靜院北側景緻。

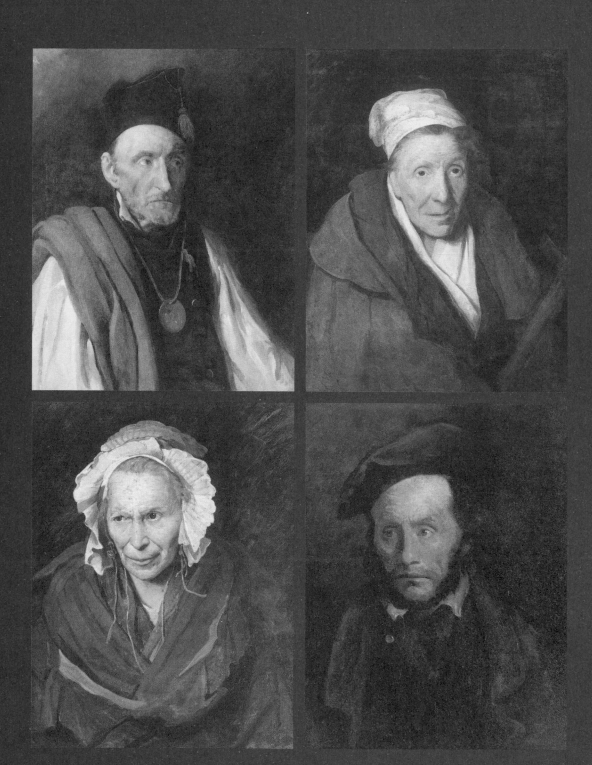

本頁與對頁
西奧多・傑利柯（Théodore Géricault）在1821至1824年間替薩爾佩特里耶醫院首席醫師艾蒂安—讓・尙榭
（Etienne-Jean Georget）繪製十位病人的畫像，其中五位存活下來。畫像呈現了與皮內爾和埃斯基荷爾定義的
瘋狂類別有關的外觀「類型」，同時也是仔細且富同理心的肖像畫。
左上圖：產生軍事指令幻覺的男人（1822）
右上圖：沉迷賭博的女人（1822）
左下圖：承受嫉妒折磨的女人（又稱貪婪者）（1822）
右下圖：兒童誘拐者（1822）
對頁圖：竊盜癖患者（1822）
五幅皆爲帆布油畫。

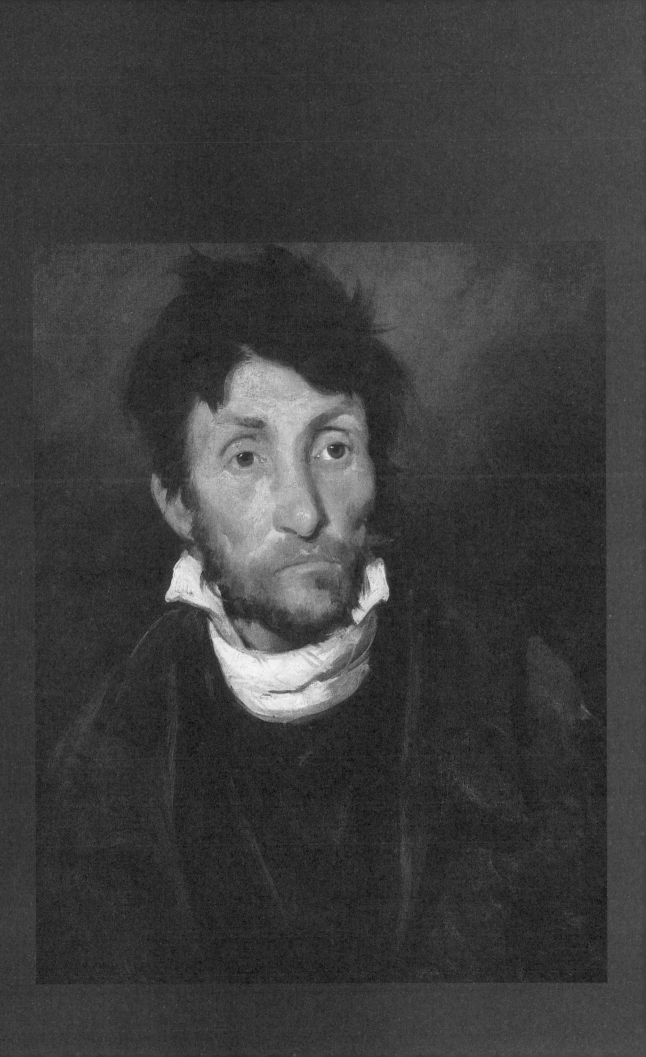

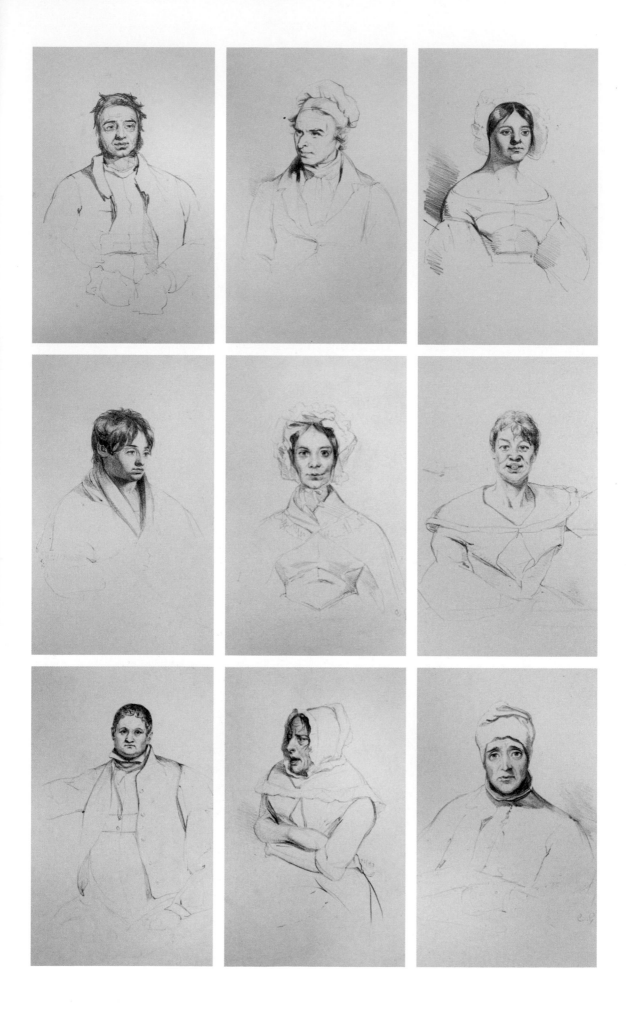

的醫療基礎上。拉許相信大多數精神疾病的起因是血液循環異常，他設計了許多精細的機械約束裝置，包括裝設皮帶和頭部固定的「鎮靜椅」（tranquillizer chair），以減少送往腦部的血液供應。然而，有效的醫學治療非常稀少，而記錄瘋狂成因的醫師也發現，比起生物學，瘋狂與社會和宗教更有關聯。瘋狂的根源或許最終是大腦的病灶，但尋找治療方法也需要思考美國社會的構成才行。

在美國的傳統中，拓荒者和移居者社群通常會在家中照顧精神失常的家人，但道德療法的觀念鼓舞了美國慈善療養院網絡的擴展。地方的貴格會成員到約克避靜院參訪之後，1813年，他們在費城郊外建立了「友誼醫院」（Friends Hospital），而圖克提出了有效的道德療法的指引，流傳於美國公誼會成員之間。道德療法和醫學治療亦逐漸合併：1818年，波士頓麻州總醫院（Massachusetts General Hospital）的醫師讀完圖克的《避靜院記述》後，採用了道德療法，而康乃狄克州的哈特福避靜院（Hartford Retreat for Insane）創辦者則聘請了一位醫療院長，因為當地的醫師說服他們相信許多精神異常的患者都有其生理成因。紐約的布魯明戴爾收容所（Bloomingdale Asylum）原本也是其中一間將精神異常的病人關在地下室隔間的機構，但後來這些房間被寬敞、明亮且通風的建築物與工作農地所取代。

隨著19世紀的進展，精神病患收容所逐漸成為社會進步的象徵。這體現了對於人類受苦的新的敏感度，這樣的敏

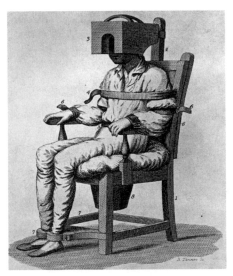

左圖
拉許的「鎮靜椅」插圖。1812年，拉許寫道，某些精神瘋狂的病人可以用「伴隨著疼痛的恐懼和羞恥感」治癒。

感度也以許多形式展現出來：停止雇用童工與虐待動物的呼籲、對公開絞刑之厭惡日益增長，以及手術麻醉的引進。貧困者、無家者、障礙者與精神疾病患者對於富同理心的社會是羞辱，也是新興中產階級居住的驕傲鄰里的污點。精神病患收容所與其他定義了該年代的進步機構一起成長茁壯，例如合作社與福利社、慈善理事會，以及促進文化進步的委員會。同時，各方的需求和壓力也迅速增加。市場經濟和工業同時轉變了鄉村和都市生活，導致許多家庭沒有餘力照顧無生產力的成員。瘋狂從家庭與家園中散溢出來，因為負擔生計的成員離開了家庭，成為雇主家中的僕人，或住在工廠或工人的小屋。更有甚者，隨著規模擴大，精神病患收容所成為一個小世界，收容所的醫療方法，加上大眾希望相信療法是人道的，掩蓋了病患消逝的聲音。偶爾，精神病患會藉由抗議讓外界聽見自己的聲音，並暴露高牆背

對頁為亞歷山大·摩里森醫師（Dr. Alexander Morison）在1835至1840年間觀察的病人平版印刷畫像。他相信面相學或許能夠提供有效的依據，對瘋狂做出偵測與分類。

後的生活眞相。在英國，最有名的例子是約翰‧珀西瓦爾（John Perceval）。就像克魯登一樣，在珀西瓦爾精采的生命故事中，瘋狂乃其悲劇的主線。他的父親斯賓塞‧珀西瓦爾（Spencer Perceval）曾任英國首相，直到1812年，他在下議院遭到一位精神異常者刺殺，而約翰當時只有9歲。約翰長大之後就讀牛津大學，成為狂熱的福音教派人士，熱衷於祈禱和禁食。1830年，約翰前往蘇格蘭，參加以訴說方言聞名的鄉村團契，這次經驗讓約翰深受震撼，也開始著迷於五旬節的火焰。他搬到都柏林後，精神危機加劇，遭到一位妓女傳染梅毒，並開始產生幻聽。

相較於大多數的收容所病患，約翰的社會階級使得他的心聲更能被外界聽見，但結果亦顯示，無論出身背景，收容所最終依然採用類似方法對付固執擾亂的病患，就好比英王喬治三世當初的經驗。當約翰變得難以控制，他被送往一間又一間的私人收容所，最後進入全國最昂貴、最上層階級才能進入的泰斯赫斯特收容所（Ticehurst Asylum）。泰斯赫斯特收容所位於薩塞克斯鄉村的廣袤地區，是19世紀的貴族人物罹患精神疾病時的首選地點。收容所的工作人員服務過許多被限制的達官貴人，該處散布著金色與銀色的野雉，設有涼亭、草地滾球場、塔樓、射箭場和板球場，以及足夠的鄉野空間可與獵犬一起打獵。泰斯赫斯特收容所的主要居住區是一座莊嚴的建築，附有閱覽室與劇院，定期舉行音樂會和演講。

約翰抵達泰斯赫斯特時，已度過了躁狂最慘烈的階段，但在他看來，治療他蠻橫暴力行為的其他機構，是故意殘酷對待他的。當他被迫穿上拘束衣、綁在床上，院方工作人員直接對他發出「無法理解的要求、命令、影射、威脅、嘲諷、污辱和諷刺」，並與約翰腦中折磨人的幻聽融合在一起。

康復之後，約翰在1838至1840年間出版了兩冊系列作品，書名是《一位紳士在精神崩潰期間的治療經驗》（*A Narrative of the Treatment Experienced by a Gentleman, During a State of Derangement*），內容詳細記載治療過程中遭受的毆打、冷水澡以及難以下嚥的食物，讓他想起就讀哈羅公學（Harrow School）*的日子。在大多數

> 瘋狂從家庭和家園中散溢出來，因為負擔生計的成員離開家庭

*哈羅公學是英國歷史最悠久的名校之一，建立於1572年，現在已是享譽盛名的私立學校，知名校友包括邱吉爾、尼赫魯等政治人物，以及多位知名明星。

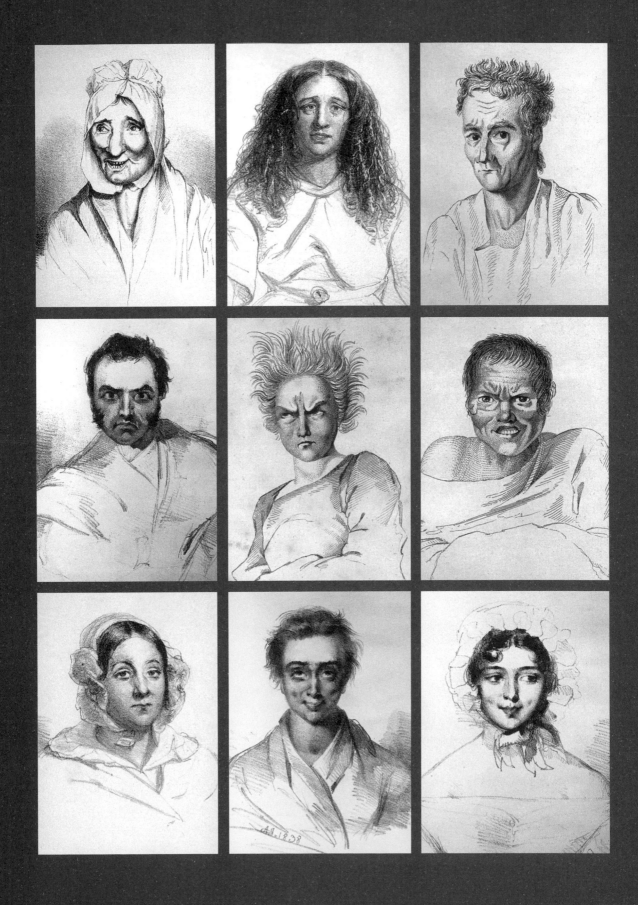

本頁圖片取自莫理森於1940年發表的《精神疾病面相學》（*Physiognomy of Mental Diseases*）以及1826年的《精神疾病講座綱要》（*Outlines of Lectures on Mental Diseases*），圖片包括幾位年長的女性精神病患，分別承受女色情狂、偏執狂、癡呆、情愛妄想以及其他精神疾病的折磨，以及一位痊癒的女性患者。

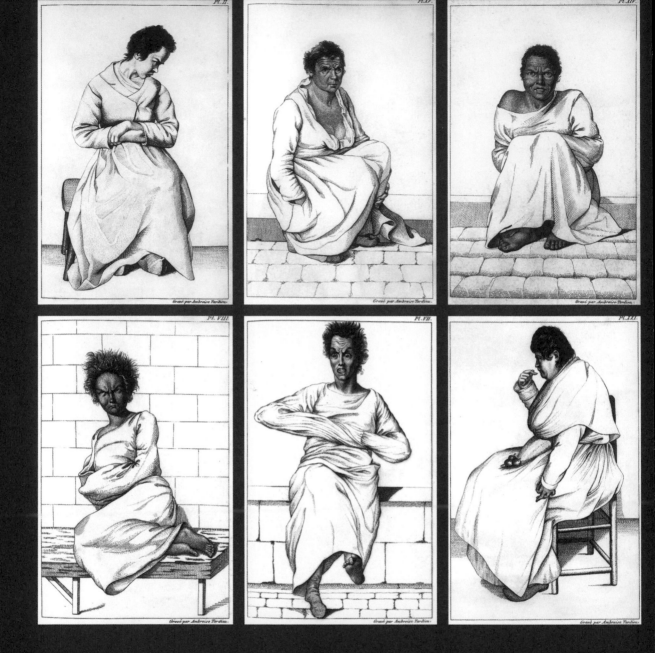

本頁和對頁是安懷思‧塔提烏（Ambroise Tardieu）替法國一間收容所患者繪製的雕刻畫，取自埃斯基荷爾於1838年出版的《精神疾病：從醫學、衛生學和法醫學角度思考》（*Des Maladies Mentales: Considérées Sous Les Rapports Médical, Hygiénique et Médico-légal*）。埃斯基荷爾是皮內爾的學生，後來成爲法國治療瘋狂的領導人物。他的素描風格非常強烈，旨在協助其他醫師辨認他所提出的精神疾病新分類。

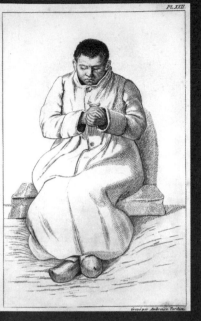

Pl. XXII.

Gravé par Ambroise Tardieu.

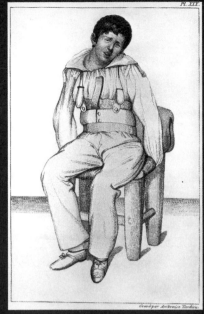

Pl. XIX.

Gravé par Ambroise Tardieu.

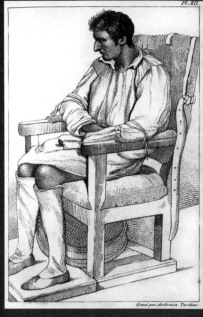

Pl. XII.

Gravé par Ambroise Tardieu.

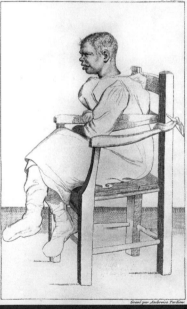

Pl. XXIII.

Gravé par Ambroise Tardieu.

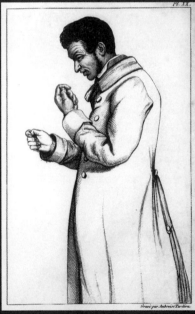

Pl. XX.

Gravé par Ambroise Tardieu.

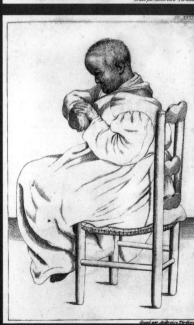

Pl. XVIII.

Gravé par Ambroise Tardieu.

本頁和對頁照片
來自珍·佛傑利
（Jane Fradgley）的
攝影計畫《束縛》
（Held）。這些圖片
展示倫敦市立精神
病患收容所使用的
兩種拘束衣。

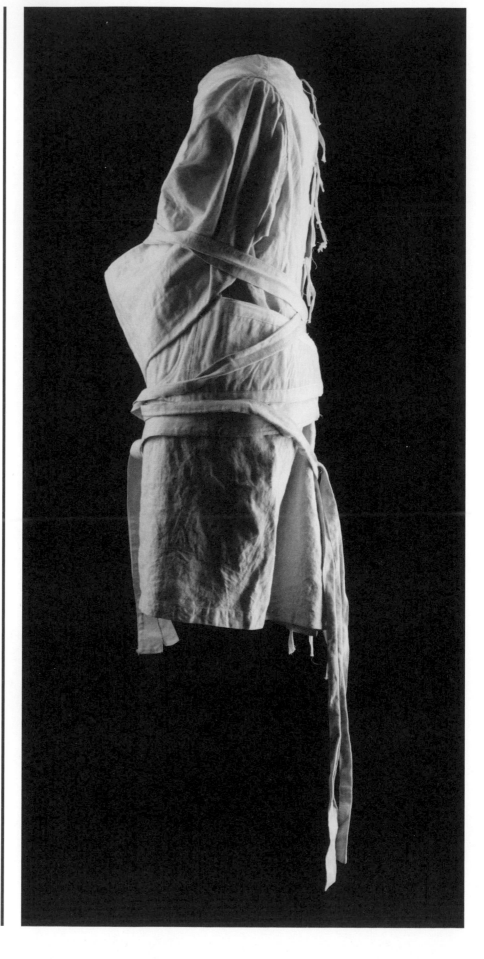

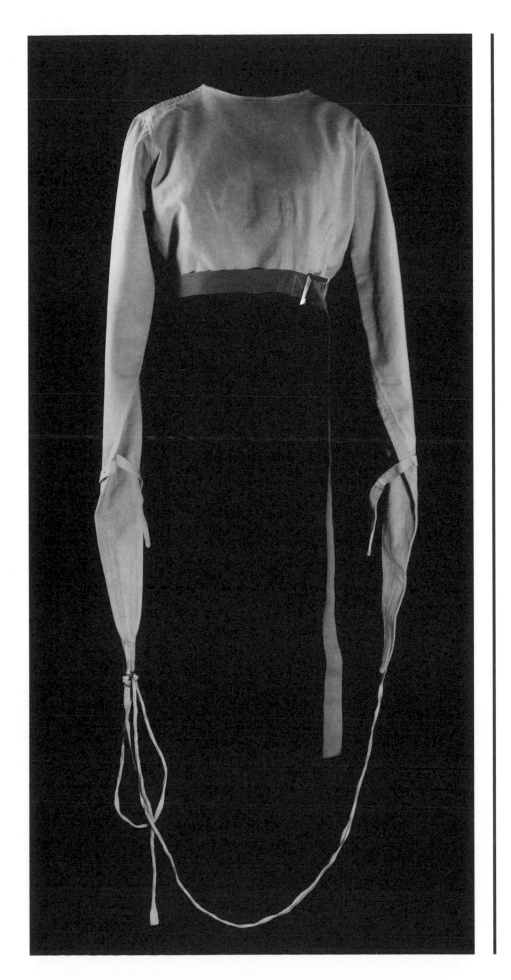

佛傑利曾經如此描述
這些衣物：「拘束衣
的設計可能意在要保
護且照顧病患，同時
維護其尊嚴，這樣的
美學考量使我很受吸
引。」

的時間裡，約翰「並不知道自己是一名精神病患」，而是相信自己正在承受一連串靈魂的試煉，也許是某種形式的釘十字架。對於被社會階級比自己低下的僕人和管理員粗暴對待，約翰感到非常震驚，並堅持認為「精神病患收容所絕大多數的暴力事件，必須歸咎於醫療人員的行為」。

放眼全英國，精神病患收容所變得如同創造收容所的社會那般分層且充滿階級。到了19世紀中葉，英國以外的歐洲世界就像一張拼布，收容所歷史的各個階段同時共存。皮內爾的繼任者是充滿活力的埃斯基荷爾，在他影響之下，法國政府通過一項法律，要求必須以全國性的收容所網絡取代舊政府時期的骯髒醫院，而這些收容所是由專家團隊所管理的國立精神病患收容所。維也納近至1784年時，建立了「愚人之塔」（*Narrenturm; Fool's Tower*），按照舊時瘋人院的方式，將精神病患關入獨居房；在其周圍的郊區則開始湧現許多私立療養院風格的精神病患收容所，成為具備人道精神的另外一種選擇。而在德國的許多邦以及俄羅斯，中世紀的修道院和教會經營的小修道院依然是僅有的公立瘋人治療機構。

自從中世紀以來，比利時赫爾鎮的聖迪芙娜教堂就將不期而至來到此處的精神病患分派至當地家庭照顧。赫爾鎮也在各種相競的照護系統間成為辯論焦點，掀起了知名的「赫爾問題」，長期受到爭論。對某些人而言，赫爾是黑暗時代黯淡的遺跡，寄宿在他人家庭的精神病患淪為苦力勞工，毫無獲得治療或治癒的希望。但是，其他人在赫爾瞥見了未來。1821年，埃斯基荷爾參觀赫爾，目睹瘋人在鎮上自由遊蕩，他非常驚訝，讚許赫爾的寬容體制讓瘋人「得到病人的尊嚴」。[3]皮內爾宣稱「赫爾的農夫堪稱最勝任的醫師」：透過盡可能地將精神病患視為正常人，赫爾農民實施的作法「可能最終是治療瘋狂的唯一合理方式」。[4]在平凡無奇的實踐中，赫爾指向了超越瘋人院的未來，其中道德療法普遍地融入了社會中。

世界各地的精神病患收容所都在同步進行改革與擴增。在美國，桃樂西亞‧迪克斯（Dorothea Dix）是最有力的改革和擴增倡議者。她來自波士頓，原為一名年輕的學校老師，因罹患憂鬱被送至英格蘭，希望治療孱弱的身體。照顧迪克斯的英格蘭家庭與主張改革精神病患收容所的貴格會成員關係非常密切，迪克斯也因此結識許多進步派的傑出人士，包括圖克和英國獄政改革家伊莉莎白‧弗萊（Elizabeth Fry）。約克避靜院的模式鼓舞了迪克斯的個人康復過程，她也終身致力於精神病患收容所的改革運動。

在19世紀中葉，收容所歷史的各個階段同時共存

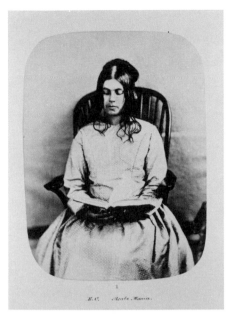

1
E.C. Acute Mania.

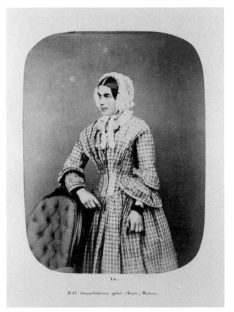

1a.
E.C. Convalescence after Acute Mania.

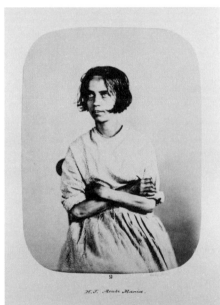

2
H.J. Acute Mania.

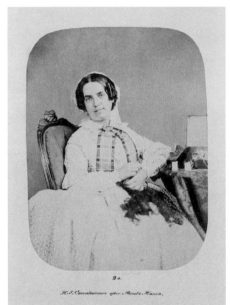

2a.
H.J. Convalescence after Acute Mania.

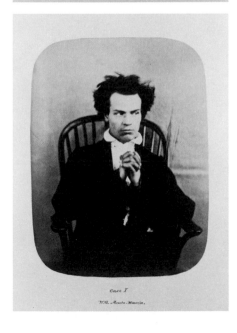

Case I
W.G. Acute Mania.

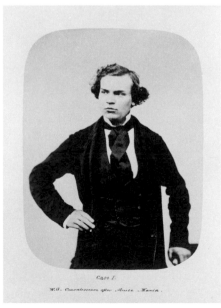

Case I
W.G. Convalescence after Acute Mania.

亨利・赫林（Henry
Hering）在1857至
1859年間對伯利恆醫
院病患的研究，包
括拍攝兩張一組的
照片，用意在比對
病患「痊癒」前後
的差異。

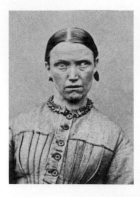
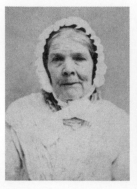
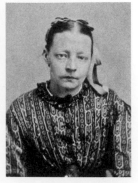

1840年，迪克斯返回美國，開始不屈不撓地從事相關運動，致力反對私人收容所的虐待行爲。她冒險投身最貧困和最無人聞問的地區，揭開可怕的光景，正如她在1843年出版的第一份請願書《致麻州立法機構的請願書》（*Memorial to the Legislature of Massachusetts*）扉頁所宣稱的，精神病患被「拴上鎖鍊，赤裸身體，遭到棍棒毆打，並遭鞭打至服從！」迪克斯一州又一州地推動改革，從新罕布夏州到路易斯安那州，要求州政府撥款建立數量更多、管理更精良的精神病患收容所。她認爲精神異常是絕對能夠治癒的，因此，即使收容所的環境惡劣、恐怖，也比在家照顧來得更好。她呼籲成立的新機構如雨後春筍般出現，毆打和鎖鍊綑綁等舊時的野蠻行爲雖然受到譴責和立法禁止，但往往只是被熟悉的惡行所取代，包括賄賂和威脅、獎勵和懲罰機制等。

在英國，鼓舞迪克斯的改革團體網絡也日漸成長。他們的領袖是安東尼‧艾希利—庫柏（Anthony Ashley-Cooper），他是第七任沙夫茨伯里（Shaftesbury）伯爵，也是日後的沙夫茨伯里勳爵。他在1828年被任命爲英國政府的委員會成員，負責監督倫敦的貧民精神病患收容所。艾希利—庫柏驚訝地發現病患居然全身赤裸睡在骯髒的稻草上，就像當年威克菲爾德看見改革前的瘋人院一般。就在此時，約翰‧珀西瓦爾也開始一場改革運動，想改善私人收容所的環境。1845年，珀西瓦爾成爲「受精神失常迫害者之友協會」（The Alleged Lunatics' Friends Society）創始成員的一份子，此乃一倡議團體，多數成員原本是令人尊敬的仕紳，卻被視爲精神病患而遭到囚禁──其中，有許多案例是與財務紛爭有關──他們都可以訴說自己遭到何等殘忍與不義治療的駭人故事。

＊蛋白相片是指用「蛋白印相法」製成的照片，這是1850至1890年間最常見的印相法，主要由雞蛋白和感光乳劑共同印製相片。

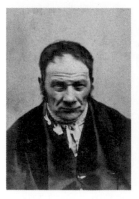
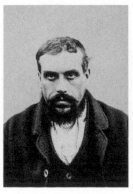
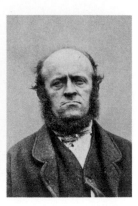

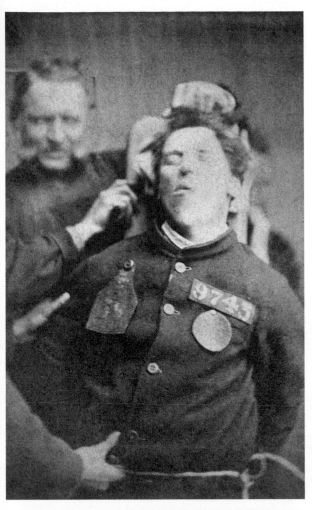
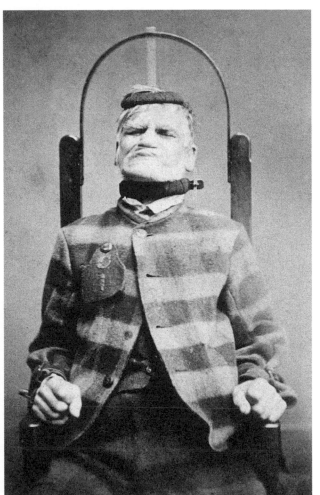
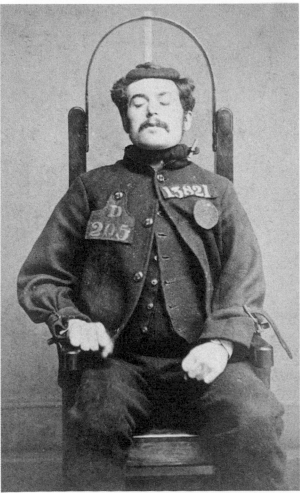
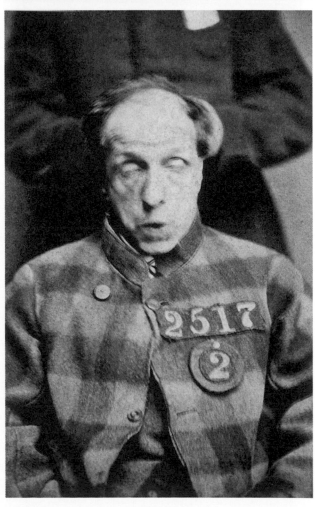

上述醜聞讓收容所的形象蒙塵，也使公眾亟欲對精神病患收容所進行改革。最鼓舞人心的改革方案來自蘇格蘭蒙羅斯收容所（Montrose Lunatic Asylum）的威廉・布朗恩（William Browne）醫師。他是收容所的院長，在裡面建立起一套同時借鑒於約克避靜院和皮內爾的道德療法體制。布朗恩是團體戲劇治療、音樂治療和藝術治療的先驅，很可能也是歷史上第一位蒐集精神病患藝術作品的醫師。自從1830年代開

差異，在後者的情況中，犯人是無辜的。」[6]雖然現況已經大幅改善，但舊時的「巴士底監獄」尚未被淘汰。近年來的進展大多是因為精神病患收容所害怕議會介入與法定檢查，真正的改革尚未來臨。

布朗恩夢想創造完美的精神病患收容所，但不是理想的烏托邦，而是實際的目標。「整件事的祕密，」他相信，「或許可以總結為兩個詞：仁慈（kindness）和日常活動

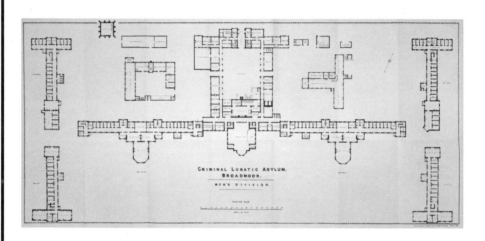

CRIMINAL LUNATIC ASYLUM,
BROADMOOR.
MEN'S DIVISION.

始，布朗恩就持續投身於熱情的演講，闡述他對精神病患收容所的願景，演講內容後來集結收錄於1837年出版、影響甚鉅的《精神病患收容所的今與昔，以及未來應有的樣貌》（*What Asylums Were, Are and Ought to Be*）之中。他認為皮內爾將精神病患收容所從漫長的黑暗年代中拯救出來，在那裡，「最大的目標是──囚禁和隱藏」。[5]監獄過去被用於收容精神病患，而精神病患收容所也被作為監獄，「然而其中有重要的

（occupation）。」[7]醫學是寶貴的工具，但照顧精神異常的病患絕非仰賴「僅僅展示藥物者」。完美的精神病患收容所必須從頭開始構思，將病患的福祉銘記於心。它的空間要寬敞美麗，圍牆內要具有完全的自由。「這個社群沒有強迫、鎖鍊、皮鞭和體罰，單純是因為上述手段已證明較不有效。」精神病患收容所的主要建築應該是一棟大宅院，「內部挑高通風而優雅，周圍則是肥沃的土地和花園」，並具備「藝廊、

工作坊與音樂房」，成為「繁忙熱鬧的工作空間」，讓病患得以編織、烘焙、演奏音樂、閱讀、繪畫以及裝訂書籍。[8]這是馬修斯早在一個世代前於他的牢房中所構想的願景，現在，全世界終於樂意聆聽了。

1845年，沙夫茨伯里勳爵向議會提出兩項法案建議，目標是將宛如巴士底每個郡縣都要設立一間公立的收容所。這些法案是啓蒙改革的里程碑，是歷史上野蠻章節的結束，其意義堪比廢除奴隸制。對於那些曾被迫住進濟貧院的精神脆弱之人，新的精神病患收容所將為其提供一個安全之地；這將為公立精神病患收容所的悲慘狀況以及私人收容所的恣意妄為劃下句點。

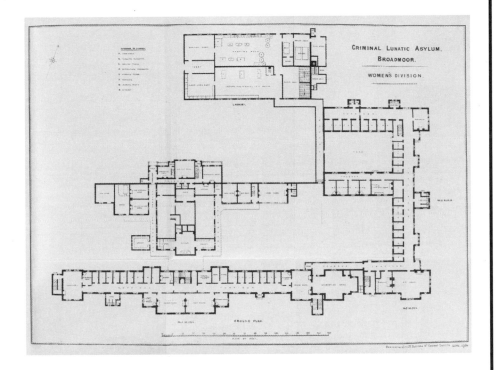

監獄般的舊精神病患收容所留給歷史。《精神錯亂法》（The Lunacy Act）要求所有公立、私立的精神病患收容所都必須立案註冊，接受政府審查，並且設置一位住院醫師（雖然並非專業的瘋人醫師）。一併通過的《郡縣精神病患收容所法》（The County Asylum Act）則要求這兩項法案的立即效果是加速了精神病患收容所的成長和囚禁人數的增長。醫界人士提出警告，認為精神異常的病患必須保持隔離，有些人甚至主張精神異常可能具備傳染性，或與其他形式的傳染疾病有關。尤其是不適合工作的女性，更常被診斷為精神異常，

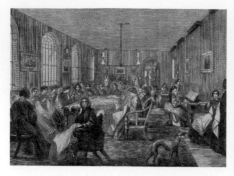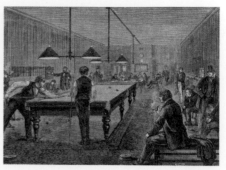

伯利恆醫院的木製雕刻畫，可能是維茲特利（F. Vizetelly）在1860年時接替帕爾馬（F. Palmer）完成的。左圖是女性的工作室，右圖則是男性撞球房。

而精神異常被納入社會問題的分類中，此分類還包含了貧窮和非法人士。一般而言，「簡直像瘋人院病患那樣瘋」的病患都是男性，但如今刻板印象已經扭轉：監獄屬於男性，收容所則屬於女性。真實的情況卻更為複雜，女性病患的比例提高反映了一個事實：女性的壽命更長，而且比較不可能出院。於是，新的精神病患收容所開始建造比男性病房更多的女性病房。

正如沙夫茨伯里勳爵的期待，郡縣立的精神病患收容所增加，可以讓某些如貧民窟般的私人收容所關門大吉，但也導致更多居住在鄉村的貧民被診斷為精神異常。「瘋狂將會盛行」的預言自我實現了，為那些脆弱者創造出新的診斷和分類，與此同時，社會大眾與瘋人的接觸也越來越少。隨著精神病患收容所的數量增加，照護淪為機械式的慣例。新的精神病患收容所的建築型態依照員工的優先順序而標準化，急性與密切的照護集中於前方正門入口附近的病房；更慢性且嚴重的病患則安置於「後方病房」，他們在那裡獲得探視的頻率較低，失去與外在世界的接觸，變得更不可能重返社會。罪犯在法庭上陳述的精神異常越來越受到同情，郡縣立收容所的精神病罪犯病房人數滿載，並且超出了負荷。收容所和監獄一樣成為強效的經濟生產部門，善於要求擴展規模。雖然有不利於收容所的意見，指控它們殘暴不仁，而且康復比例極低，但這些日漸增加的壓力就算無法完全消除異議，至少足以壓抑反對的看法。

1839年，在倫敦的漢威爾（Hanwell）當地，規模浩大的新郡立收容所聘請了一位住院醫師，約翰·康納利（John Conolly）。康納利是一位贊同工人權利的憲章運動（Charist movement）*的理想主義支持者，也和布朗恩一樣支持社會企業家羅伯·歐文（Robert Owen）。康納利在收容所員工室看見一系列手銬、腳鐐、拘束椅和螺旋式張口器之後，非常驚訝，因為這些物品更適合出現在刑訊室。他立刻宣布禁止所有約束工具，三個月之內，他的

> 康納利堅信，
> 收容所可以成為理想
> 社會的雛形

112

精神病患收容所

＊憲章運動是英國在1838至1848年間的群眾運動，主要訴求為工人階級要求英國政府進行社會政治改革，包括普選權、祕密投票、取消投票財產限制等。

收容所便將其完全丟棄。康納利在收容所建立了道德療法系統，包括改良過的膳食、識字和算數課程，以及定期舉辦的聖經研讀會。

康納利堅信收容所可以成為理想社會的雛形，免除現代生活帶來的惡劣影響。他也發現，若不使用約束，就會增加收容所員工的負擔，於是他說服管理者必須提供更好的條件、更高的薪資，還有專業的訓練。他夙夜匪懈地站在第一線領導，總是值班，聆聽並處理其病患的需求。1856年，康納利在《不使用機械性約束治療精神異常》（*The Treatment of the Insane without Mechanical Restraints*）總結自己的治療方式，強調醫師必須「完全融入且參與構成病患日常生活的一切」，好讓收容所的工作人員和管理者無法背著他私自破壞治療系統。收容所必須成為主導醫師想法的延伸，是「一座和諧的系統，他正是其中的靈魂」。[9]

康納利的成就在各地備受讚揚，贏得了良好的聲響，使得他能夠在時常抱持質疑或異議態度的專業醫師面前大談高深理論。他成為「非約束運動」（the non-restraint movement）的代表人物，傳遞改革者和更廣大的群眾皆希望聽見的訊息：精神病患收容所不必是殘忍和忽視的同義詞。然而，正如圖克在約克避靜院推行的醫療體系一般，康納利的範例也被證實難以仿效。康納利的體系需要主導醫師的熱情承諾，等於要用一生的時間獻身給機構，但極少收容所醫師擁有這樣的熱情。沒有持續的查驗和矯正，過往的惡習總是很容易就找到阻力最低的路徑，慢慢回到收容所。

隨著非約束運動的探照燈開始橫掃各地收容所，伯利恆醫院又再度受到政府的調查，這一次的主管單位是因應1845年《精神錯亂法》通過之後成立的精神病事務管理委員會。1852年，委員會向英國議會舉報，伯利恆醫院的女性

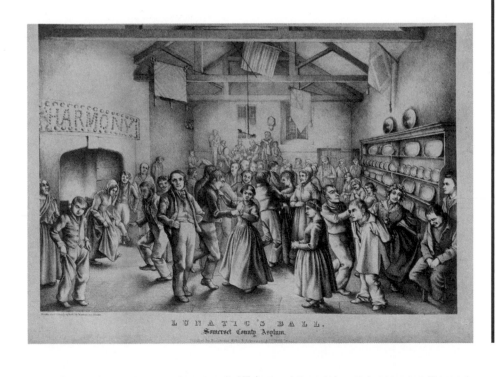

凱瑟琳·德瑞克（Katherine Drake）的印刷畫（原版作品為平版印刷），約完成於1850至1855年。英國索美賽特郡立收容所（Somerset County Asylum）的病患在舞會跳舞。「瘋人舞會」是改革後的收容所流行的象徵。

Fig. 1.

Fig. 2.

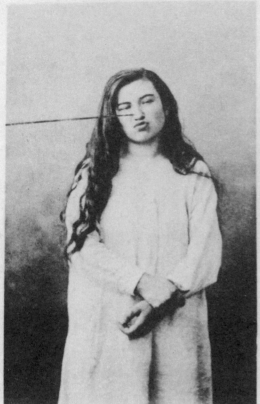

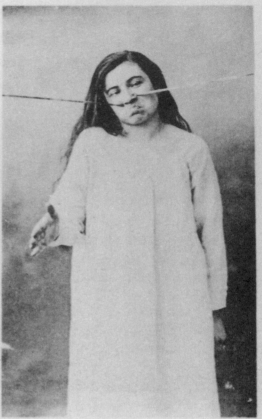

Fig. 3.

Fig. 4.

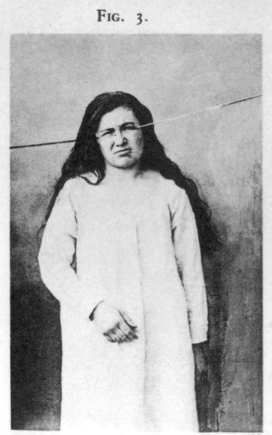

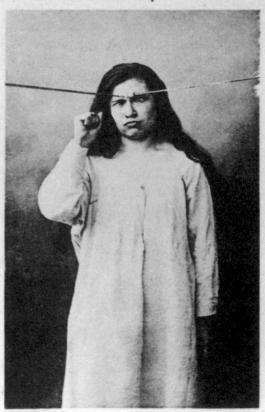

Cliché de F. Panajou, chef du service photographique à la Faculté de médecine de Bordeaux.

病患遭到忽視和虐待，院方人員用冷水和拖把沖洗她們，病患在寒夜時只能躺在稻草床上受凍。為了回應上述指控，伯利恆醫院的管理者首次聘請一位住院醫師作為主導醫師，他們希望這個人能夠成為收容所的良心靈魂，正如漢威爾的康納利那般。他們的希望其來有自。威廉・查爾斯・胡德（William Charles Hood）是一位醫學專家，也是虔誠的基督徒，他用無窮的精力和神聖的奉獻之

醫院的名聲、改善了形象：查爾斯・狄更斯（Charles Dickens）的《家庭箴言》（*Household Words*）雜誌刊登讚許且感性的報導，而更多中產階級的精神病患加入了靠教區支持的貧民，因其家人負擔得起相對低廉的費用。胡德開始在每個星期一舉辦夜間舞會，並鼓勵社會大眾參與。「瘋人舞會」（the lunatics' ball）通常舉辦於盛夏或聖誕節，是很多收容所都會採行的一項吸引

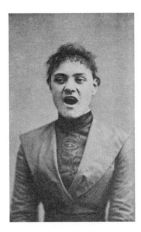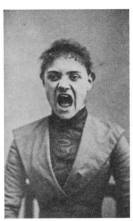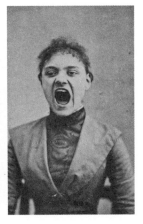

心，徹底修整了伯利恆醫院的運作。

胡德師法他的英雄皮內爾，禁止使用約束工具，減少上鎖病房的數量，安裝新的窗戶，清理病房並升級病患床鋪。他也在長廊病房中放置花朵、書籍和畫作供病患享受休閒，甚至安裝了一臺魔術幻燈（magic lantern）＊提供夜間娛樂。行為良好的患者則會被帶出去參觀國家美術館和邱園。

在布朗恩和康納利激發的樂觀氣氛之下，收容所的成功故事永遠都是很好的報紙題材。胡德的管理提升了伯利恆

群眾目光之新興措施，藉此強調其病患重返正常社會的希望。參觀瘋人舞會的記者們眼見病患為了這個場合精心打扮，專心致志於外在世界的變裝舞會，屢屢被這幕奇觀吸引得如癡如迷。其他人例如狄更斯，在1851年參加聖路加醫院的聖誕舞會後，則認為「舞會的場景令人悲悽」，在病患詭異的目光和跟蹌的腳步中，太過明顯的是，「要用盡一切人類手段來減輕精神異常之痛苦，並非讓病患恢復上天最偉大的恩賜」。[10]

在胡德管理的精神病罪犯收容

＊魔術幻燈盛行於18至19世紀間的歐美，功能近似於現代的投影機，可將圖片投影至布幔或煙霧中，呈現非常逼真的效果。

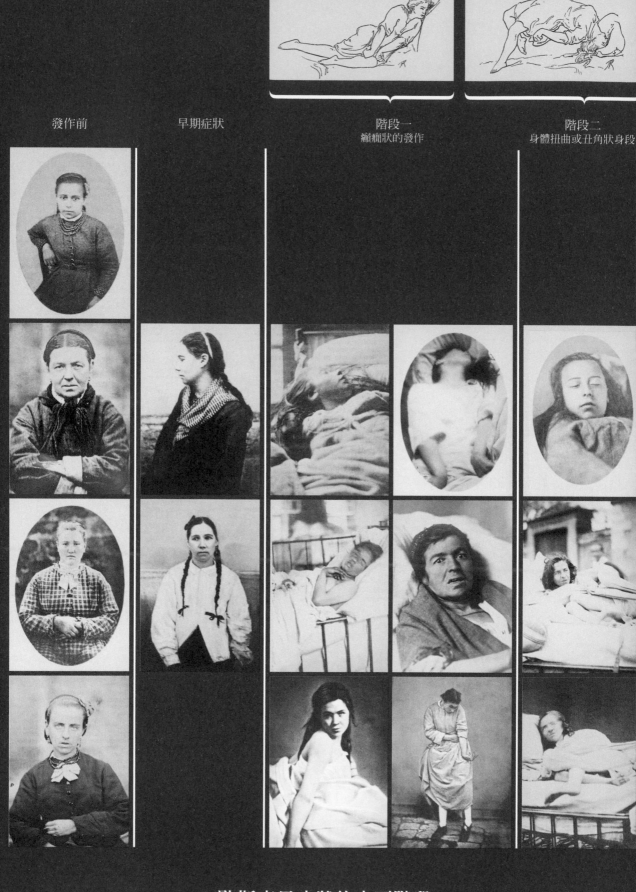

發作前　　　　　早期症狀　　　　　階段一　　　　　　　階段二
　　　　　　　　　　　　　　　　　癲癇狀的發作　　　身體扭曲或丑角狀身段

歇斯底里症狀的主要階段

尚—馬丁·沙可

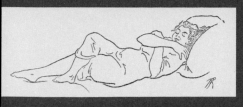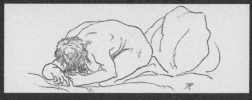

階段三
激昂的姿態

階段四
譫妄

發作之後

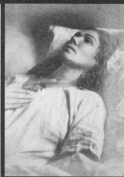

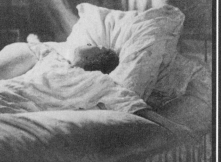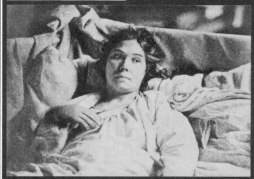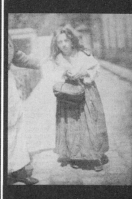

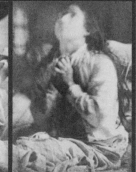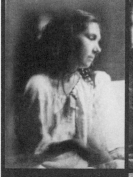

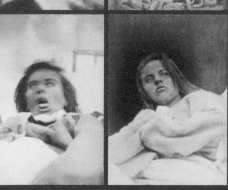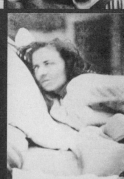

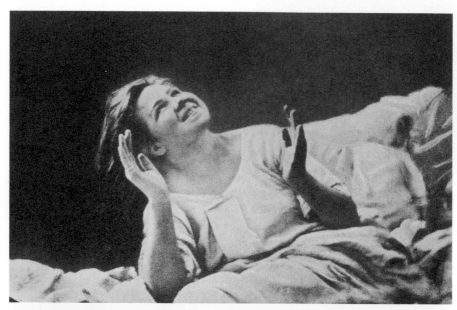

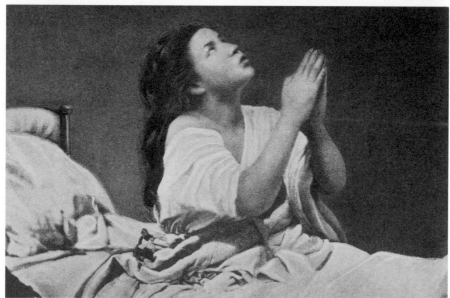

本頁和對頁
取自《薩爾佩特里耶醫院照片圖解（沙可醫師診療紀錄）》（*Iconographie photographique de la Salpêtrière (Service de M. Charcot)*），為保羅・雷格納（Paul Regnard）於1876至1880年間所攝，描述處於不同狀態的薩爾佩特里耶醫院病患。最上方照片的狀態為「狂喜」（Ecstasy），第二張照片的狀態是「懇求」（Supplication），對頁照片則是「性興奮」（Eroticism）。病患的名字是奧古絲汀・吉列絲（Augustine Gleizes），她是沙可醫師最喜歡且最具戲劇性的病患之一。她最終從囚禁病房被釋放，並找到工作。

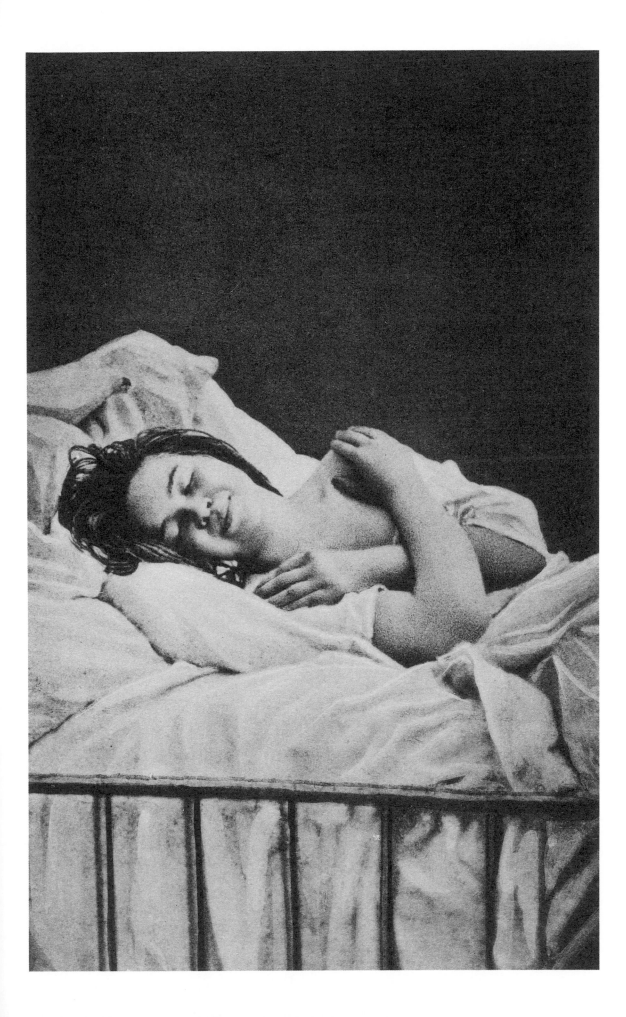

右圖
亨利・赫林攝影的
照片，達德正在創
作〈矛盾〉，約攝
於1875年。當胡德
來到伯利恆醫院後，
達德變得更爲多產。

所中，藝術家理察・達德（Richard
Dadd）也是其中一位病患（見p140）。
達德年輕時便是英國皇家藝術學院中的
奇才，以充滿細節和夢幻氛圍的仙境描
寫聞名。1842年，達德因接下一份作畫
委託而前往埃及和「聖地」＊，途中出
現精神問題，回程時，達德刺死了他的
父親。在法庭上，人們得知達德相信自
己是受到歐西里思（Osiris）＊的命令。
達德被判有罪但精神異常，囚禁在伯利
恆的精神病罪犯病房。胡德非常關注
達德，記錄了他對神靈
的信仰、缺乏悔恨，以
及偶發的暴力與不雅行
爲。然而，胡德也發現
達德「可以是一名非常
明理且討喜的夥伴，言
談之中流露出受過良好
教育的氣息」。[11]胡德將
達德移轉至更寬敞明亮
的病房，遠離其他麻煩
的有罪病患。達德將他
生涯晚期的鉅作〈矛盾：奧伯隆和緹
坦妮雅＊〉（*Contradiction: Oberon and
Titania*, 1854-1858）獻給胡德。

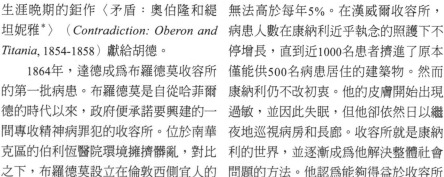

　　1864年，達德成爲布羅德莫收容所
的第一批病患。布羅德莫是自從哈菲爾
德的時代以來，政府便承諾要興建的一
間專收精神病罪犯的收容所。位於南華
克區的伯利恆醫院環境擁擠髒亂，對比
之下，布羅德莫設立在倫敦西側宜人的
鄉間地區。布羅德莫收容所面積廣大，
還有一座12英畝（4.8公頃）的作物花

園，目標就是爲了打造一座自給自足的
社群，提供住院病患的飲食和衣物。然
而，由於高比例的病患具攻擊傾向，被
上鎖限制行動，使得這些雄心壯志難以
達成。達德繼續作畫，並協助布羅德莫
裝飾大廳的室內劇院，他的畫風也終於
從擁擠和充滿幻覺的帆布畫回到古典神
話中更簡樸的田野風光。

　　康納利和胡德等振奮人心的醫師雖
然改善了大眾對收容所的觀感以及病患
的生活環境，但他們對患者的復元率依
舊影響不大。在胡德良
善的醫治政策之下，病
人的復元率降低了6%：
使伯利恆醫院變得更宜
人的結果之一，就是把
平衡轉向長期住院和無
法治癒的病人那一端。
即使在泰斯赫斯特收容
所，凡是金錢能買得到
的最佳設施它都具備，
在1870年代時的復元率也
無法高於每年5%。在漢威爾收容所，
病患人數在康納利近乎執念的照護下不
停增長，直到近1000名患者擠進了原本
僅能供500名病患居住的建築物。然而
康納利仍不改初衷。他的皮膚開始出現
過敏，並因此失眠，但他卻依然日以繼
夜地巡視病房和長廊。收容所就是康納
利的世界，並逐漸成爲他解決整體社會
問題的方法。他認爲能夠得益於收容所
的名單越來越長：行爲古怪者、不衛生
者、酗酒者、騙徒、性情暴戾者以及不

對頁
1890年7月至1891
年6月間，蘇瑞維
吉尼亞湖（Virginia
Water）的霍洛威
療養院（Holloway
Sanatorium）確診的
住院女性個案病歷。

＊聖地是聖經描述的以色列地區與歷史上記載的巴勒斯坦地區，現代世界通常認爲聖地是以色列、巴勒斯
　坦、西約旦和黎巴嫩南部。
＊歐西里思是埃及神話中的冥神，能夠重生。
＊奧伯隆是歐洲民間故事中的妖精之王，緹坦妮雅乃其妻。

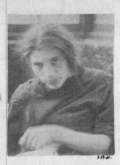

Oct: 1891.

Oct. 30. The above photo gives an idea of her condition about this time. She obstinately resisted every thing that was done for her, was constantly on the watch, prepared to boll through doors. Her arms were generally in a state of extreme muscular tension. She occasionally endeavours to destroy her things & it invariably, required about 4 nurses to dress & undress her.

D. Henderson.

Nov. 4. Was today transferred to St Lukes Hospital. "Not improved".

---

refuses her food, because she says it is poisoned. She is at times noisy, incoherent & rambling & offers much resistance to nurses.

30 July She remains in the same rather agitated state as on admission — she refuses to shake hands with, or enter into detailed conversation with reporter (this has occurred every morning for past week) — She maintains she says her food was poisoned — Is rambling & almost incoherent in conversation at times & offers violence to the nurses.
Health fair.

10 August There is no improvement to be noted in mental state. but her bodily condition is improved she is taking

24 Aug. She is quieter & less resistive to nurses than on admission And is taking her food much better — she refuses however to enter into any conversation or shake hands with the medical Officer, is entirely unoccupied the whole day, & shews no disposition to be friendly with anyone — Health slightly improved —

28 Sept. Unchanged —

Oct 31. She remains in a suspicious weakminded condition, refuses to converse with, or enter on friendly terms with any one in the building, will neither shake hands, or protrude her tongue. When addressed she has a peculiar, nervous method of shifting backwards away,

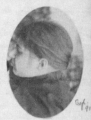

Sept 1893.

TEMPERATURE CHART

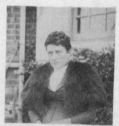

Oct. 1891. V.B.

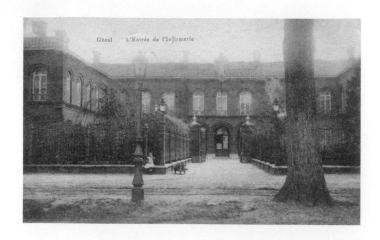

服從者皆包括在內。對前述對象而言，「保護、隔離、秩序以及有系統的治療，只有收容所才能提供，而且往往至關重要。」[12]完美收容所的邏輯，推至結論，就是整個世界合該成爲一座收容所。

收容所的規模變得越大，理想主義者就越難以掌握其運作。警覺於漢威爾收容所不斷增加的開銷，密德薩斯郡的行政長官在1852年強迫康納利退休。到此時此刻，大型收容所建築物的新時代正如火如荼地進行著。

1851年，密德薩斯郡啓用了一座新的精神病患收容所，即考尼哈奇收容所（Colney Hatch），目標希望收容1250名病患，自詡爲歐洲規模最大的長廊病房。考尼哈奇收容所的門面相當壯觀，布滿了塔樓、圓頂閣和巴洛克風格裝飾，令人回想起過往的舊伯利恆醫院。然而，便如同舊伯利恆，考尼哈奇收容所的建築本體幾乎立刻便出現了裂縫，1859年，密德薩斯郡的行政長官控告建築師未善盡監造責任。在這些規模過大、資源不足的收容所裡，幾乎完全無法阻止病患照護走向僵化、淪爲毫無意義的例行公事。

相較於前述背景，赫爾的家庭式照護體系越來越受歡迎，成爲收容所的另類選項。1850年，赫爾鎮被併入比利時的國家醫療體系中，此地被指定爲「瘋人的屬地」，寄宿療養者可以在限定範圍內自由地隨意漫步。監督此一古老體系的責任從教會移轉至一群醫師手上，他們設計了一套創新系統，得以保存赫爾傳統中最良好的面向。過去教會持有一份寄宿者的名單，但讓他們認爲適合的當地家庭來看顧患者。根據當地法律，如果寄宿者有任何違法之舉，寄宿家庭必須負起全部責任，而這導致行爲較難管理的病患遭到毆打，或遭到皮帶約束。新的制度則是讓寄宿家庭得到一筆國家給予的小額補助，藉此交換禁止身體上的約束或體罰。1861年，比利時在收容所照護領域的重要專家約瑟夫‧蓋斯蘭（Joseph Guislain）醫師於赫爾邊境建立了一座新醫院，病患一抵達該處便會受到接待與評估，若病患變得難以控制，也可以被帶回醫院。

赫爾的家庭式照護體系越來越受歡迎

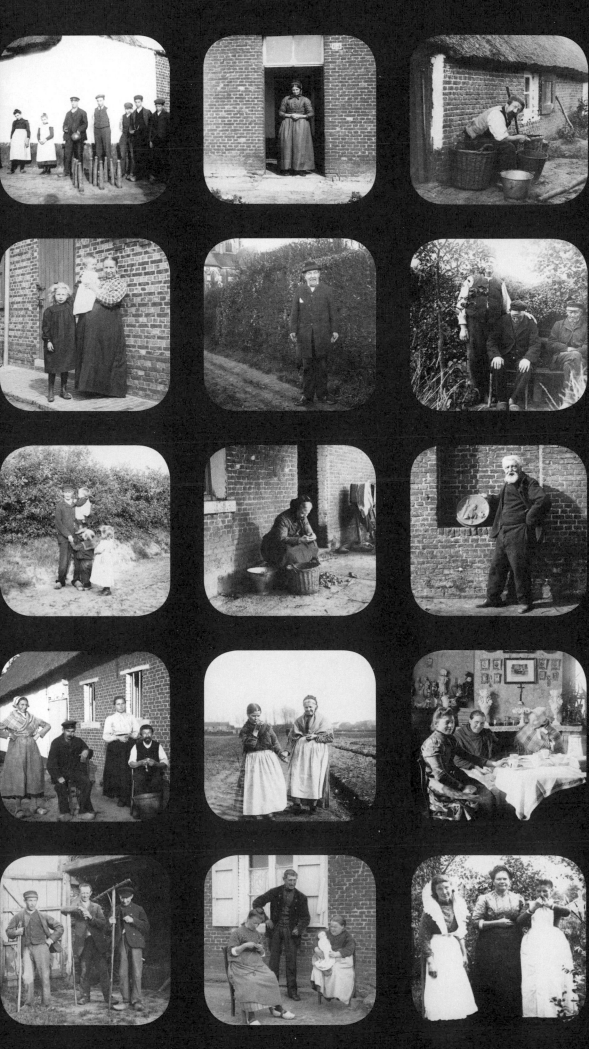

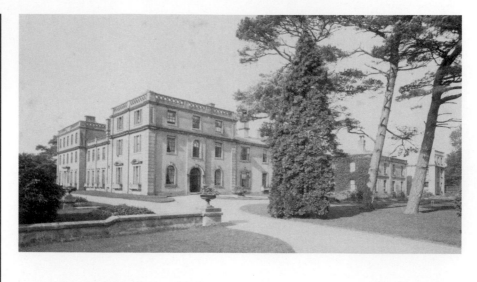

不久之後,赫爾邊境建了三間澡堂,病患每週會被帶回澡堂兩次,進行基礎的衛生清潔和健康檢查,而這也使得謹慎的監督能夠在家庭領域之外進行。

借用赫爾當地的用語,病患的照護要盡可能發生在「外面」——也就是在城鎮中、在寄宿家庭間。「裡面」——意指醫院——則是只有當絕對必要時才能使用的資源,且每個人都努力使停留在醫院的時間越短越好。寄宿家庭加上醫院,這種知名的「混合體系」受到參訪醫師的投入研究,並受法國和德國各地數十個小鎮所採用,甚至遠及日本,那裡也獨立發展出相似的傳統。到了1902年,「赫爾問題」終於正式獲得解答,精神醫學國際大會(International Congress of Psychiatry)宣布赫爾是最佳的作法,各地都該盡可能效仿。

世界各地的醫學科學急速發展,有望帶來新的解方。特別在德國,新一代的精神疾病專家已經取得相當驚人的進步,能夠定位對應各種功能的腦區,例如運動和語言,以及發展出與特定神經病況有關的身體測驗。各家大學設立門診,人體大腦和神經的病理學得以在此接受研究,而研究對象則通常來自收容所。瘋狂已經被重新理解為「精神疾病」,並連結至大腦和脊髓的感染與變形,這些都正在顯微鏡下被揭露出來。「精神醫學」(psychiatry)一詞最早由約翰·克里斯丁·萊爾(Johann Christian Reil)醫師在1808年所創,後來獲得更廣泛的使用,來指稱新一代以實驗室為基礎的專家。

1888年,埃米爾·克雷普林(Emil Kraepelin)成為海德堡大學(University of Heidelberg)精神醫學教授。與同儕相較,克雷普林非常特別,他研究了上千位的收容所病人,但並非研究身體樣本,而是將病患視為活生生的案例,其中展現出的行為與症狀,是不同形式的瘋狂妄想或說「精神病」(psychosis)所共有的。就像比他更早期的巴蒂與皮內爾,克雷普林首先將精神病區分為「可治癒」和「無法治癒」的形式,而這樣的區分隨著一系列極具影響力的教科書逐步演變出甚至更複雜的子分類。可治癒的精神病會在明確的階段之間循環,且有時得以完全緩解,克雷普林將此種精神疾病稱為「躁鬱症」(manic-depression);而無法治癒的精神疾病則被命名為「早發性癡呆」(dementia praecox),他相信這是一種退化性腦部疾病。早發性癡呆的症狀後來被歸

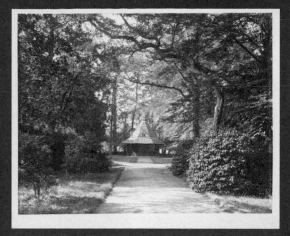

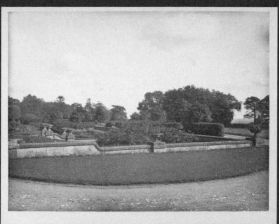

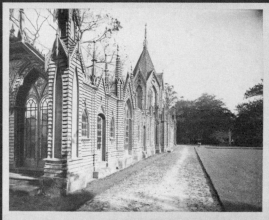

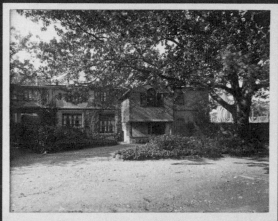

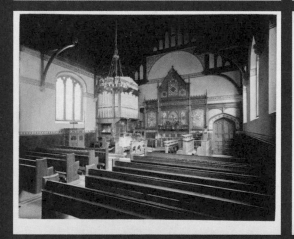

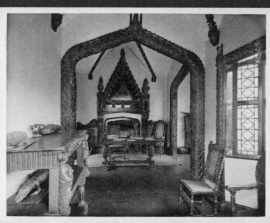

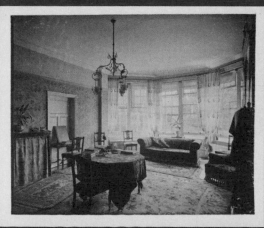

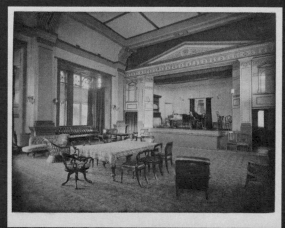

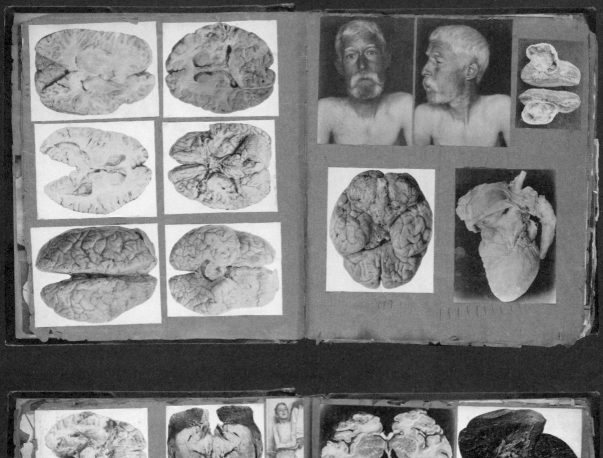

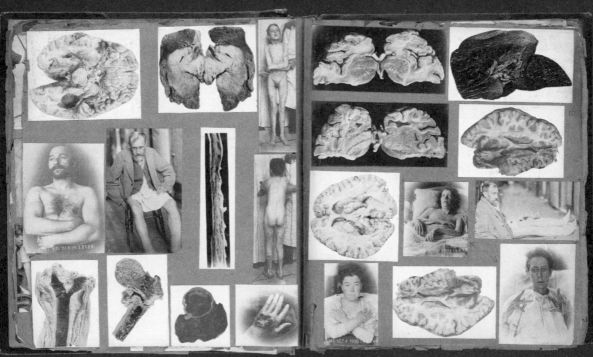

考尼哈奇的費瑞恩（Friern）醫院病患照片，攝於1890至1910年。19世紀結束時，新一代的「精神科醫師」將瘋狂重新定義為精神疾病的一種形式，並在人體大腦和神經系統中尋找精神疾病的生物起因。這些照片來自於一本剪貼簿，將病患與其死後解剖的大腦照片並列。

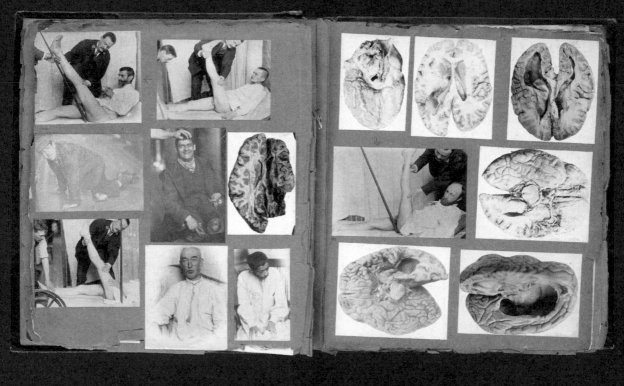
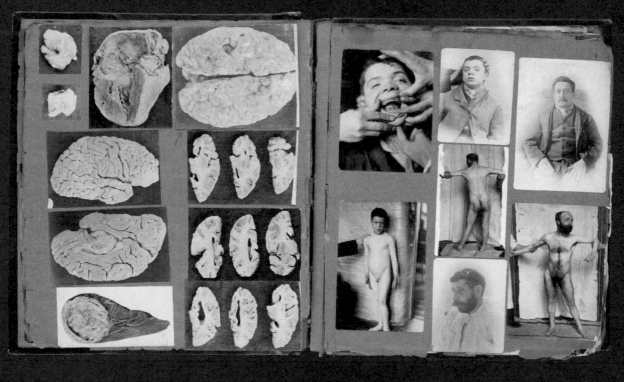

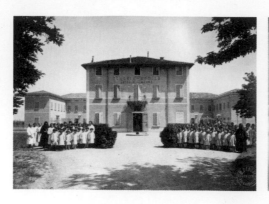
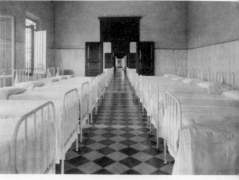

本頁和對頁照片是雷焦艾米利亞的聖拉札羅精神病院（San Lazzaro Mental Hospital of Reggio Emilia），包括院區、病房、藝術室和教學室，攝於1931年。奧古斯托·坦布里尼（Augusto Tamburini）在1877至1907年間擔任醫院主管，他是心理學和實驗室研究的先驅。

納至一種新的診斷分類——精神分裂症——之中，而克雷普林的分類迄今依然是現代精神疾患的基礎。

英語世界開始緩慢地接納「精神醫學」一詞，藉此標識出一種新的醫師群體——他們是具有科學精神的專家，比「收容所的監督醫師」胸懷更高的專業抱負。他們在英國的宗師是亨利·莫茲利（Henry Maudsley），一位來自約克郡的收容所醫師。他充滿雄心壯志，與德國的神經科醫師和精神科醫師保持書信聯繫，並加入他們的學術協會，將他們的觀念引入英國醫學界。1863年，莫茲利受聘為《精神科學期刊》（*Journal of Mental Science*）的共同編輯，在1870年升為資深編輯，並將這本期刊打造為該領域最有影響力的出版品。1866年，他與康納利的女兒安（Ann）結婚，接管經營「草坪之家」（Lawn House），此處是康納利從漢威爾收容所退休之後創辦的私人收容所，專門接納富裕的女性。

莫茲利的想法非常倚重達爾文的學說，而達爾文本人後來也接著沿用莫茲利探討人類和動物行為之生物基礎的著作。莫茲利相信精神疾患源自生理基礎，絕大多數都會遺傳。倘若用這個角度思考精神異常，收容所只比照護家庭好一點點，而莫茲利認為比起待在家中，收容所顯然是較差的選項。他很早就放棄在收容所擔任醫師，將餘生奉獻給著書立說以及治療一群富裕的私人客戶。莫茲利的性情冷淡陰鬱，與其岳父康納利形成強烈的對比，主因是莫茲利的母親過世後，他在成長過程中所接受的教養十分嚴厲。康納利在世時，莫茲利非常圓滑精明，並未批判康納利的樂觀和熱忱，後來卻在他的訃文中用了相當尖刻的描述，說康納利「像個女人；能夠瞬間就洋溢同情心」，但「傾向於迴避生活中不愉快的場合」。[13]莫茲利後續的著作為那些基於人道主義而反對收容所的人士提供了科學支持，但同樣也提供理由給光譜另一側的人士，他們主張精神異常者在生物學上不適生存，應將其絕育。

隨著醫學科學開始探究精神瘋狂的生物學原因，它也重新定義了瘋狂，焦

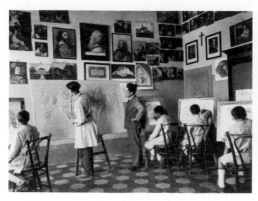
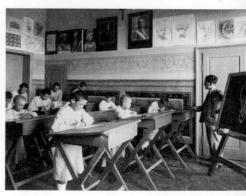

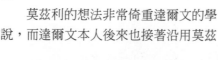

128

精神病患收容所

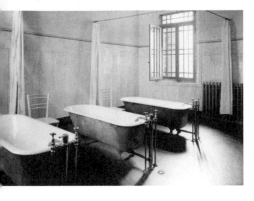
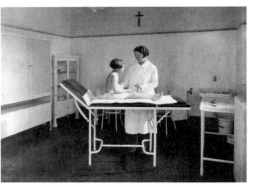

點從收容所轉移到普羅大眾。神經疾患和遺傳弱點可能會以同性戀、激進政治、性變態、自殺傾向、前衛藝術或歇斯底里等形式顯露。現代生活的壓力暴露並加劇了人類與生俱來的弱點,前述壓力包括通勤、智識耗竭、家庭崩解,或者沉浸於新城市的民族熔爐中。精神科醫師在收容所以外日益擴展的私人執業世界找到職涯,私人執業的地位更崇高,賺錢能力也更好。負擔得起私人治療的民眾將家屬帶離了巨大而蒼涼的公立收容所,並帶他們去看私人的「神經醫師」(nerve doctor)。

新的「神經衰弱」(neurasthenia)診斷——意指人類「神經力」耗竭——變成時代的象徵,就像文藝復興時期的「憂鬱」,或1950年代的「焦慮」。特別是在美國,神經衰弱被視為國家強盛發展、節奏快速且競爭激烈的商業世界的必然結果:用美國神經科醫師喬治‧比爾(George Beard)——是他創造出神經衰弱的診斷——的話來說,「美國人的神經緊張就是美國文化的產物」。[14]尤其在女性患者的案例方面,推薦的療法是在控制妥當的環境中完全休息,隔絕朋友和家人。然而,神經衰弱通常被診斷於富裕和專業階級之間,他們有能力負擔公立收容所之外的治療方法。私人經營的診所和療養院藉此興盛發展,而精神病患收容所接收的患者限縮為那些別無選擇的人。許多歷史悠久的醫院和療養院,例如布魯明戴爾收容所,都放棄了國家補助,為新的富裕客戶轉型為高檔診所。

放眼全歐洲,從精神病患收容所逃離的資產階級創造了溫泉水療的新黃金年代。在法國庇里牛斯山的礦泉區和德國巴登—巴登(Baden-Baden)與卡爾斯巴德(Carlsbad)的度假勝地,18世紀的富人來此取水飲用且同時療養;而在19世紀末,神經衰弱者、失眠者以及神經痛者數以百計地來到這些地區,進行休養、飲食、運動調理,以及水療。新的神經病況創造了一股電子醫療儀器風潮,儀器會輸送低伏特的刺痛或一陣靜電,當時人們相信可以藉此對因為現代生活而耗竭的神經衰弱進行刺激,或重新充電。在高檔療養院裡,這些是由

次頁跨頁圖片是1900至1930年代的明信片,在高檔市場中,給富人的私人療養院與豪華飯店非常相似,諸如美國密西根巴特克里克療養院(Battle Creek Sanitorium)。

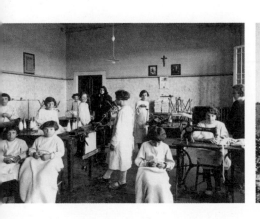
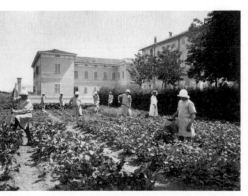

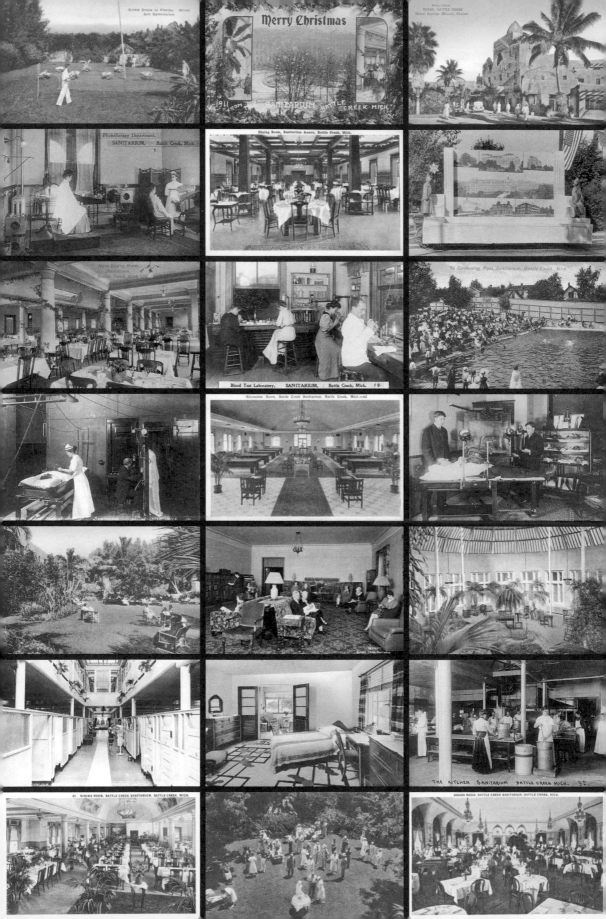

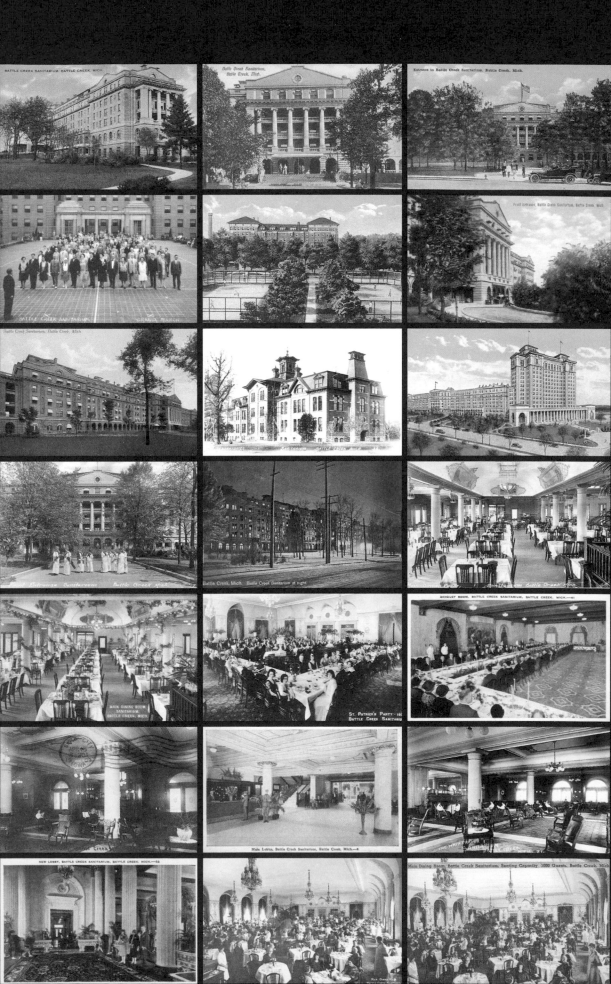

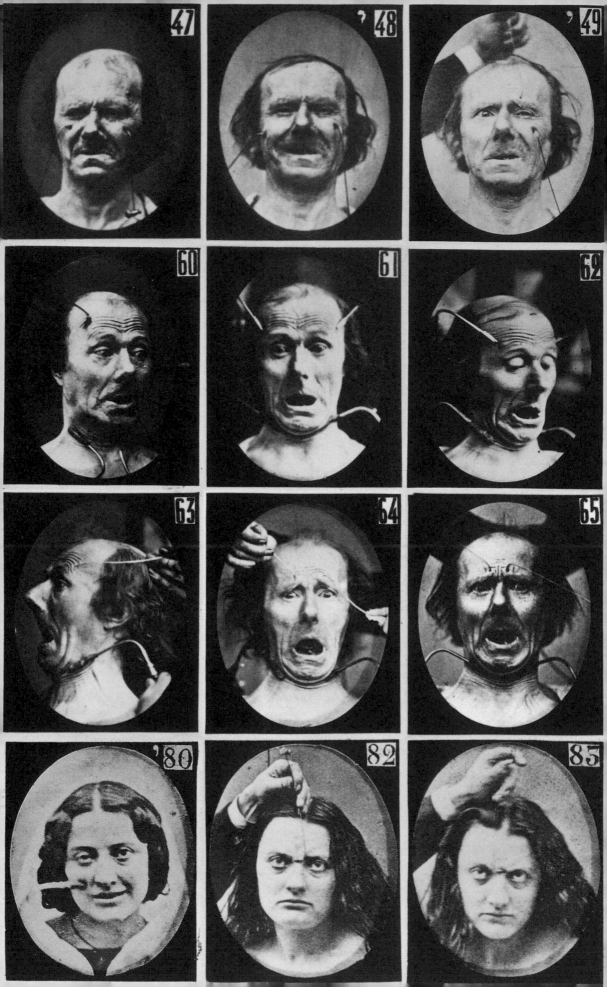

令人印象深刻的儀器所提供，上頭有黃銅旋鈕以及發光的真空管；雜誌的分類頁面則充斥電療腰帶和震動按摩器的廣告。

某些療養院發展了更有野心的醫療方案，想接收通常屬於精神病患收容所的重症患者。瑞士的貝勒維（Bellevue）療養院位於林木茂盛的康士坦斯湖畔，是一座非常豪華的綜合設施建築，為神經耗弱的患者提供休息療養、水療以及復健。1911年，貝勒維療養院前院長之子路德維希·賓斯萬格（Ludwig Binswanger）接手管理，他曾經在維也納與卡爾·榮格（Carl Jung）一起接受訓練，也是佛洛伊德的好友。賓斯萬格雖然接受精神疾病源自大腦，但他相信必須將其視為存在的境況，需藉由精神分析、藝術和團體治療仔細探索。

賓斯萬格每日慣例的核心在於讓醫師、員工和病患一起吃中餐。用餐時，他們豁免於臨床上的禮節，自由地探索治療方式。賓斯萬格接手了佛洛伊德的幾位病患，偶爾也處理名人個案，包括芭蕾舞者瓦斯拉夫·尼金斯基（Vaslav Nijinsky）。尼金斯基與謝爾蓋·狄亞基列夫（Sergei Diaghilev）分手之後，便越趨脆弱且精神異常，他到貝勒維療養院時被診斷為「僵直症」（catatonia），行為交替於木然麻痺以及一陣陣激烈的跳躍與扭曲身體之間。賓斯萬格說服尼金斯基來一場獨舞表演，甚至捲起療養院主別墅繪畫室的波斯地毯，好讓他跳舞。在演出時，尼金斯基開始用力敲打鋼琴琴鍵，製造不和

諧的噪音，直到一位聽眾決定接手彈奏。當時他舞至出神而恍惚，呈現「自殺式瘋狂的場景」。隨後他精疲力竭，全身發抖，不停地抽搐。賓斯萬格不能確定自己究竟是目睹了自發性爆發的瘋狂，或僅僅是一場藝術表演。從尼金斯基的私人日記來判斷，他也有同樣的困惑。然而，其他人旋即找到了答案：尼金斯基確認罹患了精神分裂症，往後的30年間他反覆進出精神病院，再也沒有公開表演舞蹈。

人們感受到「瘋狂」已經離開了收容所、廣泛扎根於文化裡，是在1914年獲得確認的，當時，一整個世代的人們都被猛烈拉入戰爭的恐怖和瘋狂中。數千名原本很健康的年輕男性出現了過去只在急性神經疾病患者身上才有的症狀：幻覺、癱瘓、無法控制的顫抖，以及因為歇斯底里引發的視盲。軍隊用「炮彈休克症」（shell shock）指稱上述症狀，剛開始，它被視為懦弱和佯病逃離戰場的藉口；數百名士兵因此遭到處決，人們後來才明白，即使是最終極的威嚇也毫無效果。上述症狀被重新詮釋為人類聽到震耳欲聾的炸彈爆炸聲的神經反應。但是不久以後，從未靠近爆炸現場的士兵也開始出現同樣症狀。其他的生理因素，從腦震盪到壓力變化，再到毒氣瓦斯，都被一一排除；精神科醫師提出了一系列的生物學解釋，包括中樞神經壓迫和遺傳缺陷，但都無法找出實際的療法。

各地軍醫最終只能被迫接受，這些極端的身體症狀乃是由心理上和情感上的壓力所引發。這些症狀似乎是在數千

對頁圖照資料取自《人類面相學機制，或稱激情之表達的電生理分析》（Mécanisme de la physionomie humaine. ou, Analyse électrophysiologique de l'expression des passions），作者為濱海布洛涅的吉洛—班傑明—阿蒙·裘馨（Guillaume-Benjamin-Amand Duchenne），1862年。裘馨使用電流研究臉部表情的機制。

本頁為戴維斯和基德（Davis and Kidder）製作的專利電子醫療儀器（1870至1900年）。這些儀器受到大幅廣告，宣稱可使衰弱的神經系統恢復健康。

134

精神病患收容所

人毫無意義且隨機被犧牲的情況下，自我保護和愛國義務這兩道指令相互衝突的結果。

全歐洲的私人和公立收容所都被徵用於接納因戰爭而產生精神傷害的病患，這類患者人數往往與受到身體傷害的患者不相上下。許多人一旦擺脫戰場的角色，亦即其內在衝突的根源，症狀便隨之消失，被囚禁在戰俘營的患者也幾乎總是如此。對某些身體症狀持續的病患而言，談話治療有驚人的良好效果。談話治療的範圍包括鼓勵人心的「動員講話」和正向思考，以及催眠和精神分析。雖然後者只用於少數病患，但卻成為收容所治療新模式的靈感來源。

起初，傷者被送到管理嚴格的病房，那裡

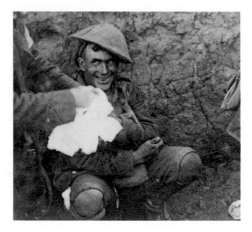

禁止他們討論戰場之事，但少數精神科醫師在郡立療養院採用較為寬鬆的方針——至少某些擁有特權的病患可以——用溫和的方式回憶戰爭造成的創傷，而他們心中的恐懼也隨之煙消雲散。矗立在愛丁堡郊區山丘上的克雷格洛克哈特戰爭醫院（Craiglockhart War Hospital for Officer）即為這段過渡時期的象徵，是一座維多利亞時代的冷峻建築。席格菲·薩松（Siegfried Sassoon）——一位勇敢且充滿幹勁的軍官，起身反抗英國指揮部的不人道策略——因被診斷罹患炮彈休克症而調派至此。

在精神科醫師威廉·瑞佛斯（William Rivers）極富同情心的引導之下，薩松探索了他的夢境，也藉此探索其軍人角色和個人情感之間的緊張關係。薩松因此明白自己的脆弱是不可避免的，不必否認或壓抑，而該接受和理解。薩松的結論是，折磨他的並非炮彈休克症，而是「反戰情結」。這個世界已經成為一座巨大的瘋人院，而他的餘生將是一場追尋精神正常的旅程。在第一次世界大戰之後，19世紀的收容所承接了歷史遺緒的悲劇面向，其擁擠的後方病房充滿了沉默且被人遺忘的倖存者，他們的世界如今已成歷史。醫學、社會和心理學療法全都在穩健前進，而另一波革命的輪廓正在浮現中。

1918年，瑞佛斯和其劍橋同僚查爾斯·麥爾斯（Charles Myers）——麥爾斯是第一位在醫學文獻中使用「炮彈休克症」一詞的人——對新的局勢做了仔細評估。戰爭已證明一個事實：大多數人只要承受足夠的情緒壓力，都會產生某種形式的精神不穩定。與其將一部分的人口貼上「精神不健全」的標籤並把

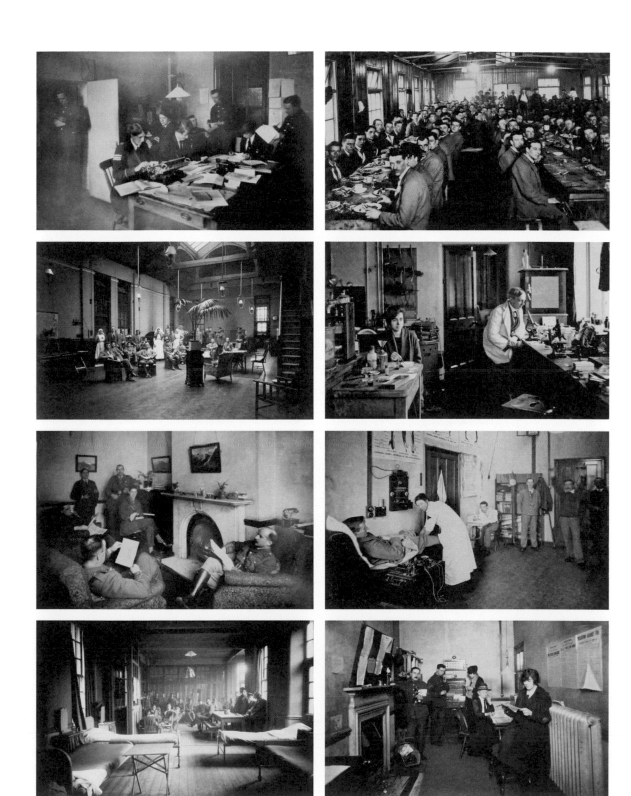

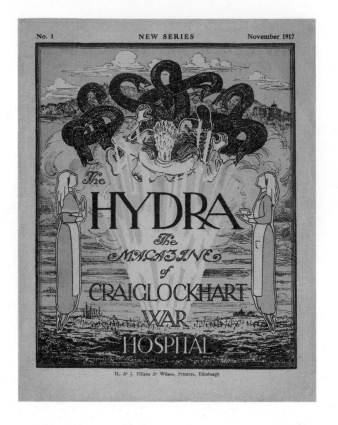

右圖
克雷格洛克哈特戰爭
醫院出版的《九頭
蛇》（*Hydra*）病患
雜誌封面，內容包括
薩松創作的詩，其
中幾期由威爾佛雷
德·歐文（Wilfred
Owen）*擔任編輯。
雜誌名稱來自於醫
院前身，爲一間水療
（Hydrotherapy）診
所。

他們關起來，精神醫學更該把技術和理論帶入學校、工作場所和日常生活領域中。爲了完成這個目標，需要一種新的機構：不是與世隔絕的收容所，而是新型的診所，與社群相連結，以照顧他們的精神健康。新機構將提供各式各樣的服務，包括教育探訪、藥物處方、心理治療療程和住院服務，有彈性地照顧人們的心靈，就像綜合醫院照顧人們的身體那樣。瘋狂和正常不再針鋒相對，而是一個光譜，人人都能在其中找到自己的位置。

*英國詩人，其詩往往描寫震撼人心的戰爭場景和心境。他與薩松關係非常密切。

註解

1 *An Historical and Descriptive Account of the Royal hospital…at Chelsea* (London: T. Faulkner, 1805) p. 46

2 Urbane Metcalf, *The Interior of Bethlehem Hospital* (1818), repr. In Dale Peterson (ed.), *a Mad People's History of Madness* (Pittsburgh: U. of Pittsburgh Press, 1982) pp. 77–91

3 Eugene Roosens, *Geel Revisited* (Antwerp: Garant Uitgevers, 2007) p. 27

4 Rolf Brüggemann & Gisela Schmidt-Krebs, *Locating the Soul: museums of psychiatry in Europe* (Frankfurt: Mabuse-Verlag, 2007) p. 81

5 W. A. F. Browne, *What Asylums Were, Are and Ought to Be* (Edinburgh: Adam and Charles Black, 1837) p. 101

6 *ibid.* p. 113

7 *ibid.* p. 176

8 all *ibid.* p. 229

9 pp. 172-3

10 Charles Dickens, 'A Curious Dance around a Curious Tree', in *Household Words*, 17 January 1852

11 Richard Dadd case notes, reproduced in Nicholas Tromans, *Richard Dadd* (London: Tate Publishing, 2012) pp. 195-6

12 John Conolly, *A Remonstrance with the Lord Chief Baron touching the case Nottidge vs Ripley* (London: Churchill, 1849) pp. 6-7

13 Henry Maudsley, Journal of *Mental Science*, 12 (1866) p. 173

14 George M. Beard, *American Nervousness: its causes and consequences* (New York: 1881) p. 96

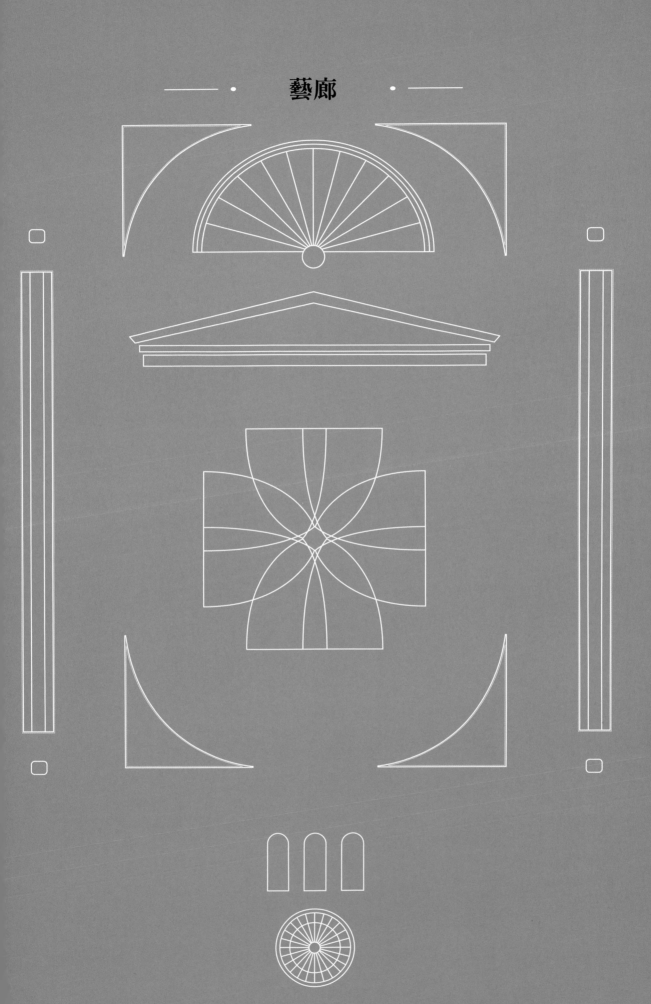

藝廊

強納森・馬丁
JONATHAN MARTIN
1782
1838

馬丁因縱火焚燒約克郡教堂，被判
爲精神病罪犯，在1829至1838年間
囚禁於伯利恆醫院。他的藝術作品
描繪其人生歷經的預言景象。

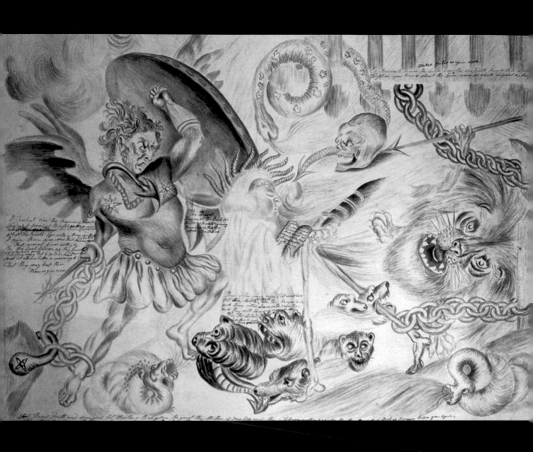

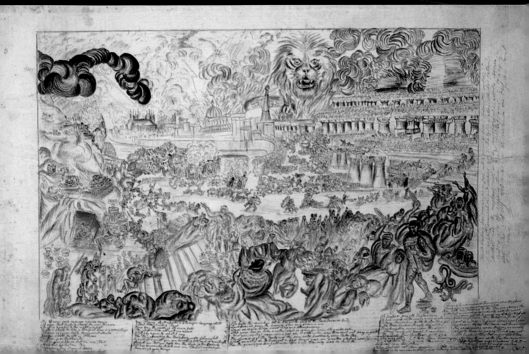

對頁上圖
〈地獄之門〉（*Hell's Gate*），1830年
馬丁的墨水淡彩畫。獅頭、鎖鍊、天使和蛇反覆出現在他的作品中。

對頁下圖
〈倫敦淪陷〉（*London's Overthrow*），約1830年作。
馬丁根據親兄弟約翰的知名畫作〈尼尼微的殞落〉（*The Fall of Nineveh*）創作了這幅作品與一首相呼應的末日詩作。

本頁下圖
〈15或3種榮耀〉（*15 or The Three Lustre*）
瑪莉·法蘭西斯·希頓的繡字，縫在背面的是一封獻給維多利亞女王的信，希望她在此作品蓋上皇家印記。

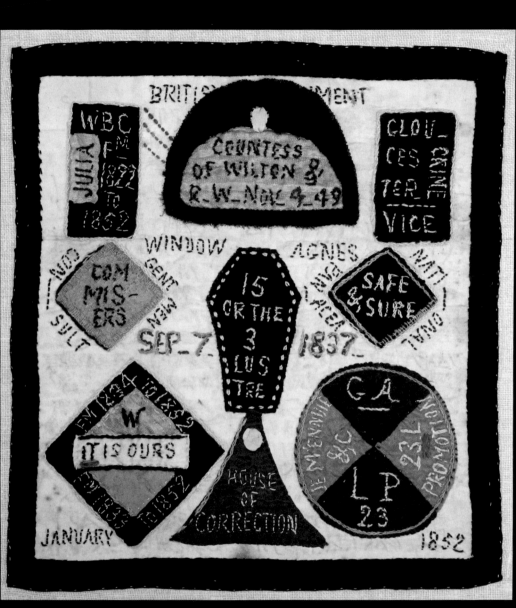

瑪莉·法蘭西斯·希頓
MARY FRANCES HEATON
● 出生年不詳，卒於1878年 ●

瑪莉在1837年被送往威克菲爾德收容所，於此度過36年。期間她創作了許多作品，有精細複雜的刺繡文字和圖像。

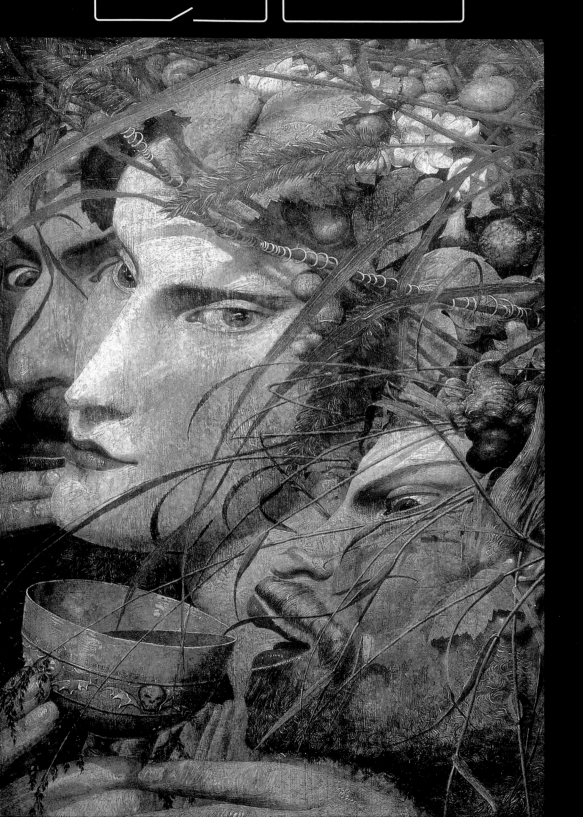

理察・達德
RICHARD DADD
1817 | 1886

達德（見p120）曾是一名前途光明的年輕藝術家，在前往聖地途中患上精神疾病。回程時，他刺死父親，被判爲精神病罪犯，囚於伯利恆。

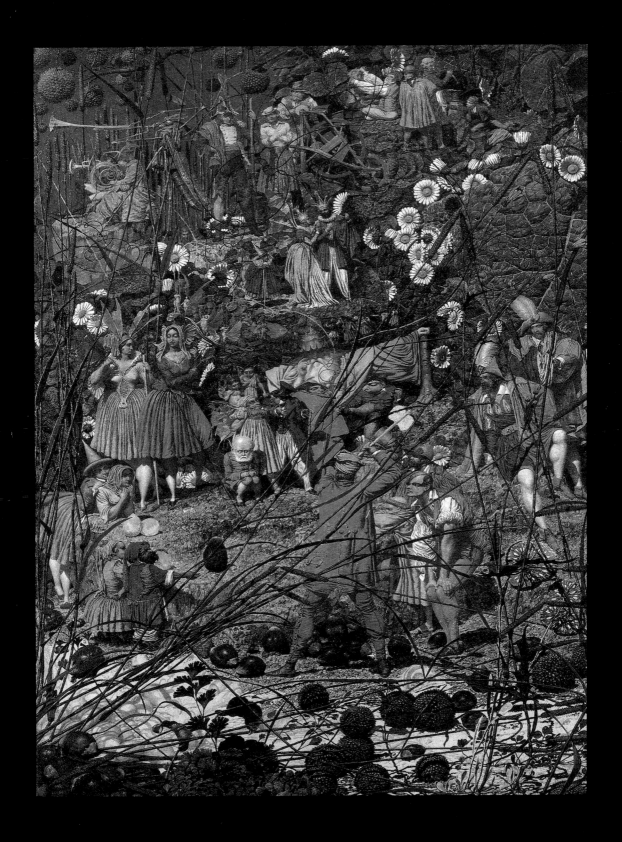

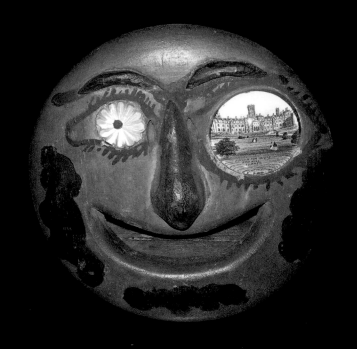

詹姆斯·
亨利·普倫

JAMES HENRY PULLEN

1835-1916

普倫在厄爾斯伍德（Earlswood）收容所住了60年，創作了非常傑出的油畫、素描和雕刻，包括一系列奇幻的模型船。他也被譽為「厄爾斯伍德收容所的天才」。

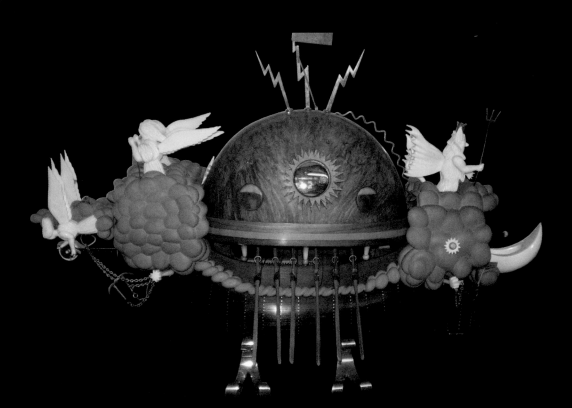

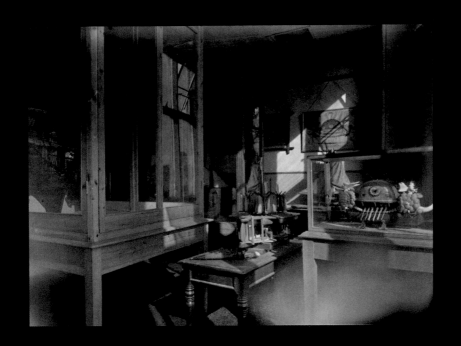

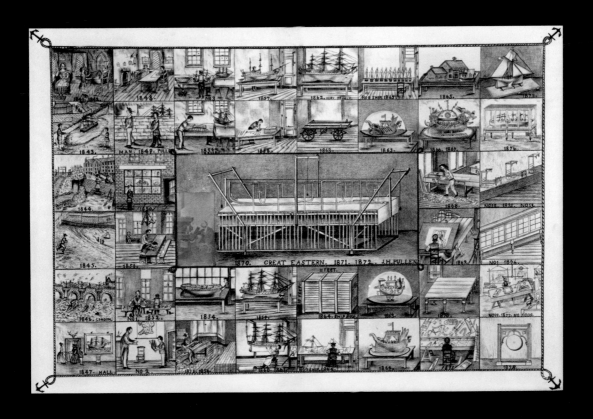

對頁上圖
〈月〉
詹姆斯・亨利・普倫
作，朗頓・唐恩博物
館（Langdon Down
Museum）館藏。普倫
在木頭上雕刻出一張臉
孔，眼中映照的景致則
是厄爾斯伍德收容所。

對頁下圖
黑檀木、象牙和異國木
材的雕刻作品，普倫
將此作稱爲「國之船」
（State Barge），認爲維
多利亞女王可藉此統治
她的帝國。

本頁上上圖
普倫的「夢幻船」，來
自一系列栩栩如生的模
型船，創作於他專用的
工作室，本圖爲資料照
片。

本頁上圖
在這幅普倫的畫報式自
傳中，他將被囚於收容
所的漫長歲月濃縮至連
續圖景，描述他每年的
個人藝術進程。

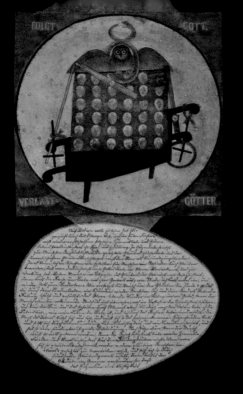

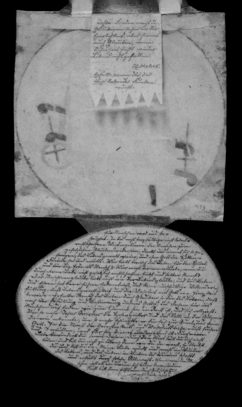

海因里希·赫曼·米博斯

HEINRICH HERMANN MEBES
1842年生・卒年不詳

米博斯是一名鐘錶匠，被送往德國的怡博斯瓦德（Eberswalde）收容所並診斷有早發性癡呆，最終在收容所內過世。

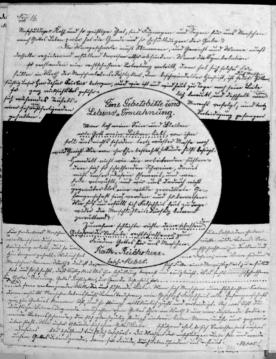

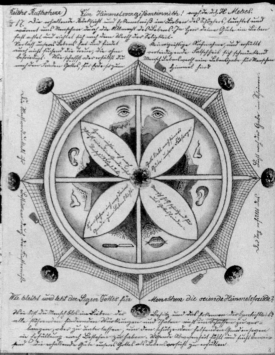

米博斯將個人體驗時示
教和神祕頓悟進行小巧
而精緻的描繪，一如許
多收容所的藝術家，他
的作品結合了文字和圖
像。

米博斯作，《追隨上
帝拋棄眾神》（Follow
God Abandon Gods），
有左右二頁，以鉛筆、
書寫筆和畫筆創作於紙
上。

米博斯作，《榮譽何
用》（How Honour
Helps?）第五冊。以鉛
筆、書寫筆和畫筆作於
紙頁和紙板黏接的小冊
上。

米博斯作，《純真之
愛》（Innocence Love）
第三冊，同樣以鉛筆、
書寫筆和畫筆作於紙頁
和紙板黏接的小冊上。

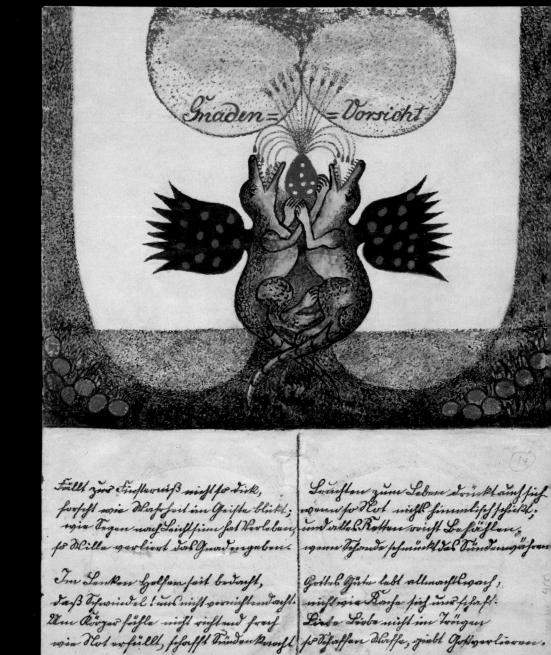

路易斯 · 威廉 · 韋恩
LOUIS WILLIAM WAIN

1860—1939

韋恩是一位流行藝術家，晚年因
爲精神疾患而苦。1924年，他進
出數間收容所，包括伯利恆。

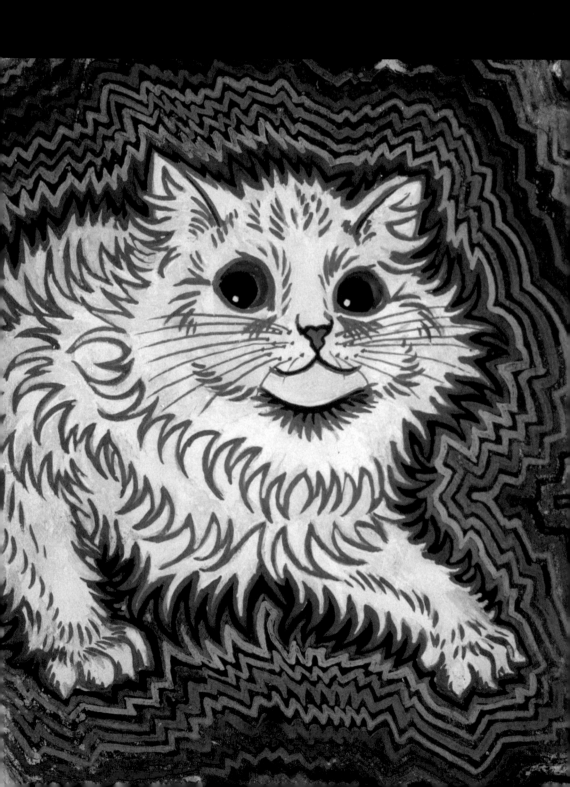

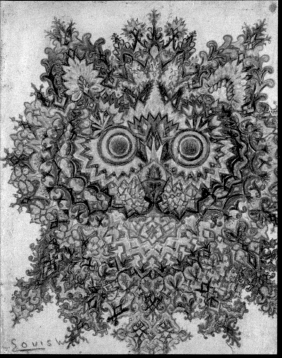

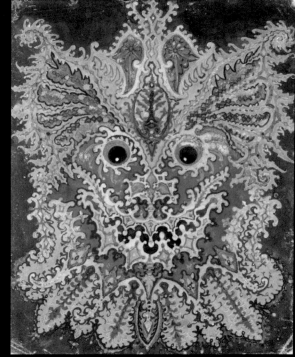

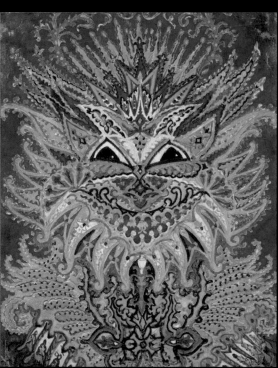

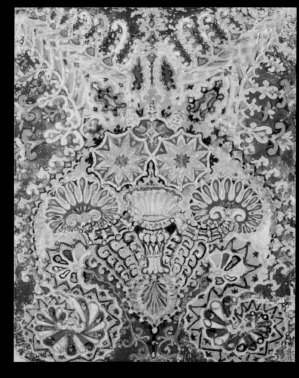

對頁與本頁乃韋恩作品《萬花筒之貓》（*Kaleidoscope Cats*）3號至7號，約作於19世紀末至20世紀初，爲紙上的水粉畫。韋恩因其貓畫聞名並廣受喜愛，他待在伯利恆與其他收容所期間仍以貓爲創作主題。除了漫畫、深情與諷刺等筆法，韋恩也創作以珠寶裝飾且抽象的貓畫。有些人試圖辨認這些作品與他精神異常全盛時期的關係，但多數作品都沒有標記完成日期，故無法證明。韋恩終其一生皆偶發地創作這些驚人的實驗性作品，似乎與精神狀態毫無關係。他將自己的作品稱爲「壁紙圖樣」。

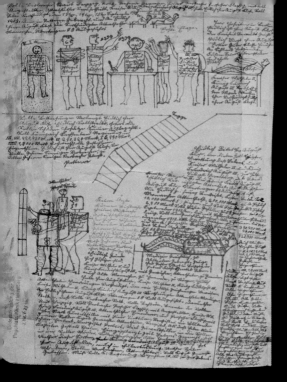

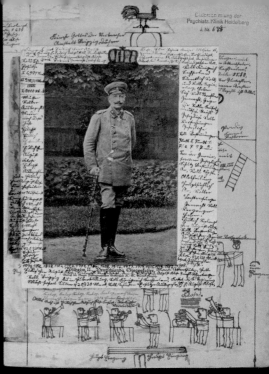

奧古斯特·約翰·克羅斯

● AUGUST JOHANN KLOSE ●
1862-1942

克羅斯罹患了訴訟妄想症（paranoia querulans），泰半人生都住在霍貝圖斯堡收容所（Hubertusburg Asylum），寫作《自傳和精神機構歷史》（Autobiography and History of the Institution）。

上圖和下圖
克羅斯於1918年完成的《自傳和精神機構歷史》。克羅斯以鉛筆、書寫筆和繪畫顏料創作，書冊來自於戰爭小冊，紙張則來自收容所裡的紙張以及廁紙。

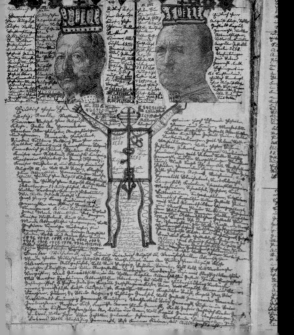

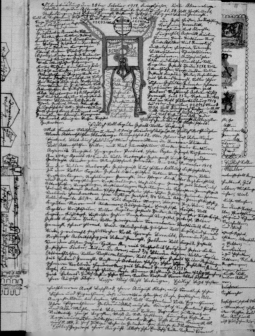

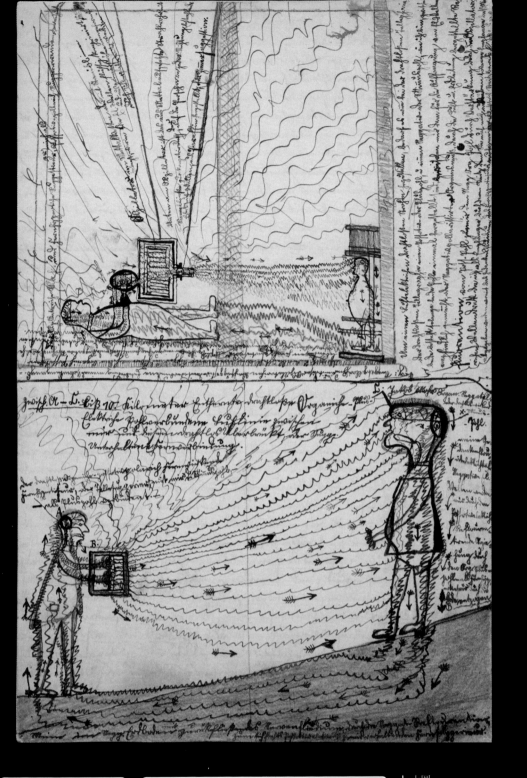

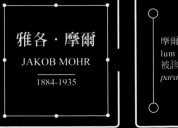

雅各·摩爾

JAKOB MOHR

1884-1935

摩爾被送往德國曼海姆收容所（Mannheim Asylum）之前，原為園丁、農夫和街頭小販，他被診斷有妄想型早發性癡呆（Dementia praecox paranoides）。

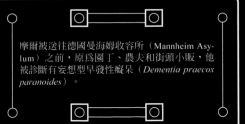

上圖
摩爾的作品〈證據〉（Proofs），約完成於1910年，以鉛筆和書寫筆在辦公用紙上作畫，描述一位精神科醫師操作一臺「影響人的儀器」，並戴著耳機聆聽摩爾的思緒。

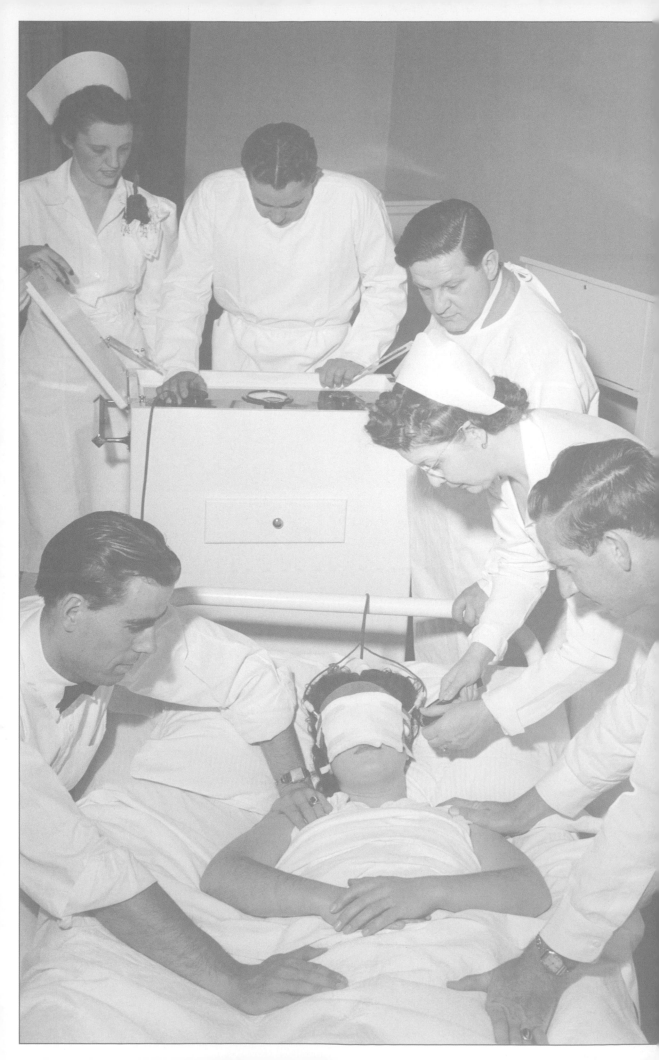

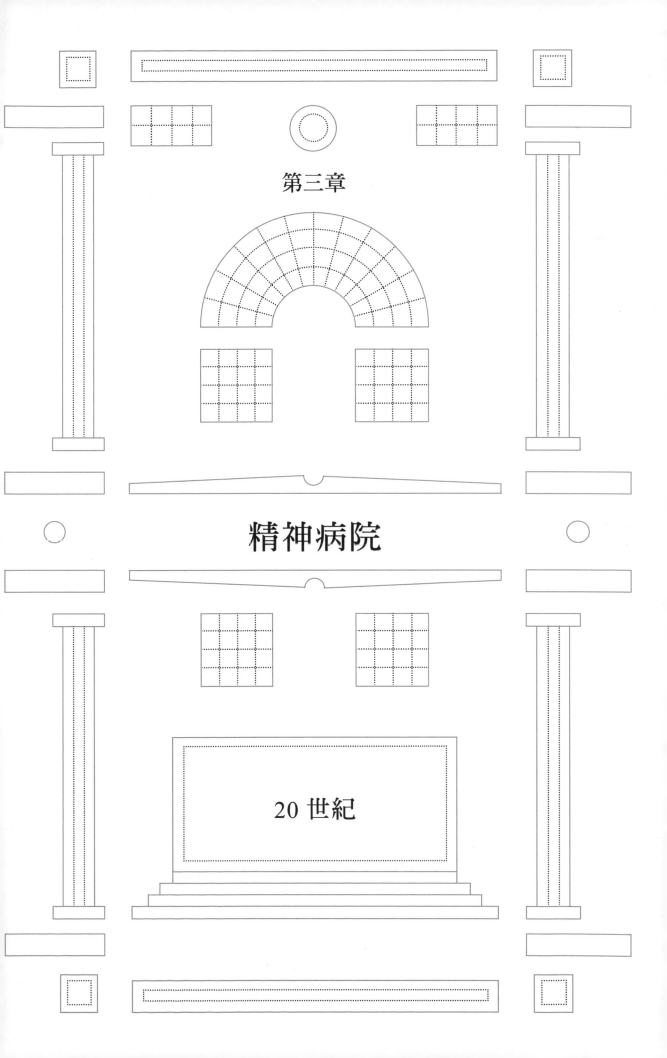

第三章

精神病院

20 世紀

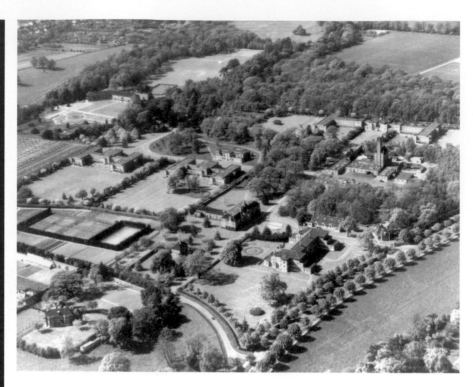

上圖
位於修道士果園的新伯利恆醫院院址空拍圖。以伯立恆醫院管理者的話來說，新醫院是一個比南華克區舊址「更新鮮且更人心情愉悅的地方」，提供「寧靜與和平的珍貴祝福」。

1930年7月9日，千名訪客乘著特許火車，前往修道士果園（Monks Orchard）的新伯利恆皇家醫院啓用大典。修道士果園位於倫敦南側郊區，是一座半鄉村式的莊園。與皇家特許火車相得益彰的貴賓是英王喬治五世的妻子瑪莉皇后，當她沐浴於耀眼陽光中，漫步在細密修整的草坪上，欣賞著通風且亮麗的房間並在地裡種下一棵樹時，身後都跟隨著一群喧鬧的記者和攝影師。

伯利恆醫院的20世紀化身是一座超現代的綜合設施，融合了斯堪地那維亞和包浩斯風格。這是一次有意識的轉身，新的伯利恆醫院告別了它在南華克舊院區的軍營樣貌，正如南華克區的伯利恆醫院建築也與它前一個世紀的巴洛克式瘋人院風格有所差異。舊醫院宏偉的維多利亞式宅邸原本是昔日修道士果園裡最重要的一部分，如今被拆除了，新的醫院建築採用新近流行的「別墅系統」，散布在四周的綠地。謹慎的低樓層住院病房——地板鋪著更常用於旅館飯店的阿克明斯特（Axminster）厚地毯——以整齊的磚砌小道相連每棟建築，周圍則以陽台圍起，讓病患可以坐在室外的遮蔭下。別墅系統不只是現代

右圖
攝於1955年。修道士果園路旁的小教堂，就在新伯利恆醫院的入口處，增添新醫院的村莊感和社群感。

下圖
1955年新伯利恆醫院管理者的住宅區，乃修道士果園區最顯眼的建築，現在是博物館、檔案室和畫廊。

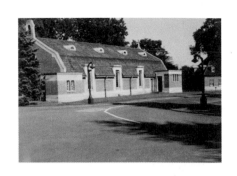

「瘋人」如今成為「病患」，他們的病況並非宿命，而是能夠復元的疾病。

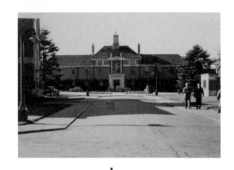

下圖
這張修道士果園的新伯利恆醫院照片攝於1955年，呈現「別墅」設計，包含四個獨立病房區域。每個區域的設計寬敞，並有單人房。

美學的產物，更體現了新式精神病院的原則：用眾多的專業部門提供範疇廣泛的醫療服務，藉此取代舊式收容所的單一治療方式。

在8年前第一次嘗試改革失敗之後，1930年，英國《精神醫療法》（The Mental Treatment Act）通過，拋棄了一視同仁的「瘋人」分類，主張在病人的醫療中恢復選擇。病人如今被分為以下三類之一：「確診者」（the 'certified'），法院將會判處監禁；「暫時拘禁者」（the 'temporary'）則須經由醫療權威單位判定並進行定期檢視；

而「志願者」（the 'voluntary'）則可以按照自身意願，自由進出精神病院。政府也正式摒棄「收容所」一詞，取而代之的是「精神病院」，以表彰精神醫學治療的首要地位。「瘋人」如今成為「病患」，他們的病況並非宿命，而是能夠復元的疾病。

與此同時，精神病院的目標

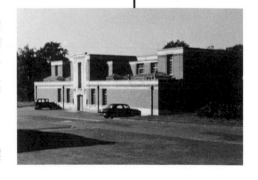

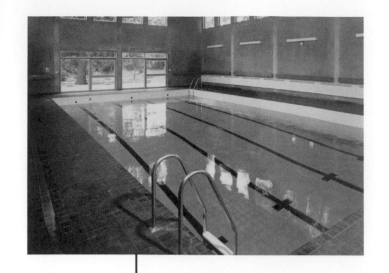

左圖
攝於1955年，醫院在院區花園裡建立了社區中心，包括當時最先進的游泳池，能一覽花園景緻。

右圖
伯利恆醫院在修道士果園的新設施也包括一座在1930年啓用的小教堂。

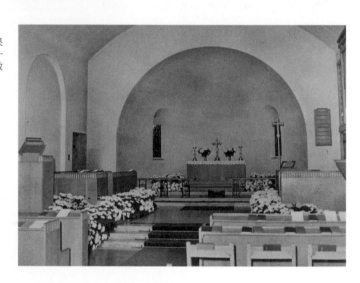

左圖
為了增加醫院休閒設施的範疇，社區中心包含一座演講廳。

新伯利恆醫院的每個區塊外面都設了裝飾的花壇以及繁多的綠地，病患可以在此漫步和放鬆。

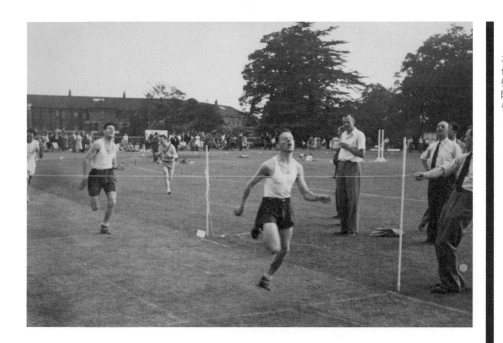

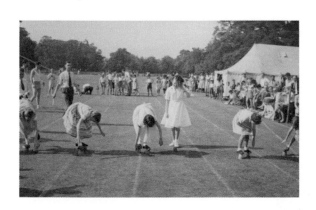

是把道德療法的最佳作法囊括進來。19世紀，信奉啓蒙精神的收容所管理者便已強調，道德療法必須要由機構本身做起，而打從1863年布羅德莫收容所在宜人的鄉間建立以來，伯利恆醫院管理者就一直希望將院區從交通日漸壅塞的城市遷至鄉村地區。新伯利恆的每個區塊外面都設了裝飾的花壇，還有繁多的綠地，病患可以在此漫步、放鬆、打板球和草地滾球。娛樂室充滿日照光輝，而醫院鼓勵病人把時間拿來下棋、打撞球、學習木工和編籃等工藝技術。

最受歡迎的日常活動之一是藝術，它成了人們看待精神疾病態度轉變的試金石。在布朗恩和胡德的年代，素描、繪畫和雕刻就已經被視爲對精神病患有益的活動，但如今它們更被視爲在某些方面具有治療效果：藝術是與（創造它們的）病患交流的工具，抑或診斷測驗，精神科醫師可藉此瞥見病患心智的運作。1900年，伯利恆的住院醫師西奧菲洛斯・赫斯洛普（Theophilus Hyslop）在舊院區的公共休息室展出病患的藝術創作精選；1913年，他在倫敦的國際醫學研討會上策劃展出了首次瘋人藝術作品的公開陳列，獲得大量關注，包括《每日鏡報》（Daily Mirror）

精神科醫師們開始蒐集過去被視爲無用塗鴉並棄置的病患作品。

下圖
阿道夫・沃夫里，是暴戾精神病患也是藝術天才，由其精神科醫師華特・摩根薩勒攝於1925年。在照片中，沃夫里的作品在他面前攤開，而他手持一個紙捲喇叭筒。

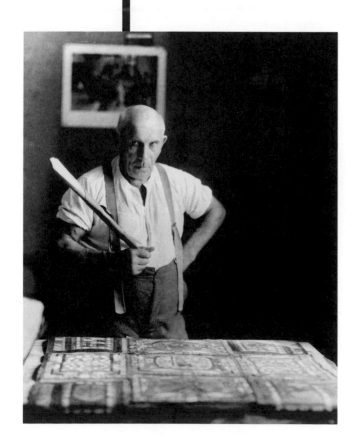

以頭版頭條討論精神病患的作品和表現主義者與立體主義者作品之間的相似度，藉此嘲諷藝術界的現代主義風潮。這場展覽激起許多精神科醫師們的興趣，其中許多人開始蒐集過去被視爲無用塗鴉並棄置的病患作品。

早期收藏者中，漢斯・普林茲霍恩（Hanz Prinzhorn）是收藏量最大的，他在接受精神科醫師的訓練之前，曾取得藝術史的博士學位。1919年，普林茲霍恩受到克雷普林在海德堡的繼任者卡爾・威曼斯（Karl Wilmanns）聘請，處理克雷普林在進行研究期間所召集的精神病患們創作的藝術作品。普林茲霍恩寫了索取信給其他收容所和療養院，迅速蒐集到超過5000件來自德國、奧地利、瑞士和義大利的精神病患自發性創作的藝術作品。1922年，普林茲霍恩出版了一本圖文並茂的概覽《精神病患的藝術才能》（*Artistry of the Mentally Ill*）來介紹他的新收藏。這本著作在他的精神科醫師同行間僅激起輕微的興趣，但卻在前衛藝術家如馬克斯・恩斯特（Max Ernst）和保羅・克利（Paul Klee）等人之中留下了深刻印象。畫家兼雕刻家尚・杜布菲（Jean Dubuffet）受到普林茲霍恩的收藏品所影響，提出「原生藝術」（art brut; raw art）一詞，形容未經美學規範和傳統限制的社會邊緣人作品。

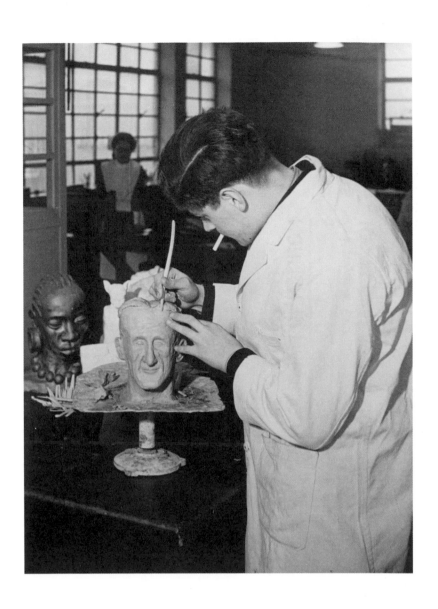

右圖
病人在莫茲利醫院的藝
術室工作。藝術受到鼓
勵是基於各種原因，包
括日常活動、治療以及
培養工藝技能。

　　普林茲霍恩相信，精神醫學可以從他蒐集的藝術作品中獲益良多。他把精神病患的創造力、連同他們時常難以克制素描和繪畫的衝動，皆視為了解病患通常無法被進入的內在世界窗口。它也開啓了治療的可能性，因為對藝術性表達的動力有助於「使心靈具象化，因而建立從自我到他者的橋梁」。[1]藝術是醫病之間得以學習溝通的共同語言。

　　早期的這種醫病關係，最有生產力且最密切的是介於華特·摩根薩勒（Walther Morgenthaler）以及阿道夫·沃夫里（Adolf Wölfli）之間。摩根薩勒是在瑞士伯恩郊區私人精神病院服務的精神科醫師，而沃夫里（見p204）則是住在鄰近公立收容所、被認為是無藥可救的精神病罪犯。沃夫里具有無法遏制的創作力、非凡的才華，持續地創作出散文、詩和音樂作品，以及充滿色彩、細節和張力的絢爛畫作。沃夫里繪畫時，摩根薩勒經常坐在一旁相陪，試圖要理解藝術和藝術家之間的關係，並出版了一本詳細的研究報告。沃夫里因為對年輕女子的連續性攻擊事件而遭到逮捕，被判為精神異常並囚禁在收容所中。入院初期，他殘暴而難以管理，陷入暴烈的幻覺；五年後，他才終於在他

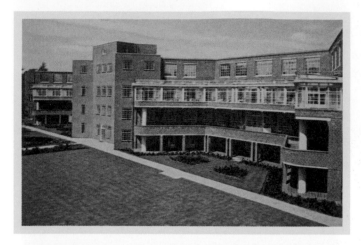

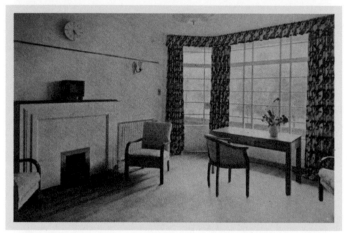

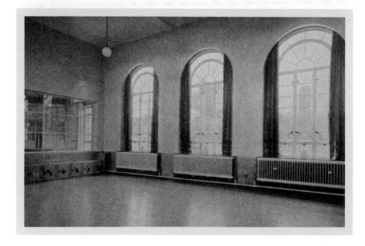

狹隘的牢房裡安頓下來，開始仔細描繪自己的妄想世界。摩根薩勒認為沃夫里罹患了精神分裂症，儘管相較於診斷，他對沃夫里個人更有興趣。但是，他從未破解沃夫里的密碼。他慢慢理解到，沃夫里是在描繪個人生命史的片段，抽象地呈現於華美的對稱之中，但即使是沃夫里本人也無法明白無窮反覆的圖樣究竟有何意義。受審訊時，沃夫里只說它們是「裝飾品」。

在「區隔化」的精神病院世界裡，伯利恆醫院的新院區企圖瞄準市場的上層階級。大型郡立收容所，如考尼哈奇，已經變成新的瘋人院；相較之下，新伯利恆醫院則像那些為治療神經疾病應運而生的水療中心和療養院，治療那些負擔得起的患者。但是，對瘋人院的舊時聯想並無法被如此輕易地覆蓋。伯利恆醫院惡名昭彰的過去，恰恰提醒了慈善捐款者所想根除的事物為何，而募款的努力未能達標。英國公益委員會（Charity Commission）提供了有限的政府資助，但新伯利恆醫院卻出現財務赤字。最後，解決方案是讓伯利恆醫院併入莫茲利醫院，當初莫茲利醫院成立的提案，是來自亨利·莫茲利醫師私人執業收益所得的捐款。他特別註明莫茲利醫院不收治慢性病患，而要專注於醫學

上圖
南倫敦的莫茲利醫院明信片，莫茲利醫院是教學醫院，旨在訓練新的醫學專業人士要角。護理師也接受專門的治療技術訓練。

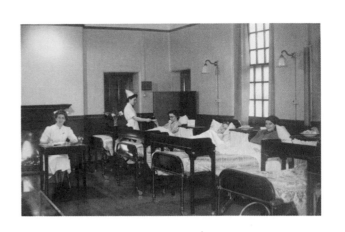

研究。莫茲利醫院在1923年於南倫敦正式啓用，成爲醫學導向之精神醫學先驅與教學醫院，最終改變了精神疾病的治療方法。

新的生物學取徑第一次取得驚人成功，就是「麻痺性癡呆」（general paralysis of the insane, GPI），從前，麻痺性癡呆是一種無法治癒之形態的神經損傷和癡呆症，到19世紀末時，占據了整個歐洲和美國收容所內20%的男性病患。德國研究者早已懷疑麻痺性癡呆的原因是細菌感染，而且其症狀可能與第三期梅毒有關。1913年，此一連結隨著在患者腦部發現梅毒螺旋體而確立。1917年，維也納大學的精神醫學教授朱利葉斯·華格納－堯雷格（Julius Wagner-Jauregg）進行了一系列大膽的

實驗，他使麻痺性癡呆的患者感染瘧疾，藉此引起高燒，以殺死梅毒螺旋體。在數名病患身上，其麻痺性癡呆獲得了緩解。華格納－堯雷格的療法對患者來說十分冒險，並對他們造成創傷，儘管使用奎寧控制瘧疾亦然，而且成功率仍備受爭論。但是，他的實驗證明了：最駭人且具破壞性的瘋狂形式之一，是具有生理基礎的，最重要的是，可以進行生理治療。於是更多突破隨之

下圖
護理師在莫茲利醫院的草坪休息。這座機構成爲精神護理學的訓練重鎮，吸引了許多海外學生。

上圖
女性護理師照顧女性病房病患。莫茲利醫院的住院病患人數急速增加，門診也非常忙碌。

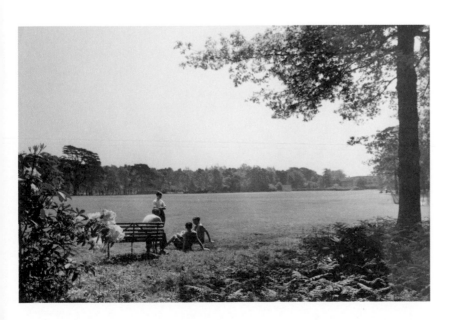

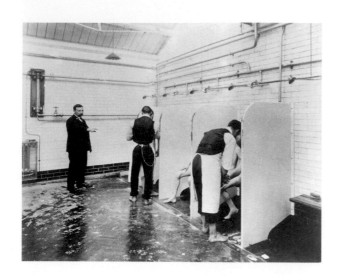

這些新的醫學發現引發全球的探索，希望找出「神奇子彈」，消滅其他精神疾病。

而來：自古以來就盛行於阿爾卑斯山等地區、人稱克汀症（cretinism）的某種精神惡化症狀，起因是缺碘；糙皮病（pellagra），一種定期出現於地中海地區和美國南方、具嚴重精神症狀的疾病，是因缺乏菸鹼酸（niacin）引起。酒癮者的癡呆和譫妄占了許多大型收容所多達10%的病患比例，過去普遍認為這些症狀是遺傳缺陷，但如今顯示為其酒癮的副作用。

　　這些新的醫學發現引發全球的探索，希望找出「神奇子彈」，消滅其他精神疾病，特別是近期才被命名為「精神分裂症」的慢性病況。在美國紐澤西州翠登（Trenton）的州立醫院，精神科醫師亨利・卡登（Henry Cotton）提出一個理論，主張不只麻痺性癡呆，而是所有的精神疾病，都是源自細菌、是某種隱藏的感染把毒素散播至腦部。他開始進行大規模的實驗性計畫，切除可能有「局部敗血症」的病灶，包括牙

齒、扁桃腺、脾臟、子宮頸以及大腸。在德國，大藥廠拜爾（Bayer）也推出一種新的鎮靜劑，稱為巴必妥類藥物（barbiturates）*，不僅展現出可以緩和病患躁狂行為的潛力，還能成為「深度睡眠」（deep sleep）療法的基礎：藉由處方藥物，讓病患進入長期的無意識狀態，似乎有益於改善情緒障礙。

　　在維也納，神經學家曼菲爾德・薩克（Manfred Sakel）藉由替精神分裂症患者注射當時新發現的荷爾蒙胰島素，使病患陷入昏迷，並指出病患恢復意識後，其精神疾病也消失了。

　　年輕一代的精神科醫師在舊時的收容所裡開始自己的職業生涯，與諸多被囚禁的無法治癒的病患相處，他們用強烈的道德意識來提倡新療法。莫茲利醫院的第一位醫療院長是愛德華・梅波瑟（Edward Mapother），他曾在舊時的收容所擔任初階醫療主管，後來於一戰期間在法國親眼目睹炮彈休克症；他還有

---

*巴必妥類藥物原本用於治療失眠、鎮靜、麻醉等用途，但因為安全程度較低，也容易引發依賴，現在較少使用。

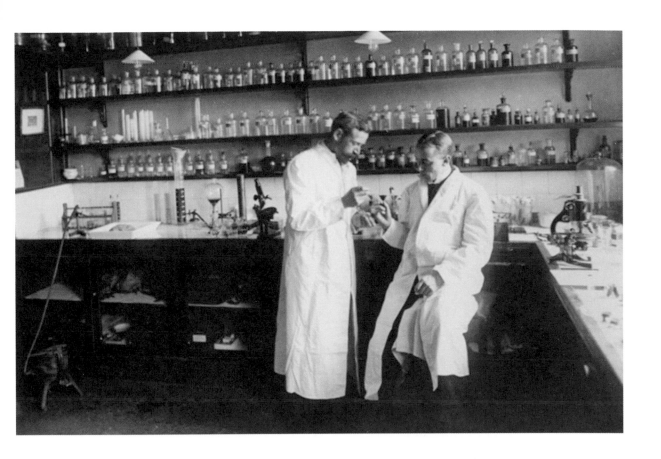

一位姊姊，在伯利恆醫院被認定為無法治癒的患者，最後死於院中。梅波瑟用滿腔熱情投入臨床和神經醫學，但他也擔憂某些劇烈的新實驗療法違反了他身為醫師的「不傷害」（do no harm）誓言。

然而，梅波瑟的門徒相信問題太過迫切，無法顧及這類顧忌：如果華格納—堯雷格當初沒有在未獲同意的情況下，故意使他的受試者感染瘧疾，數千名病患將依然屈服於梅毒造成的癡呆。梅波瑟的學生威廉·薩爾甘特（William Sargant）雖然崇拜老師，卻堅信研究新

的療法，諸如胰島素昏迷療法、鎮靜藥物以及電擊療法，都是生死攸關之事。薩爾甘特在漢威爾郡立收容所時，曾經不得已必須強迫餵食僵直症患者，並目睹他們空洞的眼神；在同一時期，他本人也因嚴重的憂鬱症而住院治療（雖然他從未公開承認），這些記憶猶如鬼魂盤據不去。為了病患，為了自己，精神疾病是必須被打倒的敵人，也是勢必抹除的污痕。取得病患同意並記載病歷是官僚體系的精細要求，只會妨礙進展。

在尋找針對大腦的新療法過程中，精神科醫師開始以電力做實驗。他們發

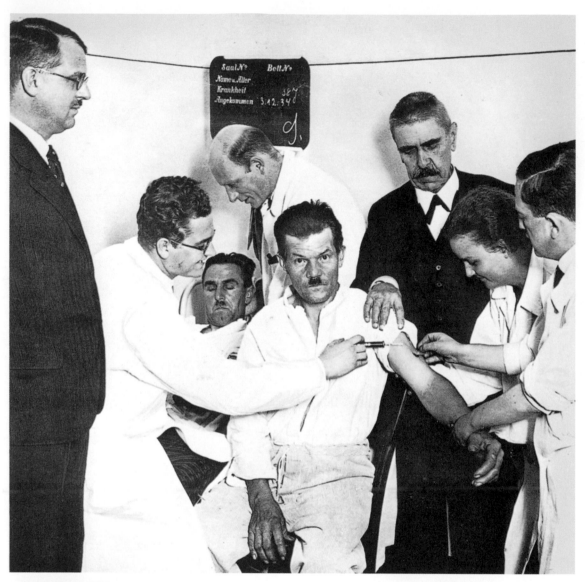

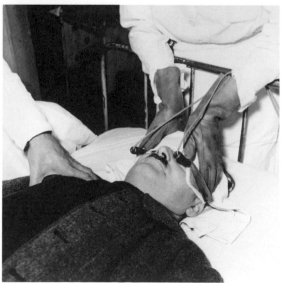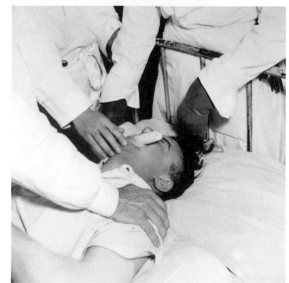

精神疾病是必須被打倒的敵人，也是勢必清除的污痕。

現，在太陽穴之間導入高伏特電流，可引發癲癇發作，而當時人們認為癲癇可以消除精神分裂症的症狀。1938年，義大利神經科醫師烏格‧傑雷提（Ugo Cerletti）對此作法提出「電擊休克」一詞，據信是他在羅馬的豬隻屠宰場見識這個方法之後的事。第一次進行人體試驗時，電流伏特不足以引發癲癇，病患起身說道：「不要再來一次！要命！」但是傑雷提把電流調高，繼續療程。根據他的病歷記載表示，病患的症狀迅速改善，並且在經過11次電擊療程之後，患者已經「完全緩解」。[2]

薩爾甘特立刻提出申請，要在莫茲利醫院發展電擊療法，但英國衛生部拒絕資助。他找到私人提供的資金，且很快就報告驚人的成果。這是一種各種新療法之間習以為常的模式：起始的試驗都宣稱獲得可觀的成功，以及後續大規模研究的許諾，但這些時常無法得到具體成果，即使有成果，也沒什麼說服力。隨後的研究指出，電療早期的成功，可能大部分是因為參與試驗的病患受關心程度增加的影響，以及醫師的樂觀和興奮所致，兩者皆與他們先前在「後方病房」的經驗形成強烈對比。早期的報告也不太注意副作用，例如電療時常因為引發嚴重的痙攣而造成脫臼或脊椎骨折。但是當時的科學和倡議是無法分開的。對那些相信別無他法的人而言，回報負面結果，只有打擊士氣，並且拖延進步。

新的生理療法為精神科醫師重新充滿了治療上的樂觀，這是舊時的收容所令人消磨殆盡的樂觀，即使是最有同情心且具理想主義的精神科醫師亦然。然而，新的療法使病患「非人化」，他們被化約為大型實驗的試驗對象，人們對實驗中的失敗沒什麼興趣。一般來說，電擊療法和昏迷療法的試驗對象都是公立收容所的慢性病患，他們是失效系統剩下來的人，有經濟能力逃離者都早已逃離了。病患的聲音唯有在符合人們渴望聽見的陳腔濫調時，才會留下紀

對頁上圖
以瘧疾治療梅毒的發明者華格納—堯雷格站在病患身後，觀看治療過程。

對頁下圖
電痙攣療法（electroconvulsive therapy, ECT）從1940年代開始成為精神病院的標準療法。此為法國羅德茲療養院進行治療的過程，阿爾托即在此接受治療。

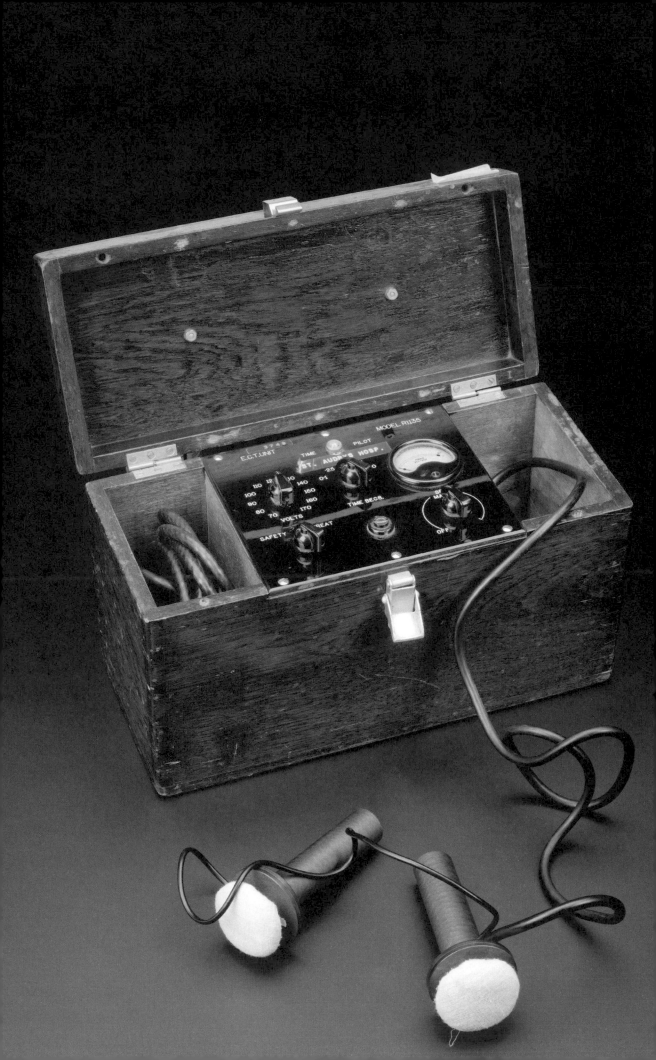

錄，例如：「我感覺自己像一個全新的人。」但其他更爲黑暗的觀點存留了下來。法國詩人、劇作家安托南·阿爾托（Antonin Artaud）將自己的瘋狂視爲與其藝術不可分割的驕傲徽章，1937年，他在土魯斯（Toulouse）附近的羅德茲（Rodez）療養院被認定精神異常且遭囚禁，並接受胰島素昏迷療法和電痙攣療法。這些治療方式留給他的是一具空殼，他的記憶被抹除，思緒的聲音遭到壓制。在最後的幾篇作品中，他將這些治療描述爲新型態的黑魔法，是社會的現代巫師對個人的終極毀滅。

1939年，薩爾甘特獲得洛克斐勒基金會的獎助，前往哈佛大學一年，研習最新的精神醫學技術。在此前一年，一位葡萄牙的神經科醫師伊格斯·孟尼茲（Egas Moniz）宣稱能透過在頭骨鑽洞並注射酒精摧毀前額葉以治癒精神疾病，薩爾甘特聽聞此事放聲大笑。然而，在華盛頓特區，他驚訝地目睹美國神經科醫師華特·費里曼（Walter Freeman）與其外科醫師同行詹姆士·瓦茲（James Watts）熟練地切除精神分裂症患者的前額葉，而該名患者在手術

隔天帶著咧嘴的微笑走進會談室。後來，費里曼成爲這種新的精神醫學最惡名昭彰的提倡者。費里曼不再仰賴瓦茲的外科手術技術，並將被他們稱爲前額葉切除術（lobotomy）的手術，精簡至他能在數分鐘內獨立執行的程度——以錘子在眼瞼下推動一只冰鑽——施展在因爲接受電療而陷入短暫昏迷的患者身上。他開著被他稱之爲「行動前額葉切除術車」的廂型車，周遊於美國各家精神病院，每次手術收費25美元。

有些醫師從一開始就高度質疑前額葉切除術，支持者也並未適當提出支持療效的大規模證據。然而，雖然不當治療的指控與病患腦部受損的案例越來越多，孟尼茲依然在1949年榮獲諾貝爾生理學或醫學獎。正如19世紀的收容所一般，新的療法是出自於人道關懷動力的進步解方。倘若它們都失敗了，可想而知會有什麼替代方案。在美國，當時許多州都強迫精神病患進行絕育；在英國，優生學學會多位德高望重的科學家們也堅持，具備精神缺陷基因者，無論是否顯現相關病徵，都應該絕育。1933年，德國通過類似法案以因應遺傳

對頁
電痙攣療法（ECT）儀器，1945至1960年間。電痙攣療法儀器可以間歇將電流送入大腦，引起痙攣或癲癇發作。

次頁跨頁
法國巴黎的聖安妮醫院（Hôpital Sainte-Anne）正在實施電痙攣療法。當時的病患接受電痙攣療法時，並未施打麻醉或鬆弛劑，他們常因爲痙攣而受到身體傷害，例如四肢脫臼或脊椎骨折，這些傷害尤其在反覆接受此療法的病患身上最常見到。

右圖
1940年代，莫茲利醫院的工作人員正在收集病患的心電圖。

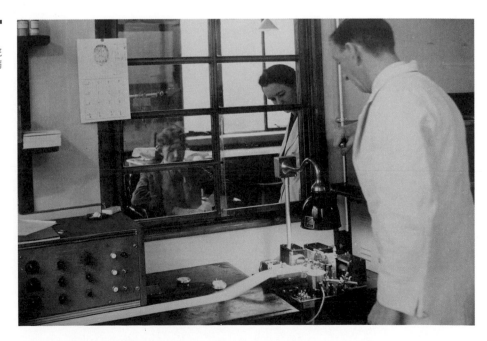

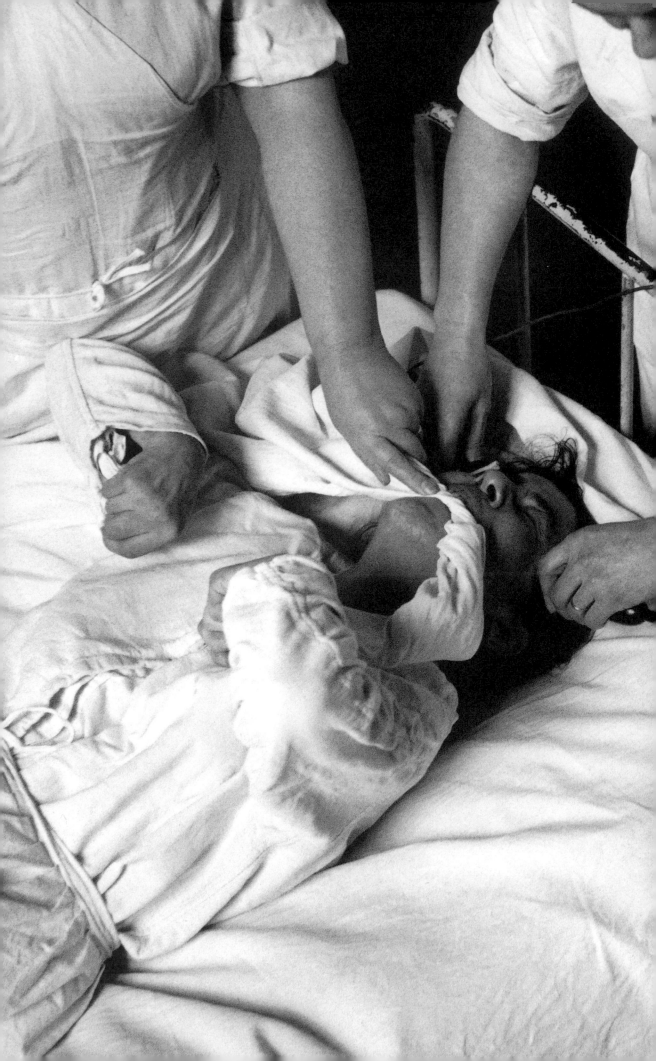

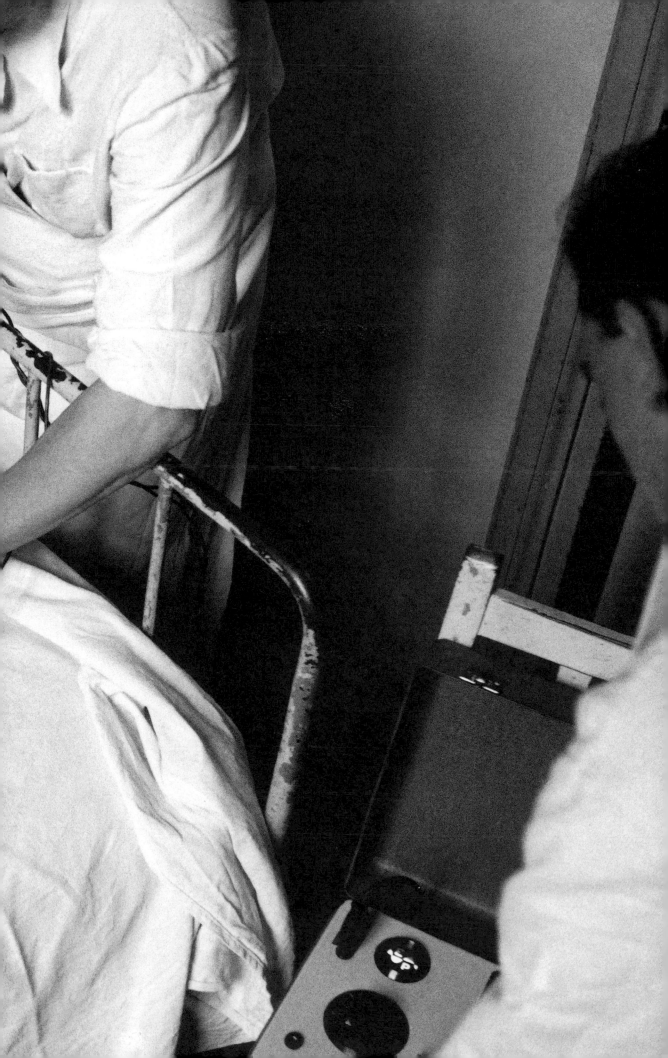

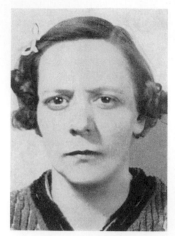
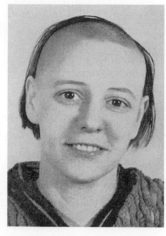

一名病患前額葉摘除手術前後的照片,翻攝自費里曼與瓦茲在1950年出版的《精神外科手術》(*Psychosurgery*)。「術前」照片攝於1942年3月23日,註解是「永遠都在戰鬥……最兇惡的女人」。「術後」照片攝於1942年4月4日,手術11天後,註解是「她很常傻笑」。

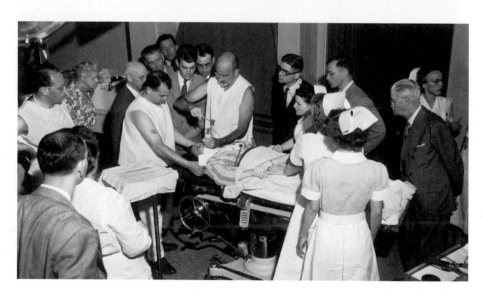

1948年7月,費里曼在華盛頓的史泰拉康堡(Fort Steilacoom)用類似冰鑽的儀器執行前額葉切除術。他將冰鑽敲入病人的上眼瞼,切除大腦前端的神經連結。

疾病,類別包括了精神分裂症和酒精成癮。在納粹年代的尾聲,約有20萬人因為被診斷患有精神疾病而遭到系統性地屠殺。那些挑戰精神醫學極限者,不僅僅是認為新的治療方法能夠作為收容所以外的替代方案,還可以取代遠遠更為惡劣的命運。

然而,要逃離公立收容所,還有另一條路。依然有人相信可以恢復布朗恩構思的收容所照護之烏托邦理想。在美國,「進步年代」(1890至1920年)造就了理想主義的生活實驗,邀請身體障礙者、社會弱勢族群以及精神病患加入自給自足的宗教社群。1913年,年輕時曾飽受憂鬱症折磨的虔誠新教徒兼社會改革家威廉·顧爾德(William Gould)在麻州西部的山丘上建立了一座務農社群。這座社群意在成為罹患精神疾病的紐約孩童的歸宿,他們來自諸如貝勒維醫院等處。貝勒維醫院創立於18世紀,原本位於紐約市郊,但現在處於人潮熙攘的曼哈頓中心。到了1925年創辦人過世時,顧爾德農場──原本只能仰賴住民共同的艱苦勞動以及城市裡社福團體的一些支持──已經變成一座永續的農場與居所,成為收容精神病患、貧困孩童、戒酒者以及手術後療養者的社群。

1937年,莫茲利醫院的臨床主任奧

布雷‧路易斯（Aubrey Lewis）接受洛克斐勒基金會的資助，前往歐洲考察精神醫學的現況。他參觀了阿姆斯特丹的組織學診所，訪問了杜林（Turin）神經纖維培養的實驗室；探索了每一種想得到的生物醫學療法，雖然當中很少創造出實際的結果。但是，他的報告中篇幅最長的部分是在討論赫爾鎮。他察覺資料記載的缺失，病患停留的時間和復原比例都有問題。然而，正如在他之前曾經探訪赫爾鎮的許多醫師那般，當路易斯目睹精神疾病和正常生活可以和平共存，他十分驚訝。現代精神病院的期望曾經是，在謹慎的專業協助下，可以創造一個瘋狂和正常的界線得以消除的社會。在赫爾鎮這裡，這樣的和諧社會似乎一直都存在。

正如一個世紀前的皮內爾和埃斯基荷爾所認為的，赫爾鎮的家庭照護體系對很多精神科醫師而言，是照亮未來的

燈塔。比利時罹患精神疾病者和身體障礙者的家屬所面臨的選項是讓家人關在病房，或在有益健康的務農社群之中，而選擇後者的人數比起以往任何時候都要多。寄宿者從各地前往赫爾，甚至遠從波蘭，而為了如今已成居民的400名荷蘭同胞，荷蘭人社群在鎮上興建了一座新教教堂。「瘋人的屬地」接收的來客數量之多，遠超過任何一位精神科醫師認為可能的人數：16000個當地人之中約有4000名患者。路易斯結論道：「如果瘋人屬地的系統可行，似乎將會有越來越多的家庭照護。因此，赫爾非常有價值：它是最佳的實驗。」[3]

當世界大戰在1939年爆發，路易斯被派駐至倫敦北部的磨坊山（Mill Hill）一座人員已撤離的學校建築，該處負責收容苦於「戰爭壓力」（combat stress）的受傷人員，而這個詞彙如今被稱為「炮彈休克症」。路易斯召募了

右圖
攝於1910和1920年代的顧爾德農場，是一座麻州山丘上的農業社群，這裡收容精神病患並鼓勵他們參與日常工作。左方照片人物是拉蒙特‧布朗（Lamont Brown）；右方照片人物則是卡洛林‧阿格尼斯（Carolyn Agnes）。

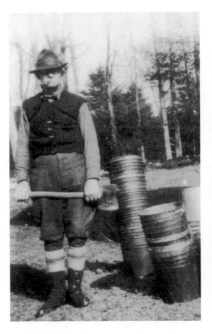
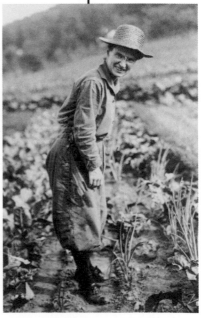

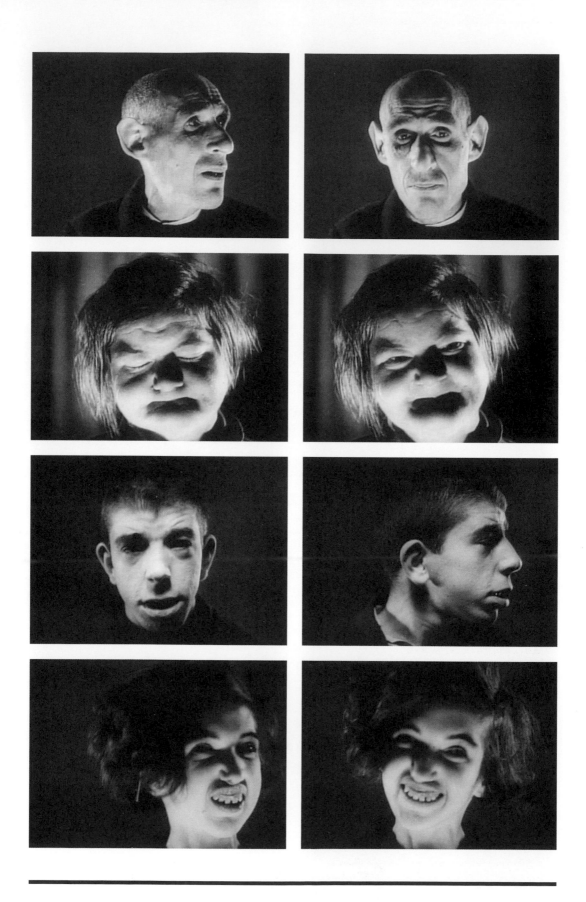

本頁與對頁
這些劇照來自納粹在1941年的宣傳影片《沒有生命的存在》（*Dasein ohne Leben; Existence without Life*）。納粹藉由影片呈現身心障礙者的模樣，主張他們應該接受安樂死。二戰結束時，將近20萬名被認爲「精神不健全」者遭到滅絕。

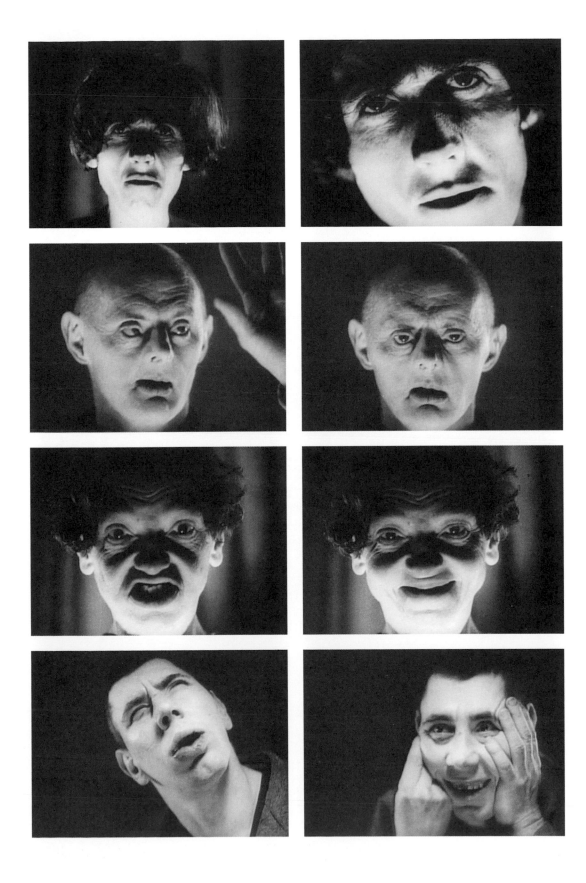

專長於精神官能症之生物學基礎的麥斯威爾‧瓊斯（Maxwell Jones），瓊斯原本是蘇格蘭的精神科醫師。路易斯和瓊斯開始進行生理測試，迅速確定他們的數百位病患都承受相同的症候群之苦，也迅速憶起了第一次世界大戰的教訓：當受創傷的士兵有能力和意願協助維護環境與設計自己的治療方式時，將他們關在嚴格控管的病房裡毫無意義。

一旦其症狀背後的生理機制獲得解釋，患者的復元迅速進步，而醫院體制則讓位給更像是學院般的氛圍，其中患者接下工作人員角色。聖誕節時，全體人員決定將醫院裝飾為一座中世紀的鄉村，並且以督導麥斯威爾‧瓊斯之名，將取名為「麥斯威爾鎮」，其中有富有節慶氣息的宴會廳、借用的全套盔甲，以及病患繪製的傳統聖誕佳節場景。聖誕節之後，每週一固定舉行群體聚會，鼓勵病患提出建議和不滿；其他日子裡，工作人員帶領小組討論、放映電影，並舉行戲劇工作坊。「通行系統」則允許病患離開醫院，在外面的世界消磨時光。瓊斯開始制定一些原則，好管理上述實驗：這些實驗應該是民主而公共的，以放任為前提，並集體致力於對持續展現妄想或混亂思考的患者提出「現實的質疑」。

相似的制度也在其它軍事醫院演進著，例如在伯明罕的諾斯菲爾德醫院（Northfield Hospital），「治療性社區」一詞正是在此被創造出來形容這類制度。其理論和實踐由精神科醫師約書亞‧拜耶爾（Joshua Bierer）做了更進一步的發展，他和佛洛伊德一樣，都在1938年的時候逃離維也納並定居倫敦。1942年，拜耶爾開始在蓋伊醫院（Guy's Hospital）和聖巴多羅繆醫院（St.Bartholomew's Hospital）教導「社會取徑」與團體治療。其理論體系的目標是讓病患獨立並「自主決定」；矛盾的是，唯有當個體處於讓他們感到有歸屬感的團體中，並獲得完全支持，才能達成這一點。拜耶爾教導的是，病患「不僅必須被視為一個人，更是社群的一份子。」[4]大戰結束之後，瓊斯將其實驗轉往倫敦的一間治療中心，該處後來成為韓德森醫院（Henderson Hospital）。1960年，瓊斯移任奧勒岡州立醫院（Oregon State Hospital），在美國西部散播社區診所的理念種子。

世界大戰亦造就更隨心所欲的身體療法實驗。薩爾甘特採用「發洩式」（abreactive）的休克療法治療戰爭壓力，包括將傷患綁起來、注射安非他命，促使他們重溫戰場上的創傷。1943年，紐約史坦頓島的性病研究實驗室完成偉大的醫學突破，就是盤尼西林（penicillin）試驗成功得勝。在此，「神奇子彈」終於出現：一種快速且全面有效的藥物，可對抗多種先前無法治療的感染。唯一的問題是如何足夠迅速

對頁
此為二戰期間磨坊山緊急醫院的日常生活場景。病患似乎接手了工作人員的角色並組織自己的活動，例如陶藝和照片裱框。

拜耶爾教導的是，病患不僅必須被視為一個人，更是社群的一份子。

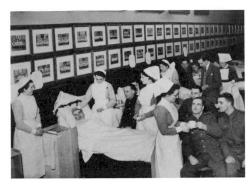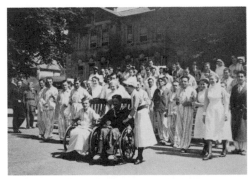

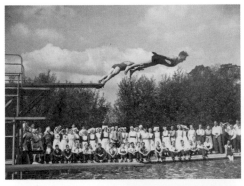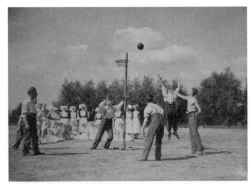

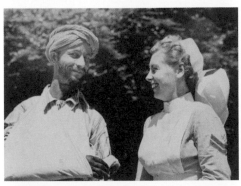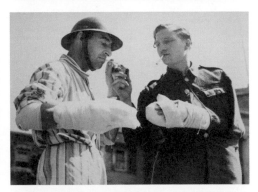

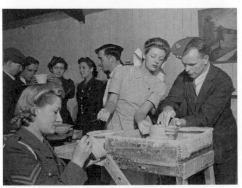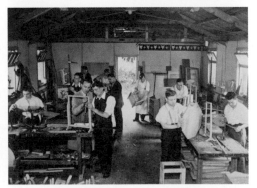

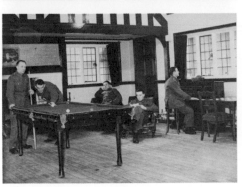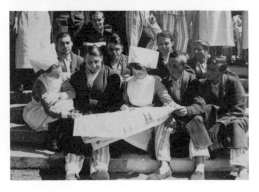

精神病院

地大量生產盤尼西林。尋覓難以捉摸的
心靈「盤尼西林」的希望再次燃起，不
久之後，一個可能的候選藥物出現了。
1951年，法國神經外科醫師亨利・拉伯
希特（Henri Laborit）在一間小型製藥
公司羅納－普朗克（Rhône-Poulenc）尋
找麻醉藥物時，在一些精神病患身上實
驗了一種改造過的抗組織胺，名為氯丙
嗪（chlorpromazine），並報告指出此藥
舒緩病患的躁症與精神病狀態。同一年
底，這種藥物已在法國國內以「拉嘉克
提」（Largactil）的名號上市，而在兩

年內便讓巴黎的公立收容所發生了驚人
的轉變。暴力、咆哮、滋擾行為和拘束
衣全都消失了，取而代之的是平靜、沉
默與每日的針劑注射。

羅納－普朗克將氯丙嗪在美國的
使用權賣給史克美占製藥公司（Smith,
Kline & French），藥品則被取名為托拉
靈（Thorazine）。其他製藥公司，包括
汽巴（Ciba）、羅氏（Roche）、嘉基
（Geigy）和山德士（Sandoz）隨即也
在市面上推出相似的藥物。相較於古老

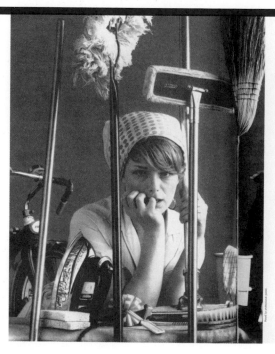
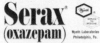

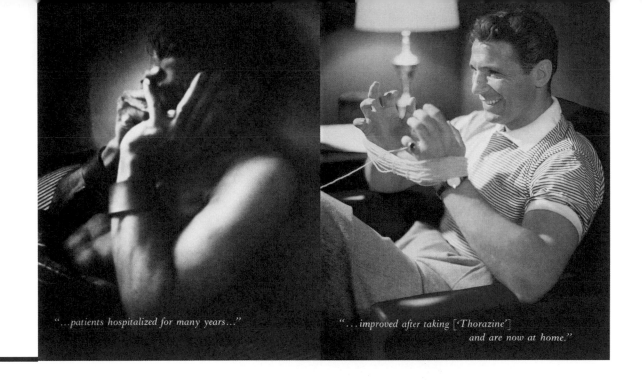

"...patients hospitalized for many years..."

"...improved after taking ['Thorazine'] and are now at home."

的麻醉劑，例如被稱爲「液態棍棒」的水合氯醛（chloral hydrate），新的藥物是明顯的進步：新藥帶來的並非深層鎮靜，而更像是使人進入平靜且情緒脫離的狀態，此狀態下的病患可免於劇烈情緒波動的影響。某些早期的受試者據稱有大幅改善且持久的安適感。但很少人注意藥物的副作用，諸如眨眼、做鬼臉以及咂嘴，這些症狀好發於規律用藥的病患。在人們認識到氯丙嗪的副作用之前，有將近5000萬人服用新藥，可見當時人們樂觀的程度，這些症狀稱爲「遲發性運動障礙」（tardive dyskinesia），是一種此藥導致的無法治療的神經學病況。

氯丙嗪早期的試驗階段提出廣泛的應用可能，正如藥品名「拉嘉克提」（意即大規模行動，large action）所反映出的那樣。製藥公司熱烈地推銷新的藥品，把新藥呈現爲比電痙攣療法更安全且更易接受的替代方案。但是，爲了有效地向精神科醫師推銷，藥廠必須更準確描述新藥的用途和機轉：新藥是否作用於精神疾病的根源，或只是壓抑了某些精神疾病的症狀？立即的解法是爲新藥提出新的專有名詞。在歐洲，新藥被稱爲「神經抑制劑」（neuroleptics，可抑制神經系統）；在美國，新藥則被稱爲「抗精神病藥物」（antipsychotics），意指此藥針對精神疾病有專屬療效。

當時新藥的神經化學仍在研究中，但此藥已經讓精神病院產生重大轉變。藥物鼓舞了精神科醫師和護理師們，把他們從施行約束和單獨拘禁的需求中解放出來，因而使他們更正面看待自己的工作，並對病患的前景保持樂觀。但是，病患可能被藥物「去人化」：人們相信，就如盤尼西林能夠消滅感染那般，新藥也可以用相同方式來減緩精神病，因而使得病患的感受變得較不重要，其抗議也更容易遭到忽視。新藥亦導致收容所虐待的老問題再度浮現。很少病患是自願服藥的：雖然藥物可以壓抑精神緊張，並減少刺激，但藥物會創造出令人不悅的腦袋空白，經常伴隨暈眩、嗜睡或肌肉僵硬。正如舊時的水泡或放血療法，針劑注射會被強迫施行在滋擾的病患身上，而在行爲良好的患者身上，則以暫停施打作爲獎勵。當常規藥物發揮作用，病患變得退縮，雙眼無神望著床鋪和椅子，消極等待下一餐或下一劑藥物。人們期待許久的醫學突破終於發生了，但新藥卻讓精神病院令人

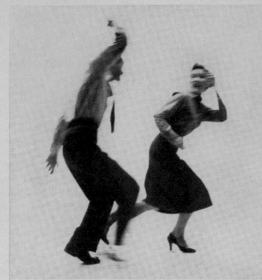

To control agitation—a symptom that cuts across diagnostic categories

Thorazine®, a fundamental drug in
brand of chlorpromazine
psychiatry—Because of its sedative effect, 'Thorazine' is
especially useful in controlling hyperactivity, irritability and hostility.
And because 'Thorazine' calms without clouding consciousness,
the patient on 'Thorazine' usually becomes more sociable and more
receptive to psychotherapy.

leaders in psychopharmaceutical research   SMITH KLINE & FRENCH

A saboteur who deserves help

Mental patients who fear or resent medication throw away thousands of dollars in drugs each year.

Unhelped by drug therapy, they often pose a difficult management problem. And they sabotage the progress of other patients by spreading fears and multiplying conflicts on the hospital ward.

You can virtually assure these patients the benefit of drug therapy with 'Thorazine' Concentrate. Easy to administer, 'Thorazine' Concentrate cannot be "cheeked" and disposed of later; it provides dependable control of agitation and hyperactivity.

You can help him with Thorazine® Concentrate
brand of chlorpromazine

Contraindications: Comatose states or the presence of large amounts of C.N.S. depressants.
Principal Side Effects: The most frequently encountered side effect is transitory drowsiness. Other occasional side effects include: dry mouth, nasal congestion, constipation, mild fever, nausea, dermatological reactions, extrapyramidal symptoms, weight gain, hypotension and, less frequently, jaundice. Side effects which occur rarely include: mydriasis, pigmentation, ocular changes and agranulocytosis.
Before prescribing, see SK&F product Prescribing Information.

Smith Kline & French Laboratories, Philadelphia

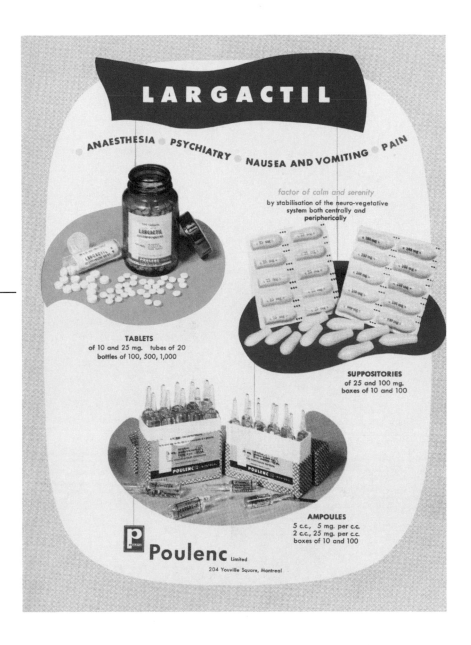

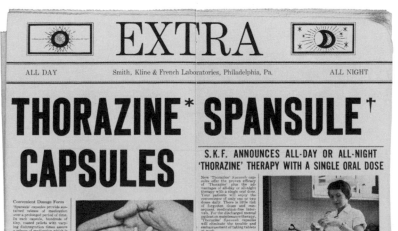

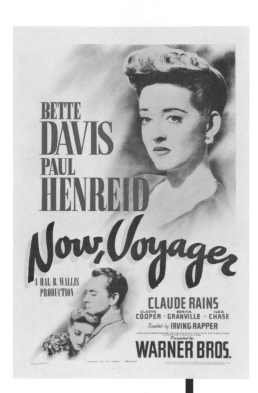

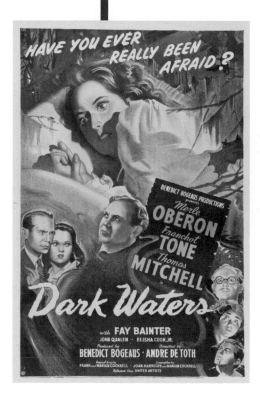

不快地回想起舊時的收容所。

人們預期抗精神病藥物的問世能紓解精神病院的壓力，然而在許多層面上，它其實增加了醫院的壓力。精神官能症（neurosis）和精神病（psychosis）的區別變得更為尖銳，精神官能症大多由精神病院之外的心理治療師或諮商師處理，而精神病則需要長期且通常是住院的療養，而且藥物的控制亦日漸增加。然而，這也是階級和財富的區別。正如19世紀末的情況，經濟條件充裕的病患擁有許多替代方案，不必住在擁擠的病房裡，那裡充斥著為數過多的別無選擇的病患。在美國，大型公立收容所已經成長至接近小型城鎮的規模。到1945年，喬治亞州的米利奇維爾中央州立醫院（Milledgeville State Hospital）已收治9000名病患，而紐約的朝聖者州立醫院（Pilgrim State Hospital）則有10000名病患。

公立和私人治療之間的鮮明區別反映在流行文化中，特別是在好萊塢電影裡，公立精神病院成為恐怖場景的濫觴，宛如18世紀的瘋人院。瑪莉·珍·沃德（Mary Jane Ward）在1946年推出的自傳小說《蛇穴》（Snake Pit）在1948年被阿納托爾·李維克（Anatole Litvak）改編為暢銷電影，其中描述的精神病院彷彿讀者在亞歷山大·克魯登和桃樂西亞·迪克斯的故事中看見的場景：一座殘酷的舞臺，如果病人反抗無所不能的權威機構，就會遭到醫療折

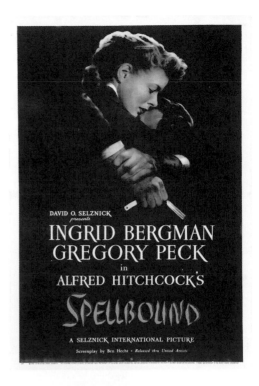

磨,以這裡的例子來說,就是電擊療法
和虐待狂式的「水療」。相較之下,精
神分析師明亮的診間消除了恐懼,解開
病患糾結的情境,並減輕其精神負擔。
在好萊塢電影中,和《蛇穴》相同的經
典還包括《揚帆》(*Now, Voyager*)、
《黑水》(*Dark Waters*)、《意亂情
迷》(*Spellbound*)以及《瘋狂世界》
(*The Cobweb*),故事中的私人精神科
專家——通常是英俊的男性醫師,負責
照顧女性病患主角——是洞察力的源
頭,驅逐了收容所的陰影。

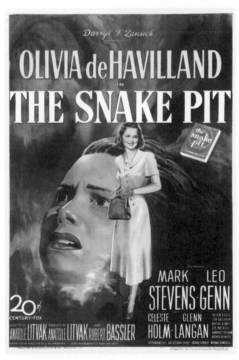

　　在公立醫院之外,精神科醫師正在
擺脫以生物學為基礎的觀點。這份觀點
認為精神疾病患者是不同於正常人的一
個群體,對正常人來說,只有隔離他們
才是唯一解方。在大學和教學醫院,人
們的共識是,大多數人都有可能在人生
的某個階段經歷精神疾病:其根源不盡
然在於少數異常者的病理問題,更多是
來自現代生活的壓力。氯丙嗪以嚴重精
神疾病的解藥之姿出現後,不久,另一
種新藥就問世了,用途是給外界病況較
「輕微」的人。1955年,美國紐澤西的
卡特—華勒斯(Carter-Wallace)藥廠把
美普巴(meprobamate)——原先它是
在尋找盤尼西林的防腐劑時所開發出來
的——以「眠爾通」(Miltown)的藥
名上市銷售,用於治療現代生活自然產
生的焦慮症。考量到市場上已充斥各種
鎮靜劑(sedative),故藥廠決定使用
「精神安定藥」(tranquillizer)一詞。

很快地，新的精神安定藥明顯變成危險的成癮物。

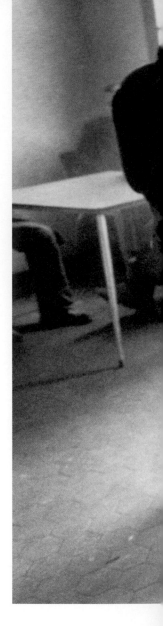

右圖
法國攝影記者雷蒙‧德帕東（Raymond Depardon）在1979年的攝影作品，主題為威尼斯聖賽沃羅（San Servolo）精神病院。到了1970年代晚期，抗精神病藥物已經成為醫院體制的骨幹。

雖然藥廠本來很擔心抗焦慮藥物沒有市場，但眠爾通取得了巨大的成功。藉著把焦慮重新定義為正常，眠爾通避開了與精神疾病相關的污名，成為想要安撫繁忙焦慮生活的民眾夢寐以求的產品。它在好萊塢——同時是現代生活壓力與奢華的中心——的流行明顯竄升，好萊塢也因此被稱為「海邊的眠爾通之城」。全美各地的藥局很快就在櫥窗掛著「售罄」標示，並宣布眠爾通下一次的到貨時間。蒂芙尼公司（Tiffany & Co）賣起可以放在女性手提包裡、鑲著紅寶石與鑽石的藥盒，以及附有隱藏式夾層、可收納藥品的迷人手鍊。還有「眠爾通雞尾酒」：將

馬丁尼改名為「眠丁尼」（Miltini），用眠爾通藥丸取代橄欖；以及「導彈」（Guided Missile），兩顆眠爾通藥丸加上雙份伏特加。1952年，卡特－華勒斯藥廠委託藝術家薩爾瓦多‧達利（Salvador Dalí）——其妻為眠爾通的忠誠顧客——創作一系列畫作，描繪眠爾通引起的夢幻般精神景觀。

眠爾通和其他眾多模仿它的藥物被稱為「抗焦慮藥」或「輕度精神安定藥」，對比之下，抗精神病藥物則被稱為「重度精神安定藥」。市場調查顯示，這類藥物最強大的消費族群是住在郊區的女性。記者貝蒂‧傅瑞丹（Betty

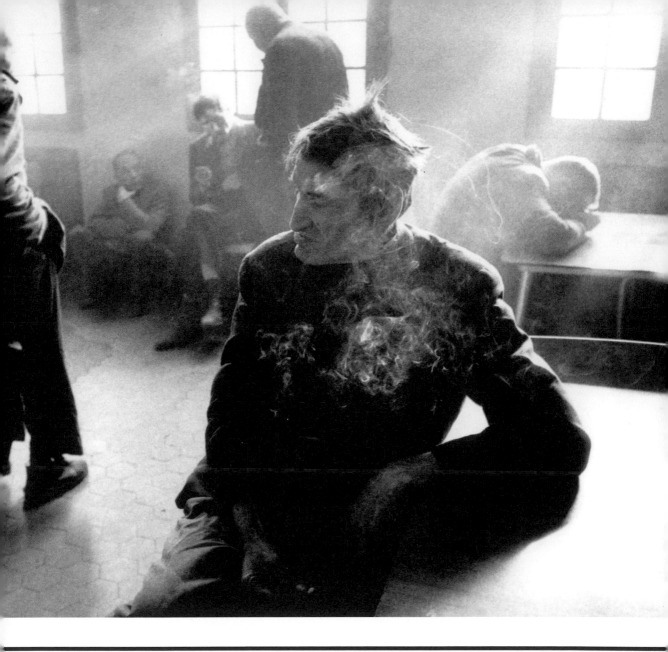

Freidan）在其暢銷書《女性迷思》
（*The Feminine Mystique*）裡描述了藥物
似乎在處理女性隱藏的不適。她調查為
了婚姻和郊區生活而放棄職涯的大學畢
業女性，發現許多受訪者獨處時都苦於
「奇怪的內心騷動，一種不滿足感」。
「她害怕自問（甚至心中默問）的是：
『這就是人生的全部嗎？』」[5]女性被
處方給予精神安定藥的比例是男性的兩
倍，但現代生活的壓力並不僅限於女性
才會有。羅氏製藥公司出版的說明書列
舉了男性感覺「特別有沉重壓力」的人
生階段，包括「離開父母家庭自立、服
兵役、結婚、成為父親、事業有成、變
老和退休。」[6]

很快地，新的精神安定藥明顯變成
危險的成癮物。焦慮的客戶開始依賴它
們，耐受性導致劑量增強，而戒斷藥物
則讓他們痛苦不堪，並且可能致命。一
開始，安定藥的危險性被製藥產業，以
及察覺到安定藥是比精神病院更好的替
代選擇的醫師輕描淡寫帶過。但是，在
大眾電視節目和雜誌上，悲慘的藥物成
癮故事以第一人稱現身說法，損害藥
品的名譽，並促使政府管制藥品的取得
途徑。1961年，德國把精神安定藥物限
制為處方藥銷售，次年，美國食品藥
物管理局（Food and Drug Administration,
FDA）隨之跟進。雖然只能從醫師處取
得，但是大眾媒體持續刊登安定藥的廣

告，使用量持續上升。1963年，羅氏製藥公司推出了「煩寧」（valium），是眠爾通之後最有名的繼承藥物。到1978年，煩寧的銷量為每年23億顆。

　　儘管如此，美國食品藥物管理局的決定是歷史的分水嶺。從此之後，在政府的監督之下，製藥業和醫界聯合管理巨大的專利市場和分銷壟斷權。為了符合銷售資格，新藥必須是針對明確定義之疾病的有效藥物。這便創造了一種需求：醫學界要使用能夠與製藥業互相理解的術語來描述精神疾病，通常的說法是藥物矯正了化學物質失衡。神經科學研究是圍繞著上述兩方對話中出現的理論。分銷藥物的壟斷地位轉變了醫師和精神科醫師的角色，他們開立新藥的權力成為其專業角色的核心。

　　隨著藥物在治療精神疾病中扮演的角色越加重要，公立精神病院存在的理由也開始受到質疑。儘管有奇蹟般的新藥，住院治療的人數依然逐漸增加。到1955年，美國的精神病患住院人數已增加至56萬人。醫院無法維持如此大規模的住院療養服務，許多人也主張住院治療如今已無必要。抗精神病藥物和精神安定藥物家族快速擴張，增加了對穩定情緒有驚人效果的鋰（lithium）化合物，還增加了以丙咪嗪（imipramine）為首、一組新的三環類抗憂鬱劑（‘tricyclic’ antidepressants），被視為治療重度憂鬱症的重大突破。盤尼西林年代所允諾的希望終於似乎把它的光芒照進最幽暗的心靈角落了。威廉・薩爾甘特因為先前出版了關於蘇聯洗腦術的通俗書籍和文章，成為英國最知名的精神科醫師。他當時正在實驗一種「深層睡眠」（deep narcosis）療法，讓病患一天睡上20個小時，長達3個月，只有如廁和電痙攣治療時才會離開床鋪。他寫道：「看見夢想持續成真，真是令人興奮。」[7]薩爾甘特一貫支持的生理療法正在努力逐步克服精神疾病，永遠驅逐收容所的幽靈。

　　整個美國和英國的精神病院住院人數都在下降，但新藥不是唯一的原因。在歐洲大部分地區，儘管有藥，病患數量仍持續增加，而且就某些層面來說，新藥正是原因，因為藥物使花費更少人力來「儲藏」更多病患變得更方便。而在英國和美國，住院人數下降則是因為政策利用新型療法讓病患更快出院，縮小舊時收容所的規模並精簡流程。1959年《精神衛生法》（The Mental Health Act）通過，明確宣示了英國政府希望逐漸廢除精神專科醫院，並將精神醫療病房整合至綜合醫院的意圖。

　　但是，沒有大型公立精神病院的現代世界是很難想像的。許多大型精神病院在每個郡縣城市都屹立了超過百年之久，是當地世世代代醫師、護理

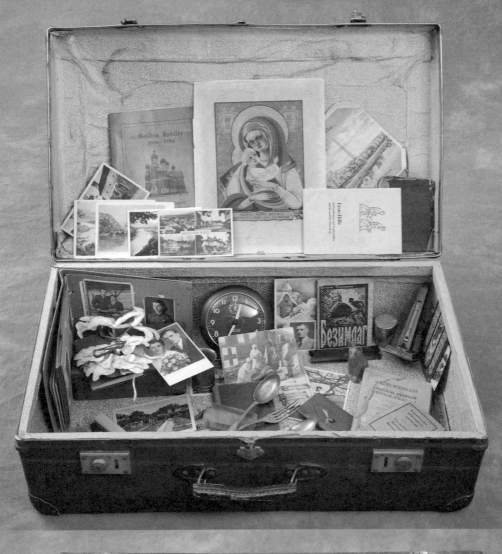

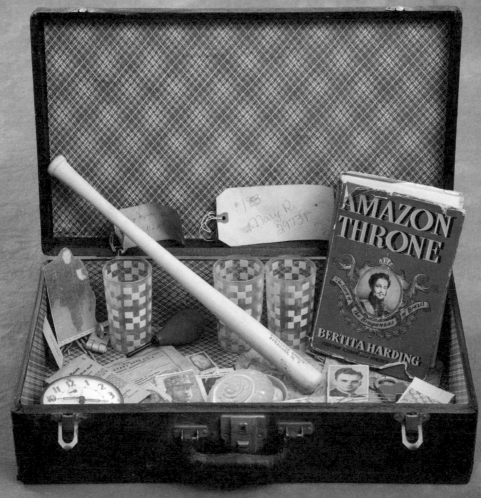

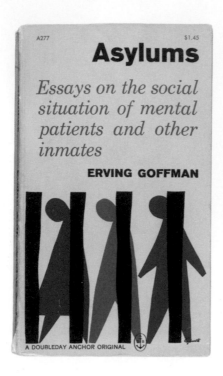

左圖
在《精神病院》（1961）一書中，社會學家厄文・高夫曼主張精神病院有一種內在傾向，是把員工利益置於病人福祉之上來運作。

一旦收容所消失，沒有人會懷念它們，這樣的共識正在形成。

人員、管理者、醫護工、清潔人員、廚師、建築工人和工匠的穩固雇主。1961年，時任英國衛生部部長的以諾・鮑威爾（Enoch Powell）在西敏寺參加全國精神健康協會年會時發表演說，直面上述議題。「他們矗立在這裡，」他說道：「孤立、雄偉、不可一世……我們的先祖以如此的堅毅來建立收容所，以表達當年的精神。」不過如今是另一個世界了，而「醫院建築不是金字塔，也不是挺立的紀念碑」。收容所過去曾經重新轉型，但如今「這些機構的絕大多數未來都毫無用處。」未來的精神健康照護將由綜合醫院的病床所組成，數量約為目前的一半，並且盡可能選擇留在當地社區照護。

鮑威爾使用激昂與軍事性的詞彙，向聽眾大談「點燃收容所葬禮上的火把」以及「我們必須攻克的防線」，但是，有很多聽眾都把自己的一生奉獻給收容所（精神病院又再一次地被稱為收容所，尤其在有意貶低者之間）。他們以反駁回應鮑威爾，認為社區照護僅限於國內各地少數機構，雖然精神可敬，但規模不大，完全無法負擔當前醫院系

統的壓力。地方行政機構需要相當可觀的新預算，才能順利完成精神病院的轉型，並召募與訓練社工隊伍。然而，聽眾的需求幾乎不被重視。整個精神醫學界和政壇形成了一種共識，亦即精神疾病就像傳染病，終將被醫學上的進步所制伏。一旦收容所消失了，沒有人會懷念它們。

隔年，精神病院（或說收容所）受到了一連串的意識形態挑戰，從此一蹶不振。1961年，社會學家厄文・高夫曼（Erving Goffman）出版《精神病院》（Asylum）（編按：原文詞意雖為「收容所」，但繁中版書名譯為《精神病院》），此書是他在美國華盛頓特區聖伊麗莎白醫院的研究結晶。這是一間巨大的精神治療機構，收容7000多名病患（高夫曼更喜歡用醫學概念發展出來之前的名詞「被收容者」〔inmate〕來形容他們）。他的寫作目標是以受監禁者的角度檢視收容所，而他的分析冷酷精準地描述了收容所的運作機制。就像監獄、軍營、孤兒院和海軍船艦，收容所是一種「全控機構」──正如皮內爾形容的「微型政府」──這裡實際上完全

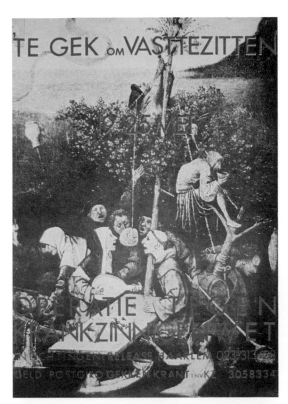

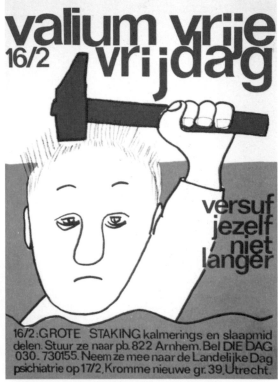

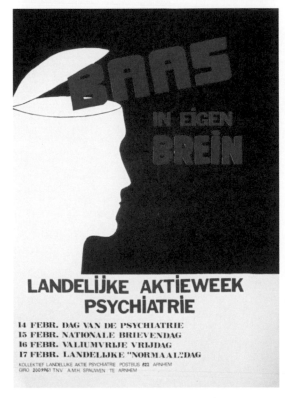

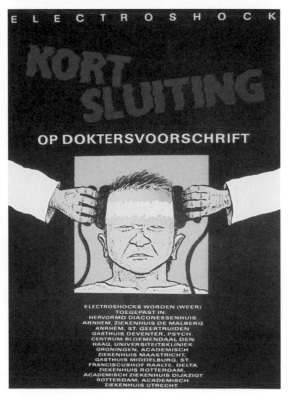

上圖

高夫曼、湯瑪斯·薩斯、米歇爾·傅柯以及連恩的作品開啓了一場對抗精神病院體制濫用權力的大眾
運動。上圖爲荷蘭的歷史海報資料，抗議強制監禁、電痙攣療法和腦神經手術，資料來自荷蘭哈勒姆
國家精神醫學博物館（「瘋人院」）的館藏。

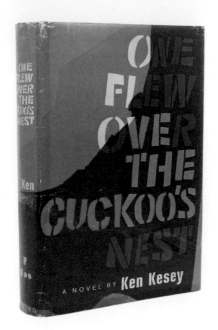

左圖
肯‧克西（Ken Kesey）在舊金山外圍的門洛公園醫院（Menlo Park Hospital）值夜班的經驗，啓發他寫了一本小說來揭露精神病院的殘暴以及強迫病人順從的目標。

沒有外界可言。從被收容者的角度來看，那些認爲自己在經營收容所的醫師和管理者，都是遙遠的人物；所有這類機構，無論原本立意何其高貴，在實踐上最終的組織都傾向於爲了地位低下但手握大權的員工的利益，他們使用各種可用的手段，藉由獎懲將病患分而治之。

打從阿本‧梅卡夫的瘋人院時代以來，無數的被收容者以及幾個世代改革派的醫院主事者與精神科醫師都提過一個觀察。用高夫曼的話來說，就是收容所對被收容者產生了「機構化」的影響：對被收容者施加的所有壓力都驅使著他們成爲「完美的病患」，他們會順從此體系、避免引起注意，並逐漸失去生活能力和改善的動力，最後連自我認同都消失。收容所表面看來像一個通往復元的中途站，但實際上卻恰恰相反。收容所的內在邏輯系統化地剝奪了被收容者的個人能力，讓他們不可能存活於外在世界。

雖然高夫曼的重點是被收容者的經驗，但他的批判也延伸至他所謂的「醫療模式」，其矛盾之處在於，儘管所有的行爲據稱都是爲了病患的利益，但幾乎所有的被收容者都是非自願地遭到拘留，且通常明確違反他們的意志。這種弔詭，爲紐約精神病學家湯瑪斯‧薩斯（Thomas Szasz）同樣於1961年出版的另一本影響深遠的著作構成了理論基礎，薩斯將其擴大爲根本性的抨擊，不只針對收容所，也針對瘋狂的現實本質。在《精神疾病的迷思》（*The Myth of Mental Illness*）中，薩斯認爲精神疾病患者確實在承受眞正的痛苦，但把他們說成「生病」，不過僅僅是一種比喻。精神疾病是由行爲所定義的：只有在一個人造成他人困擾、不事生產，或者拒絕與周圍的人共享信念時，他才會被說是受到精神疾病之苦。精神醫學只是現代的神職人員玩弄的權術，把逾越常理的行爲視爲醫學疾病，正如過去的神父將信仰無法見容於教會之人診斷爲異教徒或女巫。薩斯樂於提

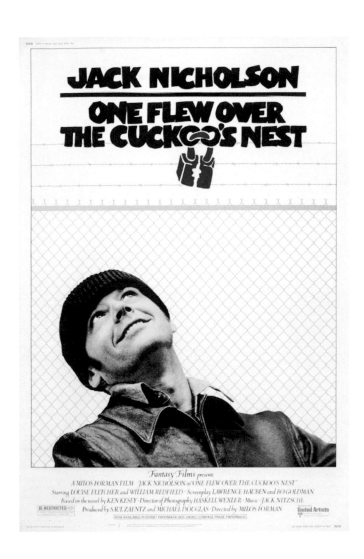

JACK NICHOLSON
ONE FLEW OVER
THE CUCKOO'S NEST

Fantasy Films presents
A MILOS FORMAN FILM "JACK NICHOLSON in ONE FLEW OVER THE CUCKOO'S NEST"
Starring LOUISE FLETCHER and WILLIAM REDFIELD · Screenplay LAWRENCE HAUBEN and BO GOLDMAN
Based on the novel by KEN KESEY · Director of Photography HASKELL WEXLER · Music · JACK NITZSCHE
Produced by SAUL ZAENTZ and MICHAEL DOUGLAS · Directed by MILOS FORMAN
United Artists

醒他的讀者，19世紀的醫師是如何為那些堅持想逃跑的奴隸創造了「漫遊症」（drapetomania）的診斷。精神疾病是由精神醫學所強制執行的道德共識結果，除了被診斷疾病的人以外，每個人都接受這份共識。用17世紀瘋人院患者納森尼爾·李（Nathaniel Lee）的話來說，即為：「他們說我瘋了，我說他們瘋了，可惡，他們的票數比我多。」

1961年的巴黎，米歇爾·傅柯（Michel Foucault）出版了他的第一部鉅作《瘋癲與文明：古典時代瘋狂史》（*Folie et déraison: histoire de la folie à l'âge classique*）（英文版《瘋癲與文明：理性時代瘋狂史》〔*Madness and Civilization: A History of Insanity in the Age of Reason*〕則以節本出版），這是一部針對收容所的分析專書，並成為那個年代最有影響力的批判理論跳板。對傅柯而言，收容所在17世紀的出現，指出了歷史的斷裂：在此時間點上，理性取得了文化上的壟斷，而瘋人的聲音——過去被視為寓言、機智和智慧的來源——不再為人所理解。取而代之地，瘋人變得不受歡迎了，他們要不被迫進入濟貧院從事生產工作，要不囚禁在收容所。由皮內爾和約克避靜院領軍的19世紀收容所照護改革，雖被認為充滿人道和進步精神，然而實際上，它只是一套更有效的控制技術，以通往工作與社會的常規。精神醫學的語言以一種瘋人無法理解的方式登場，並堅持瘋人只能以理性

上圖
1975年的《飛越杜鵑窩》（*One Flew Over Cockoo's Nest*），是米羅斯·佛曼（Milos Forman）改編自克西同名小說的電影，它既叫好也叫座，成為歷史上三部橫掃奧斯卡學院五項大獎的電影之一，包括最佳影片、最佳導演、最佳男主角、最佳女主角和最佳劇本。

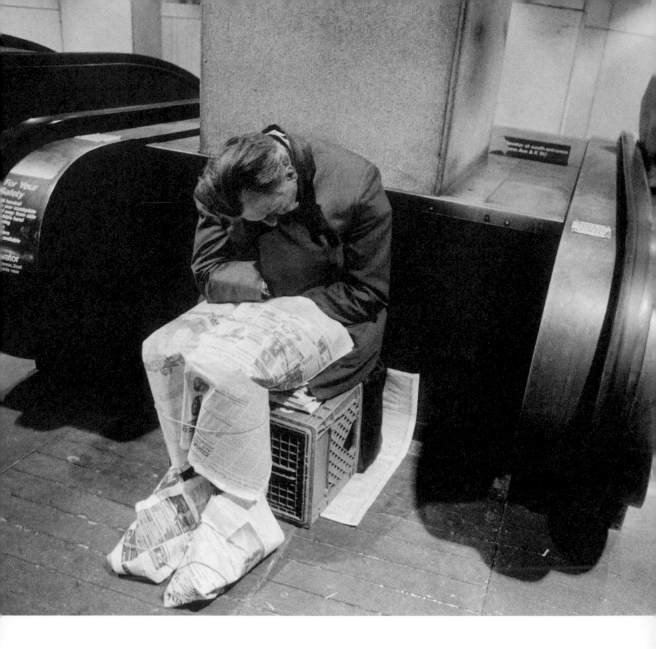

的語言來討論。

　　這些批判全都來自專業人士和學術領域，卻注入了大眾激進主義和異議的思潮裡，在1960年代集結爲一股能量。引領這些批判前進的方向中，則屬蘇格蘭精神科醫師連恩（R. D. Laing）最爲成功。1960年，連恩在倫敦出版了第一部著作《分裂的自我：正常和瘋狂的存在主義研究》（*Divided Self: An Existential Study in Sanity and Madness*）。本書是連恩的一次嘗試，他企圖把精神疾病——特別是精神分裂症——的經驗從專業的臨床語言中解救

出來，並以它自身的詞彙去理解它：這是作爲一個無解問題的解方，也是當正常的社會關係破裂時，自我的最後一道防線。連恩先後以存在主義和東方神祕主義交會融入於精神醫學當中；他的啓發者包括了19世紀末的治療師如佛洛伊德和賓斯萬格，以及阿爾托等精神病患，還有從沙特（Jean-Paul Sartre）到馬克思（Karl Marx）等哲學家。連恩的思想具有多重脈絡——充滿悖論、自相矛盾，以及對原有立場的放棄——導致他在精神醫學內部發揮的直接影響力有限，然而其理論的兼容並蓄，以及改革創新的可能性，使得他成爲反主流文化

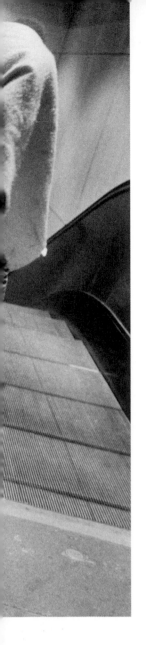

對頁
〈人行道的精神病患〉（Sidewalk Psychotic），攝影師東尼·哈伯特（Tonee Harbert）攝。隨著精神病院關閉並使病患出院，許多長期患病者無法在醫院外的世界生存。

到了此刻，公立精神病院以驚人的速度關閉。

運動長久推崇的偶像。

上述的人物往往被輕蔑地概括歸類為「反精神醫學運動」（anti-psychiatry）團體，但其中大多數人都強烈反對這個標籤。他們的書籍大為暢銷，催生出系列作品、追隨者、社會運動、新的研究方法，數十年來在學術界、精神醫學界、政治界、抗議和大眾文化中掀起了迴響。在大眾想像中，他們對抗收容所的反叛形象牢牢地與1962年肯·克西的小說《飛越杜鵑窩》綁在一起。這部小說體現了英王詹姆斯一世

時期的假扮瘋人傳統，主角藍道·麥墨菲（Randle McMurphy）為了逃避入獄服刑，假裝精神異常，卻發現自己陷入了全控機構。他拒絕服從，結果被施以前額葉切除術，失去了自我認同。

幾年之後，現實更勝虛構小說。心理學家大衛·羅森漢恩（David Rosenhan）進行了一場實驗，請7位精神狀態完全正常的學生前往數間精神病院，宣稱聽見腦中的聲音，要求入院治療。所有學生都被准許住院，並且被診斷出精神分裂症，唯有同意診斷，方能出院。精神醫學的世界似乎變成了一座巨大的瘋人院，神志正常的人是瘋人，而瘋人也是正常人。在《飛越杜鵑窩》的同名改編電影於1975年囊括奧斯卡五項大獎之後，收容所已經無法為自己的存在辯護了。這部電影最令人難忘的場景，是傑克·尼克遜在接受未施打麻醉劑或肌肉鬆弛劑的電痙攣治療時所承受的痛苦折磨；實際上，這種做法在1950年代便已全面棄用，不過這項事實無關

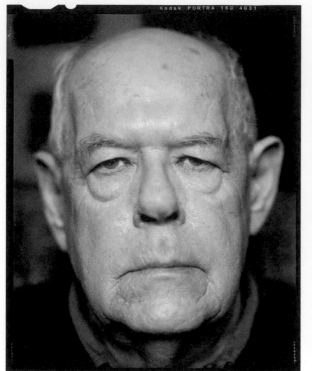
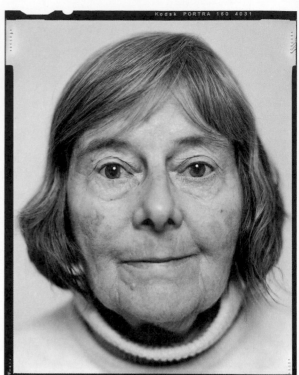
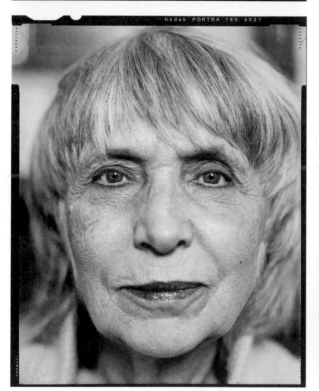
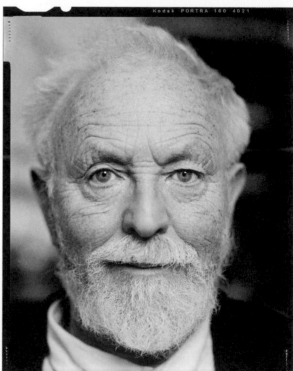

緊要。「收容所」一詞的古老含意「與世隔絕的避難所」被新的意義改寫了：一座施行殘忍社會控制的機構。

到了此刻，公立精神病院以驚人的速度關閉。公眾態度的轉變可能讓這段過程更容易處理，但還有更大、更非個人性的力量在驅動：經濟，以及健康照護的責任從國家轉移至私部門。正如反對關閉精神病院者所預言的那般，醫院過去所承受的負荷，雖然並不夠照顧所有病患，都超出了社區和公民社會所能承擔的範圍。美國總統詹森提出了「大社會計畫」（Great Society），如醫療補助（Medicaid）和聯邦醫療保險（Medicare）等措施，以聯邦政府的資源支持社區和社運團體，他們正在組織以建立替代方案，取代未經改革且極為昂貴的州立醫院。但是保險公司削減精神疾病的醫療給付至最多支付30天，再加上醫院預算縮減，之前的精神病患如果沒有家庭支援，通常下場是住進破爛旅館，或流落街頭。他們占領了現代城市的荒原，例如貧民區、天橋、地下鐵、廢棄工廠以及空蕩無人的停車場，就像收容所年代之前四處流浪的「貝德蘭的湯姆」，躲藏在枯萎的荒野樹叢中，唯有在這些地方，才不會遭人鞭打前進。

削弱了舊時體制的理論學者在此毫無用武之地。雖然高夫曼的思想猶如鋒利的手術刀，解剖了收容所系統，但他認為這是現代社會組織方式之下不可避免的結果。薩斯相信精神健康照護應該是各方自願的安排，而非由國家或納稅人來支持。傅柯主張所有機構都是壓迫性的，而那些基於改革的人道主義精神所建立的機構對這份壓迫傾向尤其視而不見。社區運動倡議者諸如索爾‧阿林斯基（Saul Alinsky）則認為，最終問題不在收容所，而是社會，並極力主張精神科醫師應該介入精神問題的根本原因，包括貧窮、無歸屬感、種族主義和失業。但是，施加在精神醫學界的壓力持續將它推往相反方向發展：藉由針對最嚴重、最滋擾的個案進行治療，並透過處方藥控制症狀，將有限的醫療資源做最大程度的利用。

在英國，隨著摧毀舊時收容所的鐵球一掃而過，很明顯的是，社區照護作為眾所周知的替代方案，可以提供良好或便宜的醫療，但無法兩者兼顧。大多數「被放出」舊時精神病院的病患已經沒有家人或資源，機構的多年照顧也侵蝕了他們的處事能力。到了1980年，正如鮑威爾當初所計畫的，英國精神科的病床數已經減半，但精神疾病並未消失：相反地，因為精神疾病而入院的人數正在增加。唯一的解決方法就是加速病床的「流動率」，盡快將病患送回社區。然而，如果造成精神疾病住院的問題沒被解決，那麼，大多數病人重返精神病院也只是時間早晚而已。過去收容所的「儲藏」問題，只是被相反的「旋轉門」問題所取代。

戰後，建立社區醫院的夢想在與世無爭的地區存活下來。1962年，麥斯威爾‧瓊斯從美國回到英國，接手管理愛丁堡郊區的丁格頓醫院（Dingleton

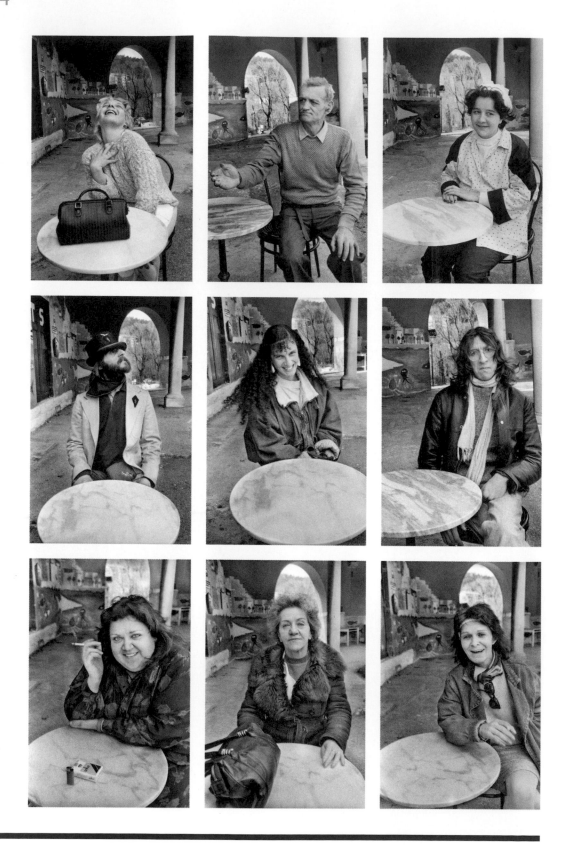

次頁跨頁
取自克里斯多福・培恩（Christopher Payne）於2009年的作品《收容所：州立精神病院的封閉世界之內》
（Asylum: Inside the Closed World of State Mental Hospitals），照片內容分別為：
病人牙刷，哈德遜河州立醫院（Hudson River State Hospital），紐約，波基普西
特拉佛斯城州立醫院（Traverse City State Hospital），密西根
醫院輪床，哥倫比亞州立醫院（Columbia State Hospital），南卡羅萊納，哥倫比亞
州立紀錄與檔案，春叢州立醫院（Spring Grove State Hospital），馬里蘭，卡頓斯維爾

繼收容所時期之後突然興起的治療性實驗大部分為時短暫。

Hospital），繼續推動二戰時在磨坊山實驗所發展出的醫療原則。蘇格蘭的收容所向來採行「開放門戶」式的管理風格，其傳統可追溯至布朗恩的年代，並且也長期接納赫爾鎮的家庭照護模式。19世紀時，諸如謝德蘭群島和愛倫島等島嶼就被譽為是「北方的赫爾」。丁格頓醫院原本已奉行開放門戶式系統，瓊斯更進一步將此處發展為平等的社會，讓醫師和病患每週坐下來開會，決定並組織醫院的運作方式。丁格頓醫院歡迎訪客，病患也被允許自由散步。然而，瓊斯雖是精神科醫師，卻對定義其專業的醫學前提產生了質疑：根據精神醫學的假設，「照護」僅次於「治療」，而病患自我幫助的潛力則被大大地忽略。但瓊斯認為，除了明顯的生物學和基因病況之外，精神疾病不是一種病，而是有害的社會力量導致的結果，最好的療法並非醫藥，而是讓病患沉浸於另一個組成良好的社會。

這樣的實驗性社會在成功時很吸引人參與，也很鼓舞人心，但在「後收容所」的世界卻難以維持。丁格頓醫院寬鬆的規則和門戶開放的精神，與日漸強調風險管理的國家政策格格不入。隨著資源萎縮，它們被集中於少數行為滋擾或犯罪的個案上面，而媒體報導也聚焦於社區精神異常者中特別暴力的故事（就如同現在一般，精神病患更可能成為暴力的受害者，而非加害者）。理論上，開放且寬容的治療性社區是替代精神病院的好選擇，但在實務上，當地居民、市政議會和警力都非常抗拒這件

事。便如同自從收容所誕生以來就有的問題，社會大眾雖然希望精神疾病患者能順利康復，但也希望與他們盡可能減少接觸。

繼收容所時期之後突然興起的治療性實驗大部分為時短暫，最享盛名者是1965至1970年間在連恩資助下開辦，位於東倫敦的金斯利廳（Kingsley Hall）。金斯利廳的經營作風既激進又混亂，既大膽又極為出風頭，他們在國家體系之外運作，也從來都沒有宣稱自己拿得出可實行的替代療法。金斯利廳隨心所欲的價值理念產生了從來未能妥善解決的矛盾困境：精神科醫師拒絕行使其專業權威，病患卻仍要求被權威管理；由於此處完全沒有紀律，結果導致按捺不住的患者遭到同伴暴力地約束。金斯利廳在治療上的價值並沒有受到證實，但它在作為公眾劇場方面取得了巨大的成功，以戲劇化的方式演繹了醫師和病患、瘋狂和正常、收容所和世界之間的另類關係。

持續最久的治療性社區範例是由威尼斯精神科醫師法蘭科·巴薩格利亞在義大利推行的運動中所開創。1961年，巴薩格利亞被任命為戈里察（Gorizia）精神病院的主管。戈里察是義大利邊境的偏遠小鎮，與共產主義的南斯拉夫共和國為鄰。巴薩格利亞在此目睹了收容所尚未改革之前最可怕的景象：病患終生被棄於監獄欄杆之後，只能服用鎮靜藥物，院方人員以電痙攣治療威脅病患，倘若病患失去求生意志，就會遭到強制餵食。就像漢威爾的康納利一樣，

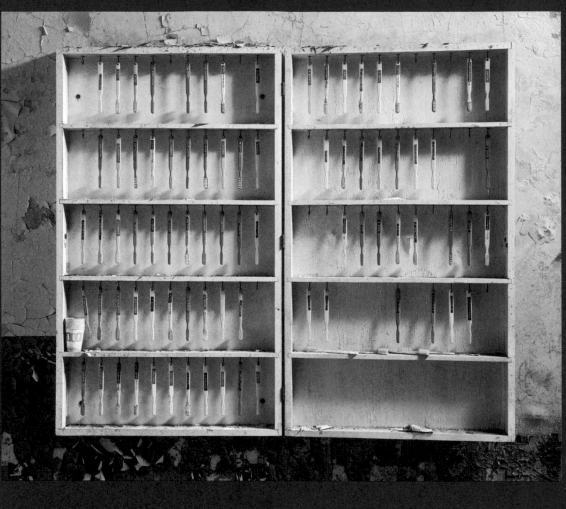
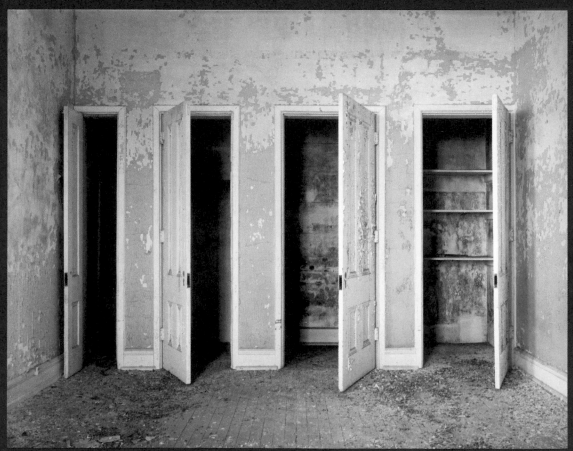

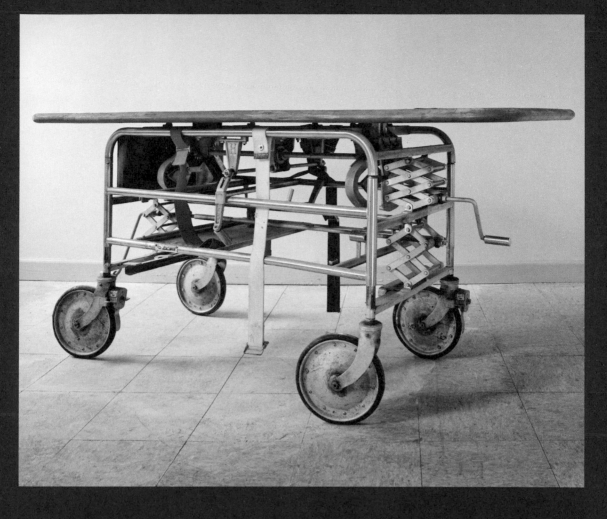

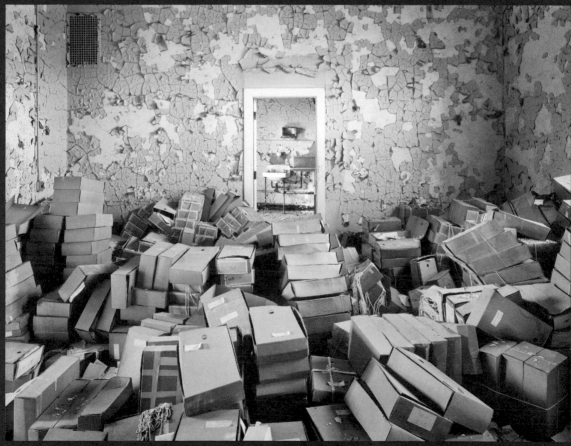

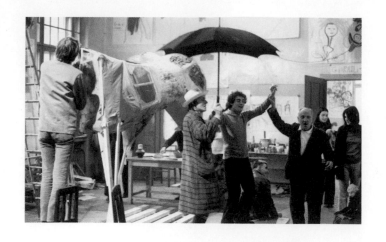

《巴薩格利亞法》使
精神病院新的入院
治療成爲違法。

巴薩格利亞開始廢除一切約束工具和電擊療法。在參訪丁格頓醫院之後，他推行更激進的方式，解鎖病房，並舉行每日會議，讓遭到機構化的病患能開始掌控醫院和自己的生活。一群與巴薩格利亞理念相近的精神科醫師在他周圍組織起來，透過他們成立的民主精神醫學協會，在義大利境內進行探訪、擔任志工，並傳播巴薩格利亞的療法。1971年，巴薩格利亞接管了的理雅斯特（Trieste）該區的精神健康服務，他在大規模的慶祝中關閉了精神病院，將社區治療的聖戰轉變爲一場振奮人心的群眾運動。

　　巴薩格利亞的意識形態來自高夫曼和傅柯，並將收容所（精神病院）的管理擴展爲對社會及其專制結構的根本批判。然而他也相信，維持部分系統並從其內部進行改革是至關重要的。不同於

諸如金斯利廳的實驗，巴薩格利亞的信奉者將他們的方法扎根於國家系統，建立一個致力於用社區中心取代收容所，並將精神疾病治療整合至一般健康照護的專業網絡。1980年，義大利國會通過一項突破性的新法案，判定精神病院新的入院治療成爲違法，把所有的精神疾病授權給社區照護。儘管它獲得的支持橫跨各政治光譜，包括那些主要意在削減國家精神醫療照護負荷者，但眾人一般稱其爲《巴薩格利亞法》。

　　法案在義大利各區造成非常不同的結果。在南義大利，許多地區的照護系統還沒爲新的負荷做好準備，行爲失控且亞需照護的新病患將醫師推向極限，甚至超出了極限。病患們被送回無能照顧他們的家庭中；人們也發現法律上的漏洞，允許精神病院的住院繼續下去。

上圖與右圖
巴薩格利亞在的理雅斯特關閉收容所（精神病院）的象徵物是「馬可‧卡維羅」（Marco Cavallo），一隻藍色紙雕馬。1973年，由收容所病患、工作人員和志工一起完成，並使用木框進行強化，最後完成的紙雕馬高達四公尺。他們把將紙雕馬從醫院運至城市街頭，作爲儀式。

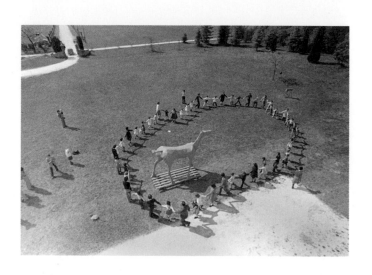

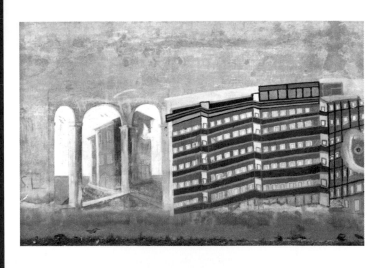

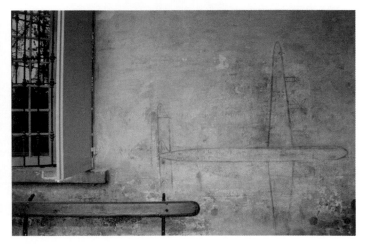

在其他區域，例如的理雅斯特、佩魯賈（Perugia）和帕爾馬（Parma），民主精神醫學協會則已記取英國人的慘痛教訓，奠定成功的基礎。在當地社區的協商與合作關係之下，鄰里間建立了日間照護中心，而透過它們所提供的醫療資源，病患得到了妥善的安置與支持，實現獨立自主的生活。

到了這個時代，英國國民保健署（National Health Service, NHS）的改革使伯利恆皇家醫院得已定期重整，目標是以如商業般的基礎進行組織，準備在國內醫療照護市場上競爭。伯利恆醫院被拆解為組件般的醫院部門，又透過一系列新的管理模式進行重組，始終在努力奮鬥求生──一如它在漫長歷史中多次經歷的──權衡收支並放眼未來。1994年，伯利恆醫院成立獨立信託基金，隸屬於國民保健署的一部分，但財務獨立；1999年，它再度與規模更大的南倫敦國民保健署信託基金及莫茲利精神健康服務合併。

今日，伯利恆醫院在別墅系統設計涵蓋的各個病房及區域提供了非常廣泛的服務：為罪犯設置的中等戒護等級鑑定部門、母子病房、焦慮症中心，以及知名的精神病部門，設有為全國少數非典型和問題患者提供特殊照護的區域。伯利恆醫院的住民得以參與各式各樣的活動，從游泳到武術課程、參觀工作農地和日間倫敦旅遊。他們還可以努力學習木工和織品技藝，考取執照，或者

上圖
位於雷焦艾米利亞的聖拉薩羅精神病院廢棄後的照片，從前的病患在牆壁留下塗鴉。

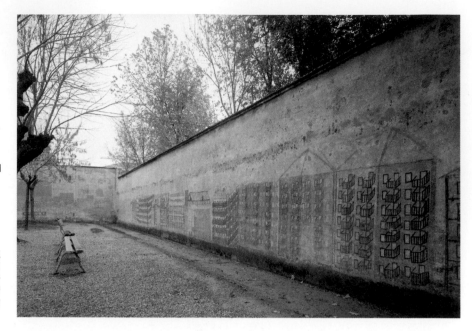

右圖
廢棄的聖拉薩羅精神病院
牆壁上的圖畫,畫中是高
層住宅區。在義大利的許
多城市,精神病院關閉帶
來大量住宅與社會福利的
新需求。

在藝術工作坊發展創造力,也有繪畫、陶藝及雕刻設備。工作坊附設有蓬勃發展的藝廊,展示患者的作品,吸引了大眾與更廣大的藝術圈對它們的關注。伯利恆醫院的入口旁建置了一座新的博物館,儲存醫院獨特的文件檔案,並展示醫院的歷史文物和藝術收藏品。

伯利恆醫院已經實現了二戰結束幾年後樂觀的改革世代所構想的精神病院之理想,並且在許多層面上都有所超越。林蔭中的磚砌別墅建築乘載著寧靜的村莊,提供專業知識與服務,遠離使人狂亂的人群,卻與社區以及更廣大的醫療保健網絡緊密相連。然而,一世紀前的精神科醫師無法想像,精神病患的需求如何遠遠超過了照護系統的能力。醫院的病患在有需要的人們之中只占了一小部分,數量遠遠不及精神病院綿延冗長的候診清單。這些人或被放逐於他們無力謀生的外在世界,或被收容中心與監獄所吞噬。

註解

1 quoted in John MacGregor, *The Discovery of the Art of the Insane* (Princeton: Princeton University Press, 1989) p. 197

2 Ugo Cerletti, 'Old and New Information about Electroshock', *The American Journal of Psychiatry*, Vol. 107, August 1950, pp. 87–94

3 'European Psychiatry on the Eve of War', *Medical History* Supplement No. 22 (London: Wellcome Trust Centre for Medicine at UCL, 2003) p. 77

4 Joshua Bierer, *The Lancet* (1959) p. 901

5 Betty Friedan, *The Feminine Mystique*, (W. W. Norton, 1963) p.15

6 *Aspects of Anxiety* (1968), quoted in Andrea Tone, *The Age of Anxiety* (New York: Basic Books, 2009) p. 158

7 William Sargant, *The Unquiet Mind* (London: heinemann, 1967) p. 200

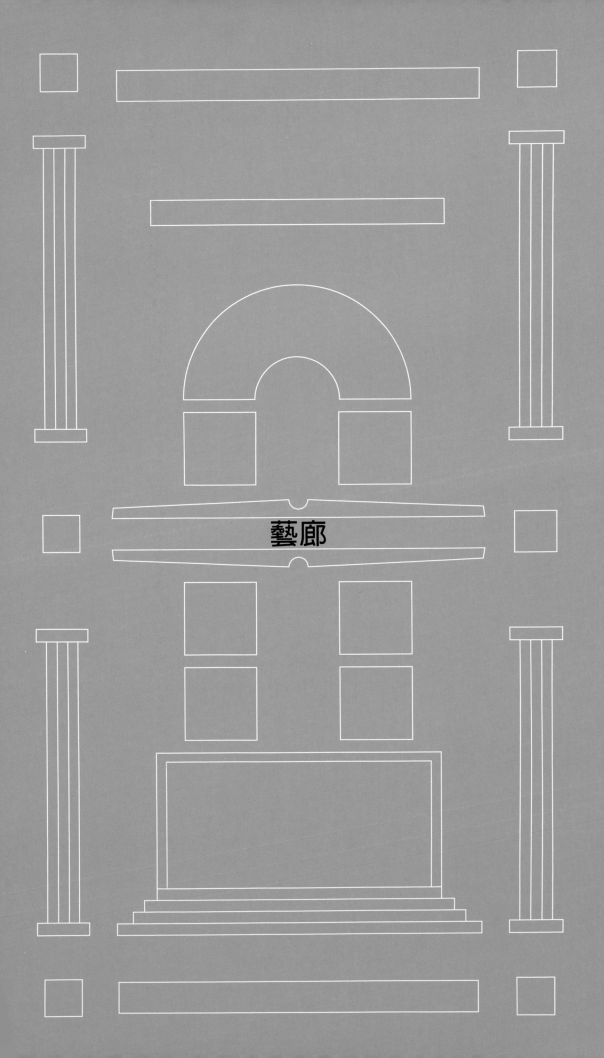

賽伯頓因宗教妄想的折磨，在1894至1912年間是約克避靜院的病患。但醫師認為賽伯頓「確實非常好相處……幾乎找不到比他更友善的人」。

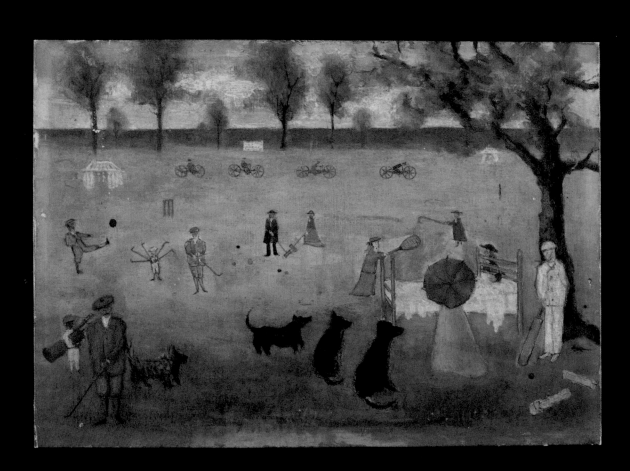

本頁上圖
賽伯頓的作品〈避靜院的運動和活動〉（*Sports and Activities at the Retreat*），約作於1890至1900年，描繪病患專注於運動與開放的氛圍中。

對頁上圖
吉爾摩的作品〈刻度〉（*Scales*）。該作被描述為「被害妄想症患者的塗鴉」。資料來源為克雷頓皇家醫院（Criechton Royal Hospital）。

對頁下圖
吉爾摩的作品〈威爾希・奧斯華的告解與真言〉（*The Confessional Press and Voice of Wilsey Oswald*），約作於1910年。吉爾摩的藝術作品並非治療結果，而是抗議壓迫的收容所體制。

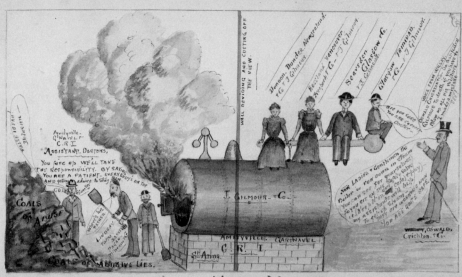

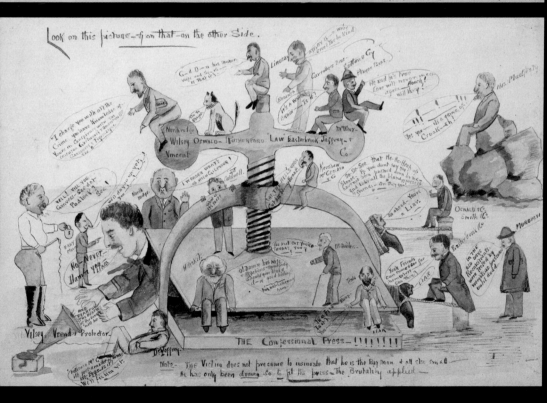

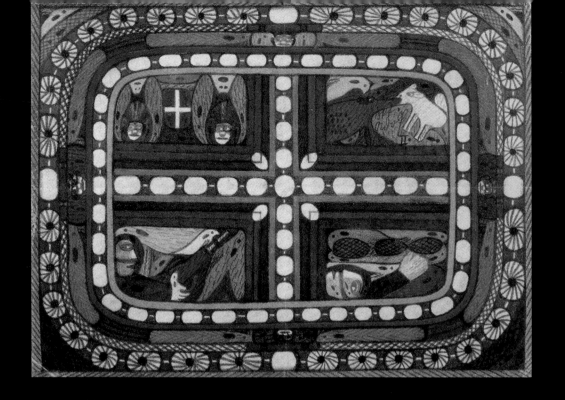

阿道夫・沃夫里
ADOLF WÖLFLI

1864—1930

沃夫里（見P159）在1895年時於伯恩被判終生監禁。他是藝術圈初次留意的精神病患之一。

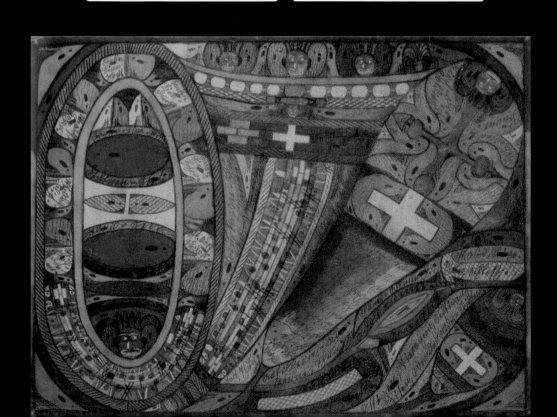

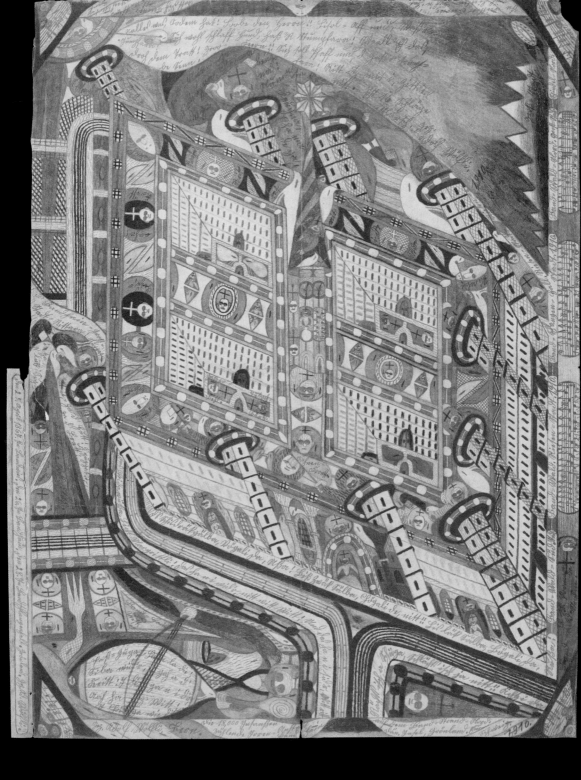

對頁上圖
沃夫里〈聖阿道夫王座的琴馬亞索森林〉（Tschimberasso Forest St Adolf-Throne），1930年。以鉛筆和彩色鉛筆繪於紙上。其作品經常伴隨文本和音樂創作。

對頁下圖
沃夫里的〈伯恩高地的康德谷〉（Kander Valley in the Bernese Oberland），1926年。以鉛筆和彩色鉛筆繪於紙上。超現實主義藝術家安德烈·布勒東（André Breton）很仰慕沃夫里的作品。

本頁上圖
沃夫里的〈精神病收容所的帶狀灌木叢〉（Mental Asylum Band-Copse），1910年。取自1908至1912年間完成的《從搖籃到墳墓》（Cradle to the Grave）第四卷，也是其中最大幅的作品。以鉛筆和彩色鉛筆繪於報紙上。

謝爾蓋·潘克傑夫
SERGEI PANKEJEFF

· 1886 ·
· 1979 ·

原為俄羅斯貴族,他的外號「狼人」
更為出名。他是佛洛伊德研究最知名
的個案之一,因此得到這個外號。

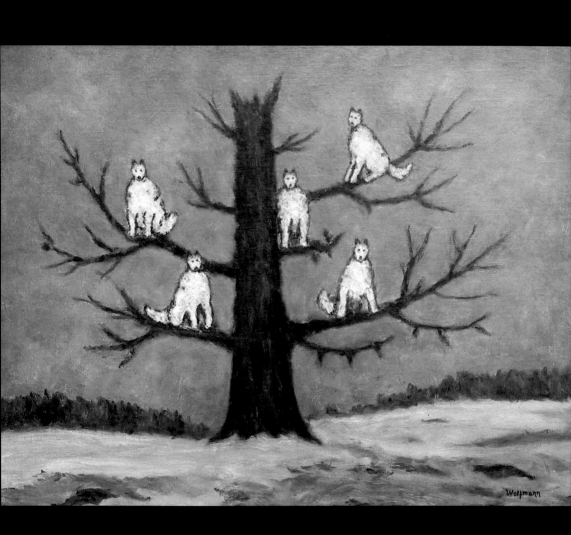

本頁上圖
潘克傑夫的油畫〈坐
在樹上的狼〉(*The
Painting of Wolves
Sitting in a Tree*)。
1964年作。內容是關
於他在1914年首次向
佛洛伊德描述的夢
境。

對頁組圖
杜德利·雷蒙·懷爾
德在1954年的素描,
現為衛爾康博物館館
藏。懷爾德創造了一
系列12張諷刺畫,描
述收容所的生活。

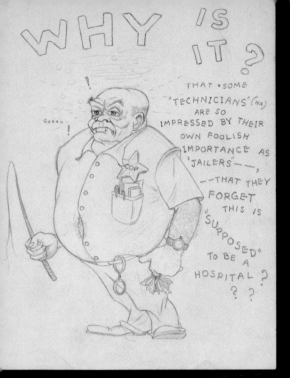

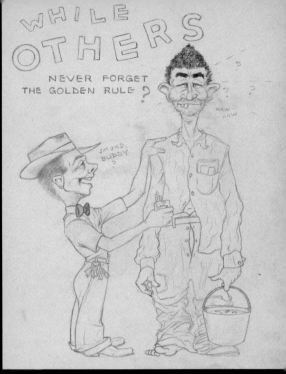

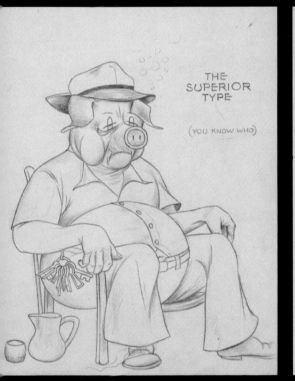

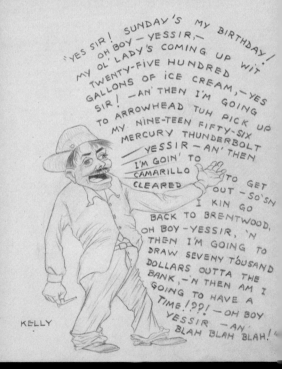

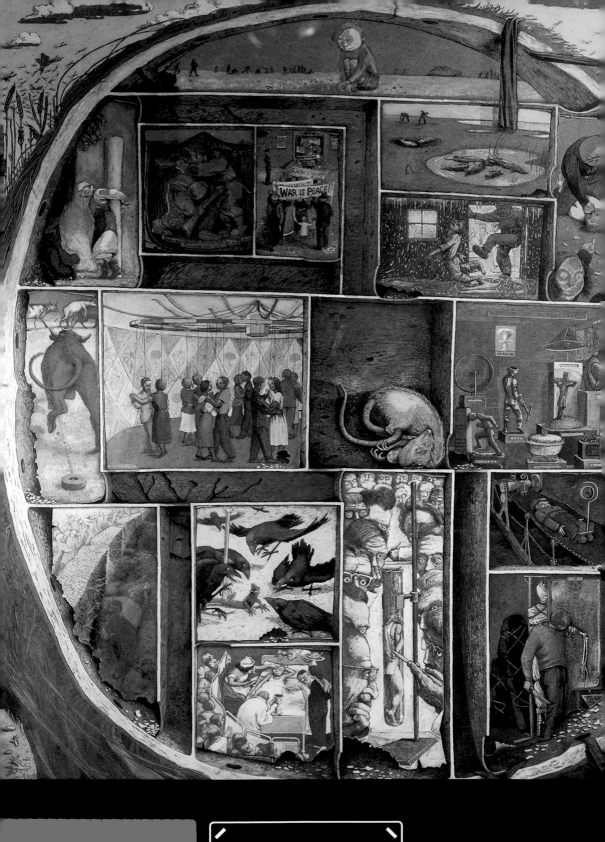

1952年，庫拉雷克被送往莫茲利醫院，經診斷為精神分裂症。1959年，他回到加拿大，成為一位成功的插畫家。

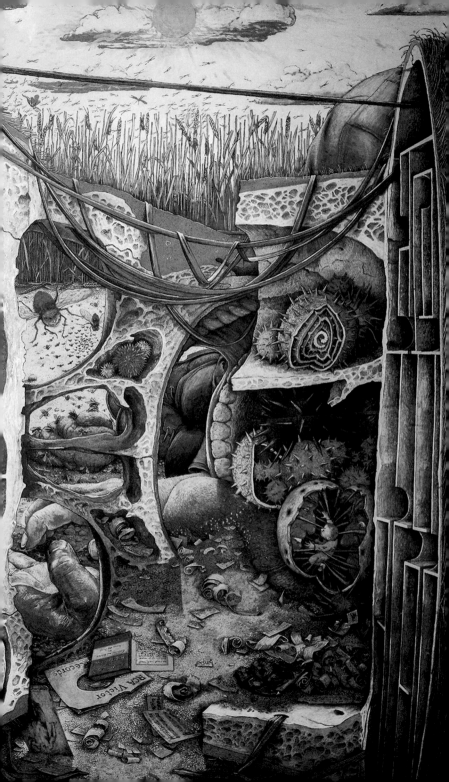

維托利歐·卡雷西

1930 1996

VITTORIO CARLESI

卡雷西在1954年被送往佛羅倫斯的精神病院之前原本是室內裝修師。1982年,他加入西尼亞(La Tinaia)藝術治療中心的精神病患藝術家團隊。

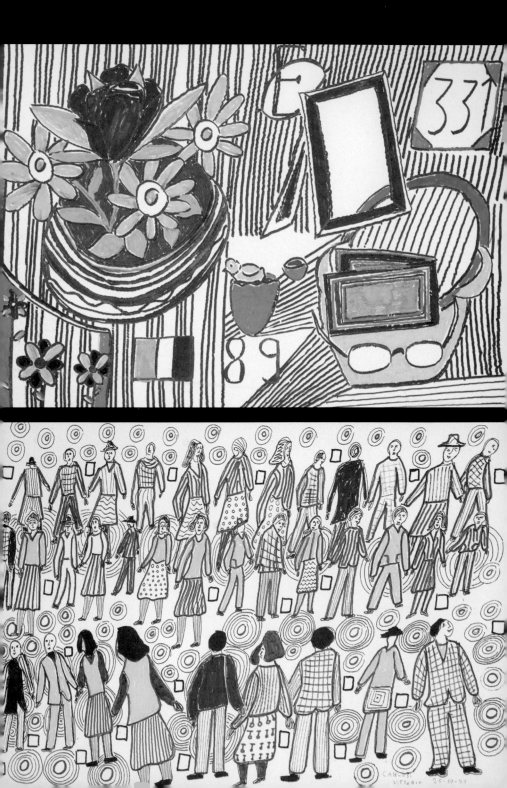

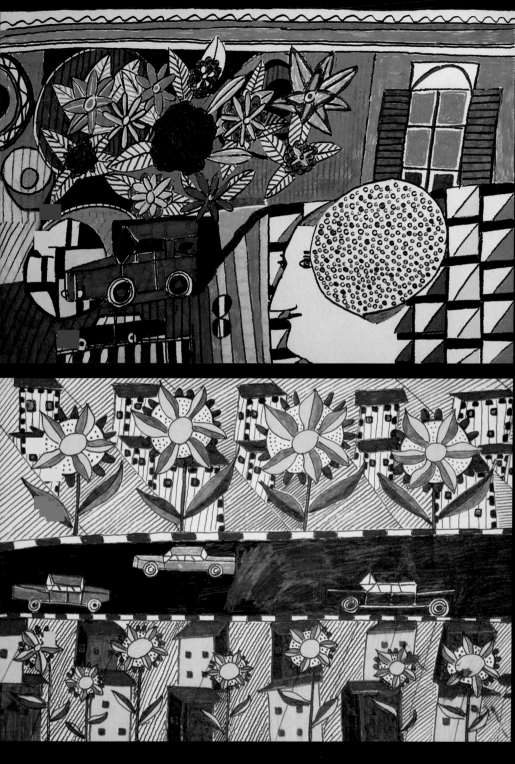

本跨頁展示了四幅卡雷西的作品，皆以馬克筆在紙上創作。卡雷西的作品特色是描述或遠或近的人事時地物記憶。每個作品都具備不同的時間階段並包含多元要素，創造一個又一個使觀眾探索的謎題。

對頁上圖：〈無題〉
（1995年）
對頁下圖：〈無題〉
（1991年）
本頁上圖：〈無題〉
（1991年）
本頁下圖：〈無題〉
（1992年）

烏利維利精神崩潰前曾在國外工作。在西尼亞藝術團隊,他雖然沒有藝術背景,卻開始創作被高度推崇的作品。

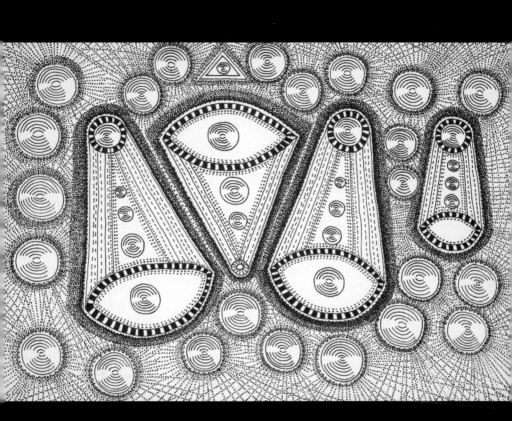

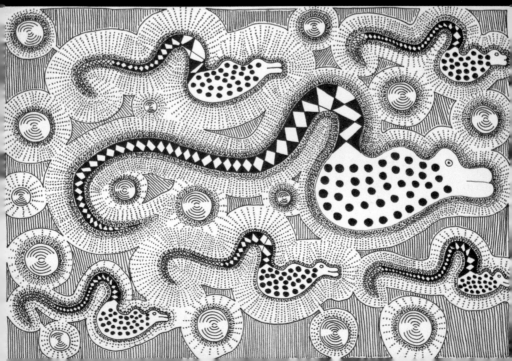

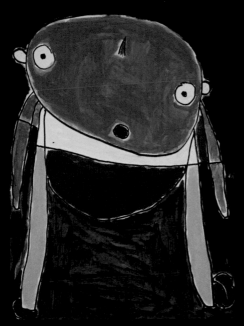

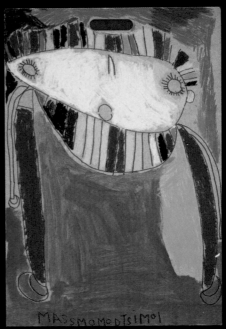

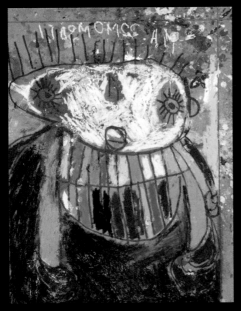

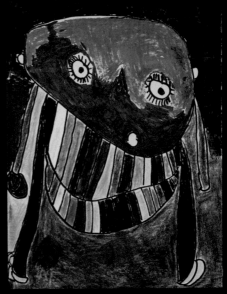

1953

迄今

馬西摩·
莫迪斯提
MASSIMO MODISTI

莫迪斯提成長於佛羅倫斯,在1990年代初期加入西尼亞藝術團隊。他大多時候使用蠟筆和馬克筆,也用水彩和壓克力顏料。

對頁
烏利維利描述自己的複雜作品是「超現實主義」,上圖是1997年的〈從未被看見的動物〉(*L'amimale mai visto; The Animal Never Seen*),下圖則是1996年的〈油坊〉(*Il frantoio; The Mill*)。

本頁上圖
人物是莫迪斯提最常重複的主題,雖然外型是類似的風格,但用驚艷的色彩組合打造鮮明的形象。

本頁四幅畫作,以左上方為第一幅,按順時鐘順序分別為:
〈無題〉(2011年)
〈無題〉(2011年)
〈無題〉(2002年)
〈無題〉(2013年)

1958

馬可·羅給
MARCO RAUGEI

2003

羅給生於佛羅倫斯，從1986年開始加入西尼亞藝術創作團隊。他的部分作品已成爲瑞士洛桑域外藝術美術館館藏（*Collection de l'Art Brut*）。

Marco Raugei
16 Marzo 1989
GIOVEDI
marco Raugei
MARZO 15

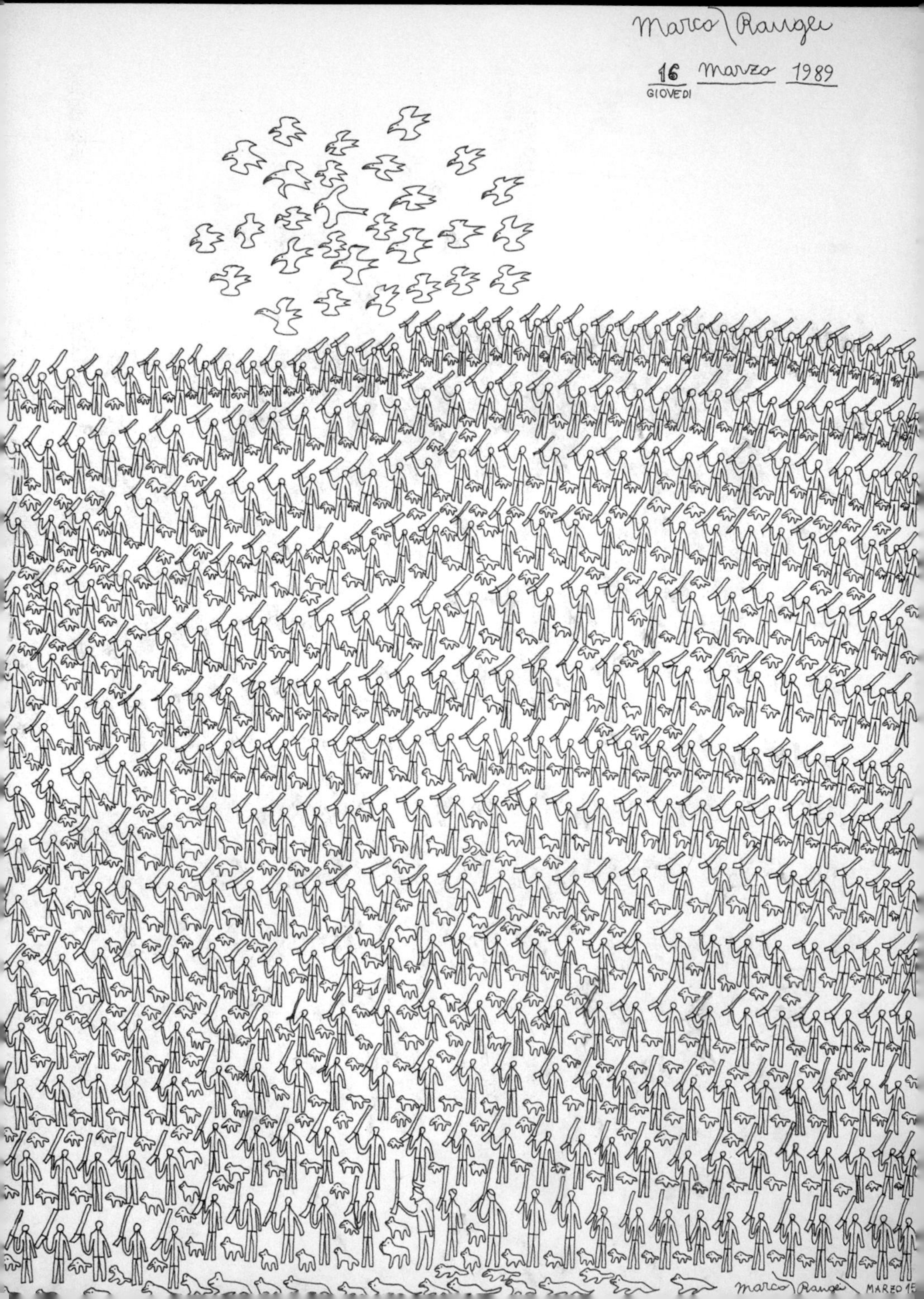

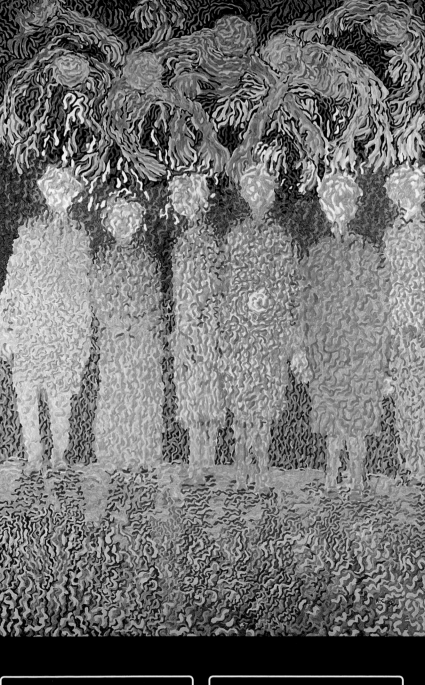

1962

羅絲瑪莉·卡森

ROSEMARY CARSON

迄今

卡森曾數度進入精神病院治療，並畫出在住院期間遇見的病患。

對頁
羅給的〈無題〉，1989年。以簽字筆在紙板上作畫。其作品特色是反覆出現的人物形象或物體，有節奏地填滿作畫

上圖
在這幅1997年的作品裡，卡森描繪病人排隊等候醫師問診。病患上方盤旋的人物代表他們的恐懼。

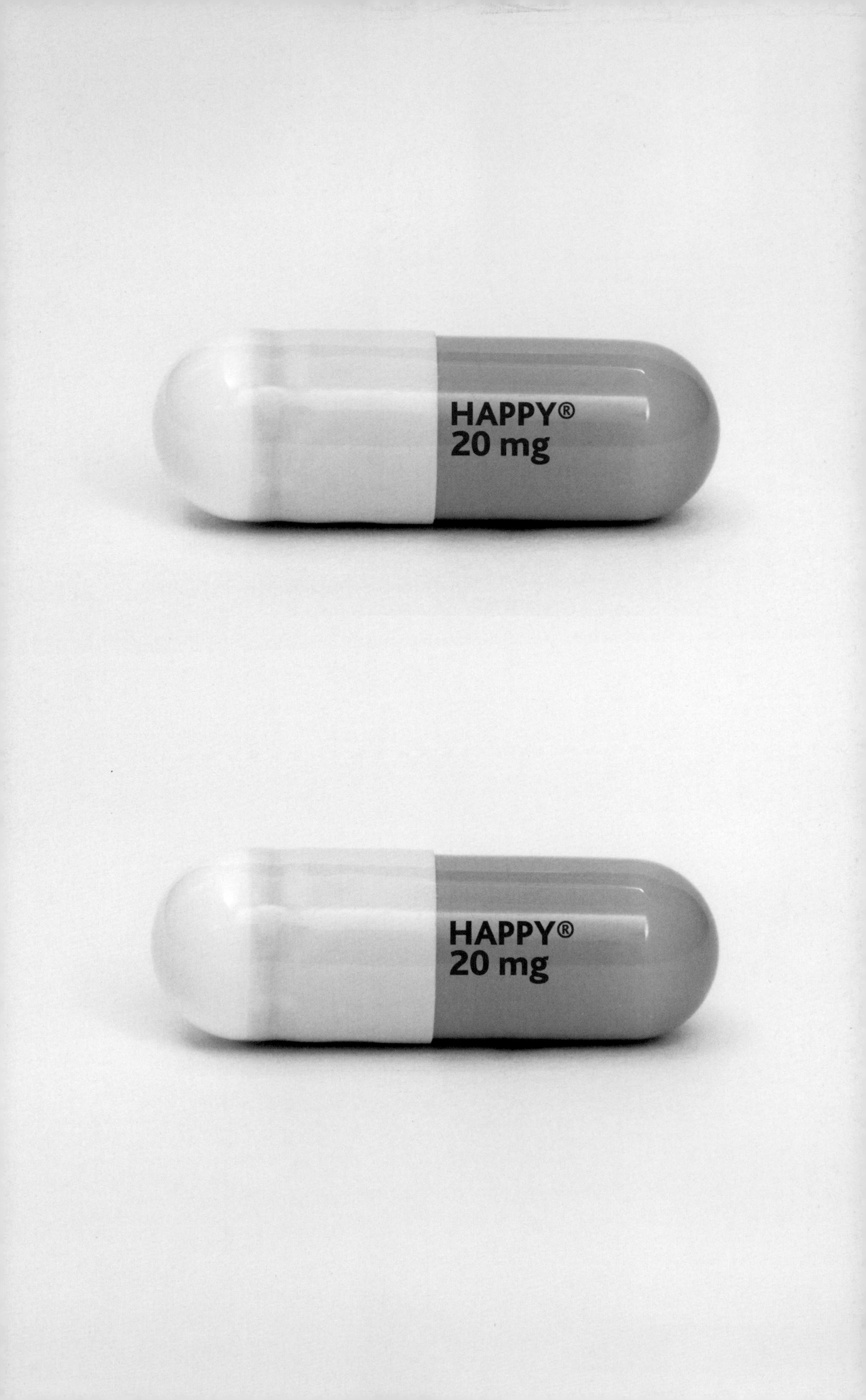
HAPPY®
20 mg
HAPPY®
20 mg

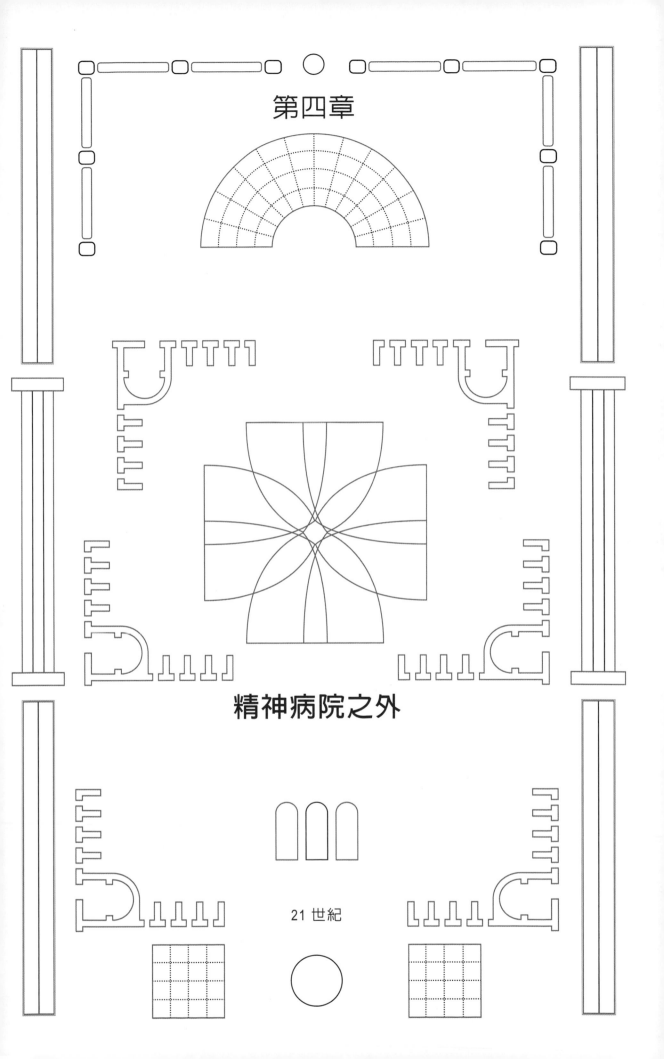

第四章

精神病院之外

21 世紀

收容所出現之後，全世界已變成一座巨大的瘋人院。比起過去，我們更加理解大腦及其運作，而且針對精神疾病製造出來的新藥多如繁星。不過，精神疾病並未被送入歷史。隨著收容所滅亡，人們也預期精神疾病將大幅消失於視野中，變得如糖尿病和高血壓，以規律服藥來控制病情。然而，精神疾病的盛行率在全球大爆發，21世紀較為年輕的世代更是如此。多數已開發國家估計，年齡低於15歲者，在任何時候約10%的人有精神健康問題；在美國，大約7%的學童因為情緒或行為障礙而用藥。21世紀以來，確診雙相情緒障礙症（躁鬱症）的青少年人數也增加了40倍。

精神疾病的大爆發，相應的是治療藥物的大幅成長。抗憂鬱藥物如今是利潤最高的藥物類別，每年銷售數百億美元，抗精神疾病藥物和鎮靜藥物也不遑多讓。但是，如果藥物是為了對抗精神疾病，這則是一場雙方似乎都能獲勝的戰爭。當1958年嘉基藥廠推出史上第一種三環類抗憂鬱藥「丙咪嗪」時，它們原本擔心憂鬱症（depression）──當時最常用的臨床術語是「melancholia」──是相對罕見的疾病，頂多只有小眾市場。而今在大部分的西方世界，約有十分之一的人口都服過抗憂鬱藥物，憂鬱症也已變成我們這個年代的代表疾病，正如憂鬱（melancholy）之於文藝復興時期。

憂鬱症藥物並非單純只是藥廠的行銷手法，如果藥物沒有任何益處，就沒有人會服藥了。憂鬱症也不是現代想像下憑空捏造之物：其症狀受到一致而明確的描述，在體液說和惡魔附身說的年代如此，在神經科學的年代亦然。然而，精神藥物和它所要治療的疾病之間具有奇特的共生關係。憂鬱症是一種抗憂鬱藥物可以緩解的病況，但透過服藥，又創造了更多憂鬱，將現代生活所引起的痛苦形塑成醫學的形式。醫師被訓練來注意這種精神病況，因為他們能夠提供藥物治療，讓某些患者（如果不是全體的話）恢復安適感。

精神藥物被醫師處方壟斷，實際上創造出一項區別，而這也是收容所的回聲：有一類人，其精神健康被認為需要專業介入。但是，精神疾病患者不再是單一個別的族群，而如今精神健康所涵蓋的範疇，也遠遠超過了醫療服務使用者和精神科醫師之間的來往。在醫師的手術和精神病院之外，還有一個市場，

對頁
薄膜包裝的百憂解（Prozac）20毫克膠囊，藥品名為氟西汀（Fluoxetine）。美國每年約有2,500萬筆百憂解處方箋獲得領藥。

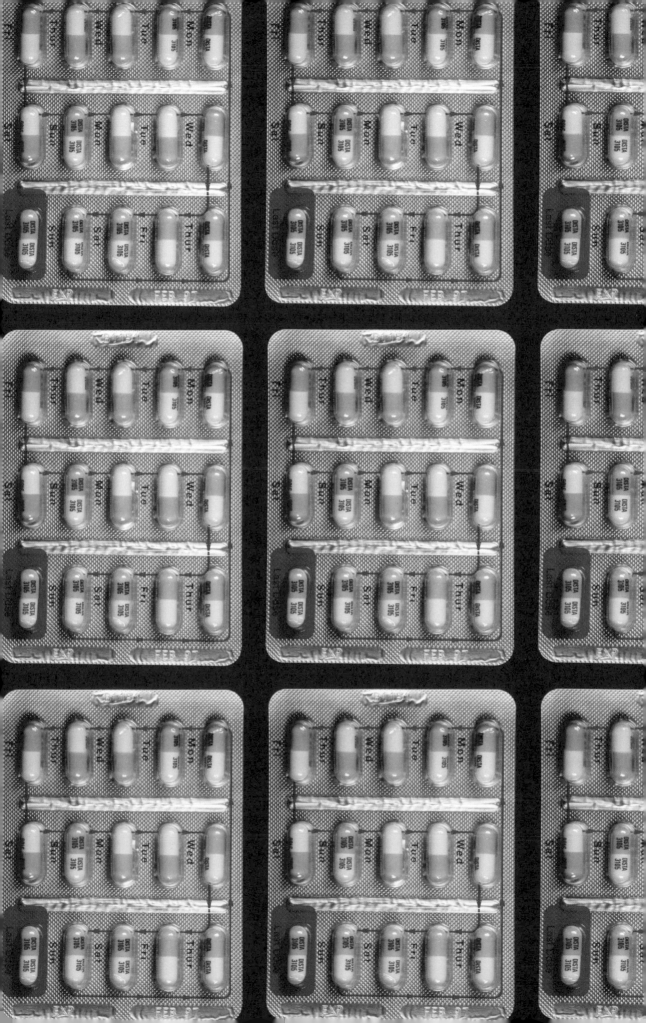

充斥著藥物、專業技術與治療方法，意在使患者恢復心靈和生命的意義與平衡。這個市場24小時營業，通道上塞滿自助書籍與課程、靈修方法、輔助醫療、傳統醫學術士、冥想與心智工具、飲食、創意療法以及魔法儀式。

以上這些時常都被認為是消費時尚的混合，是對我們膚淺而無可寄託的後現代生活方式的控訴。然而，這種融合了現代與傳統、醫學、心理與靈性療法的類似組合存在於現今全球大多數的文化中，而且從許多層面而言，帶著我們回到我們的源頭，亦即收容所出現之前的世界。21世紀就如同17世紀，醫師、藥劑師、占星家、傳教士和民俗療法術士與各種療法相互競爭，範圍從溫和藥草到強力毒藥，從占星術到驅魔，再到顱骨手術皆涵蓋在內。

波頓在其《憂鬱的解剖》裡描述的一系列療法現代得令人驚訝。他列出且評估數百種以藥物為基礎的療法，包括水銀和砷（砒霜）等有毒化學物質、番瀉葉和菸草等異國進口藥材，以及由灌木叢製作的溫和藥水，還有他那個年代的其他醫療方式，諸如放血和燙出水泡。一般而言，他認為無論藥物或手術，任何性質強烈的醫療方式都應該謹慎使用。他觀察道：「使用最少治療方法的國家，健康情況最為良好。」

在波頓的時代，同樣擁有豐富的非醫藥療法。使用音樂來舒緩病患的心煩意亂，可回溯至中世紀的基督教傳統、古典年代與舊約聖經的年代──當時大衛就已藉由彈奏七弦豎琴來安撫掃羅痛苦的心靈。波頓相信，快樂的音樂具備強大的力量，可振奮情緒、讓身體活力煥發；但同樣地，憂傷的音樂亦

右方四張圖片
當時爆紅的百憂解諷刺小品，挖苦當今的精神健康藥物如何像一般消費產品般被行銷出去。

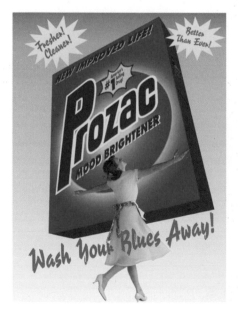

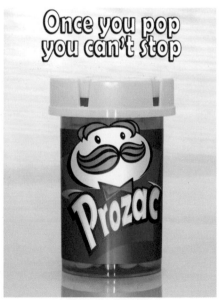

創造了「令人愉悅的憂鬱」（pleasing melancholie），可帶來深刻的心靈慰藉。睡眠應該盡可能深沉、時間要越長越好；運動、沐浴、良好的飲食和泉水都能夠恢復身心靈健康；新鮮空氣可以振奮精神、鼓舞人心。應該要培養平靜冥想的心靈狀態以發揮力量、驅趕焦慮。每個人無論憂鬱與否，都需要友誼、有人商量交流，以及愉快的陪伴。信仰與祈禱是永遠存在的力量來源。波頓主要的指導方針是「勿要孤立，勿要虛度」。這項原則將會影響幾世紀後的道德和職能療法。

比起波頓的時代，今日的藥物治療效果遠遠大得多，但他的原則依然成立。醫藥既是科學，也是藝術，單憑藥物無法讓失去平衡的生命恢復和諧與意義。從許多精神醫療服務使用者的角度而言，對於一段無法被化約為成功或失敗、時間長達一生的過程，「復元」（recovery）一詞並無幫助。它涉及的不僅僅是對大腦投藥，也包括找到新的目標和焦點，重新控制人生境遇，對你的行為以及其對周遭人物的影響有所覺察，培養自尊，找到自身歸屬的社群，學習愛自己與他人：簡言之，它是每個人在試著鍛造幸福而有意義的人生時，都會面臨的挑戰。

如果醫學方法有其局限，社會與社區療法也無法達到它們最樂觀的主張。民主精神醫學協會的運動口號是「自由即治療」，但是關閉收容所並未讓所有病患恢復正常，而「社區照護」往往更淪為「疏於照護」的同義詞。與關閉收容所在同一時期發生的反主流文化運動，助長了瘋狂和社會的關係轉變：挑戰精神疾病的污名、傾聽精神醫療服務使用者的聲音，並為他們贏得相關權

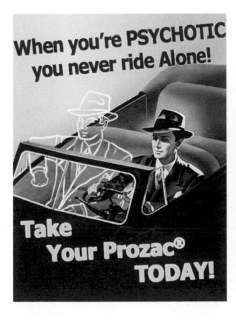

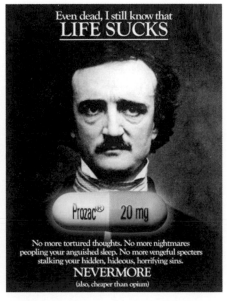

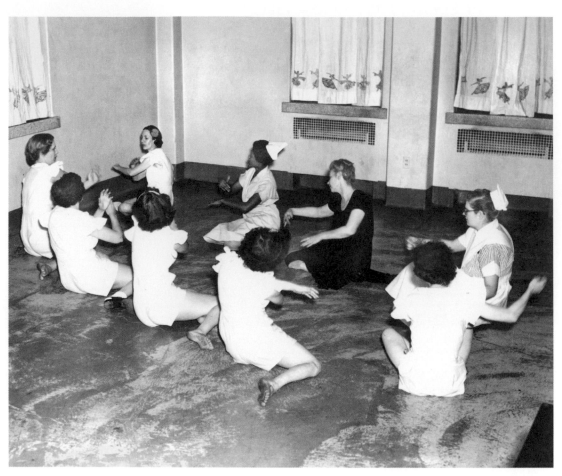

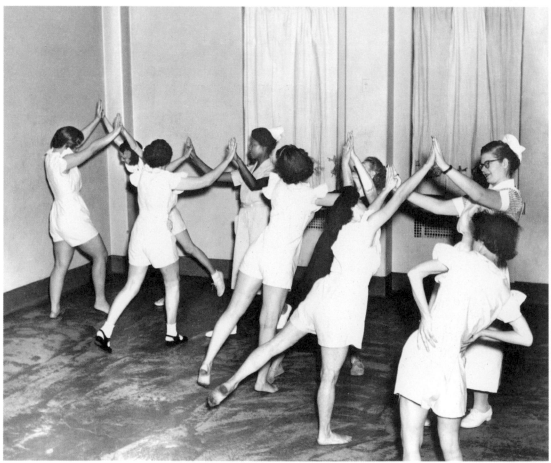

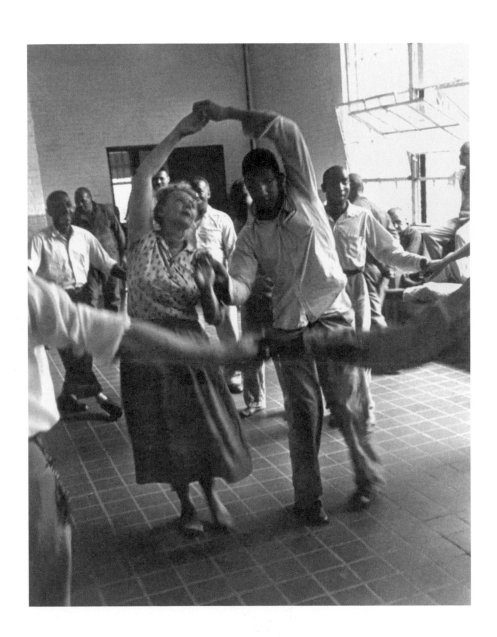

對頁與上圖
1960年代，瑪莉安‧雀絲（Marian Chace）開始在美國倡導舞蹈
／動作治療。雀絲以及其他舞蹈教育家如法蘭切斯卡‧博厄斯
（Francesca Boas）所使用的這種療法，可以發展溝通技巧、恢
復自我形象，並讓患者重獲身心認同的掌控感。

右圖與下圖
赫爾日常生活的家庭場
景，如今「寄宿者」在此
參與並分享家庭生活，就
如同中世紀時一般，維持
至今。

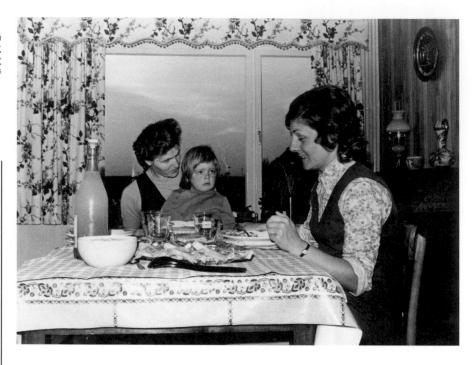

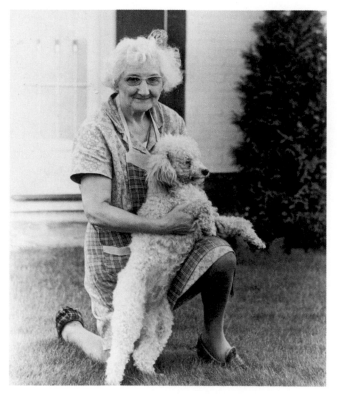

社會精神醫學（古老的
「道德療法」）在過去
兩個世紀已多次證明其
價值。

利，包括隱私、尊嚴、知情同意，以及針對不當醫療展開調查。然而，反主流文化運動的基進主張宣稱瘋狂只是精神醫學或壓迫的社會所建構出來的標籤，這個主張牢牢地與關閉精神醫療服務緊扣在一起。就如同在收容所的時代，富同情心的社會大眾希望聽到瘋人的問題可以藉由人道意圖來解決，然而，這種信念的結果是，病症頑強地持續存留下來，卻不被承認；棘手的個案仍然被埋沒在監獄系統──而收容所原本旨在把他們從監獄裡拯救出來。

社會精神醫學（古老的「道德療法」）在過去兩個世紀的進程裡已多次證明其價值，但它同樣顯現了自身的極端耗費心力。它需要程度上難以維持的奉獻，也難以把營運拓展至其充滿魅力與熱情的領導者以外。無論我們對瘋狂的生物醫學基礎有多麼了解，但瘋狂──或說精神疾病──以直白的務實詞彙來說，依然保持著現代醫學故事開始前的模樣：瘋狂是一種耗盡了家庭和社群支持能力的狀態。經過多次的更迭，收容所證明了瘋狂的治療方法本質顯而易見，布朗恩便認為答案可以簡化為兩個詞：「仁慈和日常活動。」然而，在沒有支持或資源的病患身上，將他們與社會其他成員繫在一起的紐帶已經斷裂了，這些治療方法便無法如此輕而易舉地提供給他們。無論在不在收容所裡，解決方案皆相同：要不就是能夠購買所需支持的金錢；要不就是準備好自我奉獻、提供無償支持的照護者。

在收容所之外，還有第三種選擇：一種社區模式，其中必要的支持是社會契約的一部分。在西方世界，赫爾是這種社區中最為持久的範例，時至今日，參訪赫爾仍是振奮人心又發人深省。它

下圖
在赫爾，一般相信寄宿者和孩童之間發展的關係格外有助於彼此。

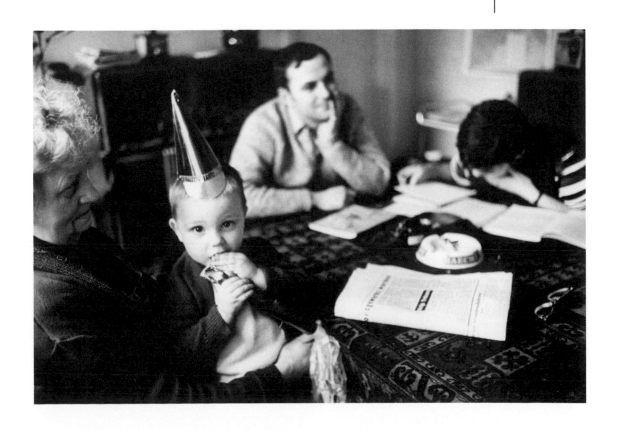

對頁
寄宿者受雇於赫爾的麵包烘焙坊。隨著傳統的農業社群已多元轉型爲現代商業和服務業，赫爾的寄宿者大多加入了當地的職能訓練或日間照護計畫。

是個友善而繁榮的小鎮，外圍有蓬勃發展的商業園區，還有一座大型的現代化精神病院綜合建築，鄰近歷史中心。當地人家仍然敞開門戶歡迎寄宿者，對小鎮居民來說，寄宿者是熟悉而令人愉快的存在，常常看到寄宿者坐在小鎮長椅或在滿布咖啡館的主廣場上閒聊。許多寄宿者已經與同一戶家庭相處超過50年，從寄養兒童過渡到令人尊敬的叔叔／阿姨，再到年長而受敬愛的受供養者。但是，相較於一個世紀以前曾有的3000至4000名寄宿者，時至今日，他們只剩大約300人左右。大多數的赫爾家庭已不再是工作農場，從前，一天的勞動可以直接換到一張床鋪，還有多出一張嘴巴要吃的伙食。但現代的赫爾居民住在公寓，工作輪班，既出外旅行，也有休假；現代生活裡所有被視爲理所當然的自由，都使得舊式的家庭照護不可能實行。赫爾人對他們的傳統依然極爲自豪，不過，對於正在侵蝕全世界傳統社區的潮流，他們也無法豁免。

1970年代，當新的藥物成爲精神醫學治療的主要特徵時，家庭照護的衰落最爲嚴重。寄宿家庭向來堅持自己不是醫師，且大多數都避開醫學診斷式的語言，更傾向只把寄宿者描述爲「不一樣」或「特別」。藥物的到來扭轉了這種關係：寄宿者實際上成了精神病院的門診病人，家庭照護被貶爲住宿安排。得來不易的病患權利也侵蝕了舊制度：如今，精神科醫師必須爲寄宿者開立診斷，而寄宿者可以選擇是否與寄宿家庭分享診斷內容。近年來，赫爾的精神病院規模擴大，也增加了老年人、青少年和急性照護的住院病房。

家庭照護的衰落並不完全是讓人遺憾的事情。造成這種情況的部分原因，正如世界上其他地方，是因爲精神醫學與社區照護達成了妥協。赫爾在1860年代出現了著名的「混合照護」系統，已成爲今日最佳實務的典範：照護盡可能被整合到社區裡頭，並且在必要時謹慎布署醫療安全網。在後收容所時代，社區精神健康團隊是精神醫學的先鋒，他們針對家中的危機做出反應，並支持那些希望留在家中且保持獨立的病患。爲此，它必須在自由的益處與外在世界的風險間做出平衡、在緊急醫療服務的即刻支持與專科單位更深的專業知識（或單一治療師提供的照護連續性）」間做出平衡，他們也必須處理大眾對精神病患所代表之危險的誇張看法。

提供住院服務的精神病院——亦即收容所最後的化身——尚未遭到廢除，在司法病房、急性照護病房與其他安全單位裡，它那鎖上的房門、強化玻璃、嚴密控制的病床以及醫院的氣味，對於被緊急強制留院或因犯罪而被判拘留在精神病院的人而言，都仍然代表某種行爲規範。在某些方面來說，精神病院是18世紀瘋人院的現代等同物，爲了全體的益處而將病患隔絕於社會。然而，與其歷史前身有所不同之處在於，它們高度專業且極其昂貴，醫護和病患的比例通常是一比一，或甚至更高。風險和資源的精密計算讓它們成了最安全的地

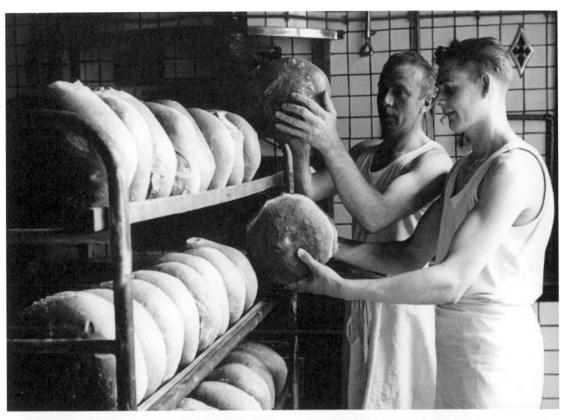

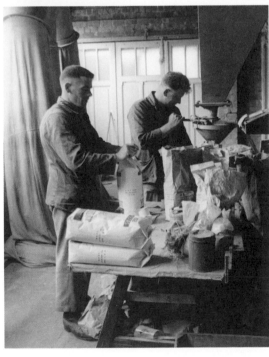

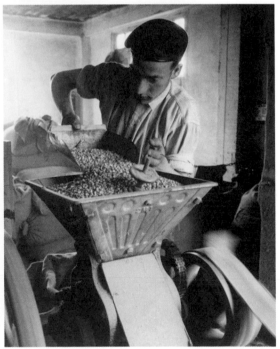

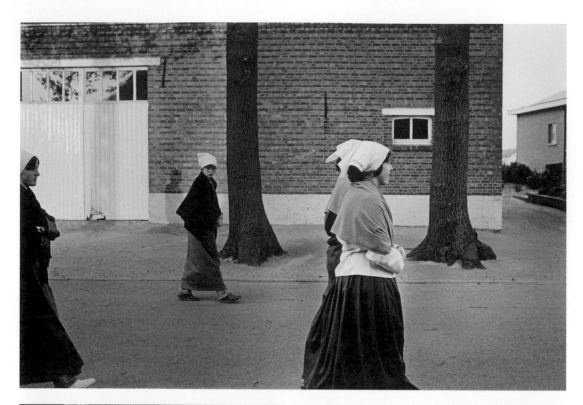

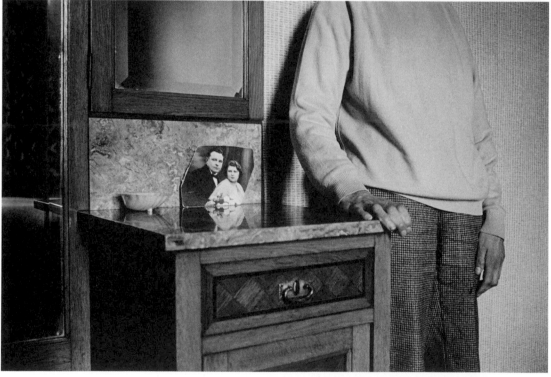

本頁和對頁
這些黑白照片來自雨果·米
南的作品《赫爾群像》，描
述1980至1981年間赫爾寄宿者
的日常生活。

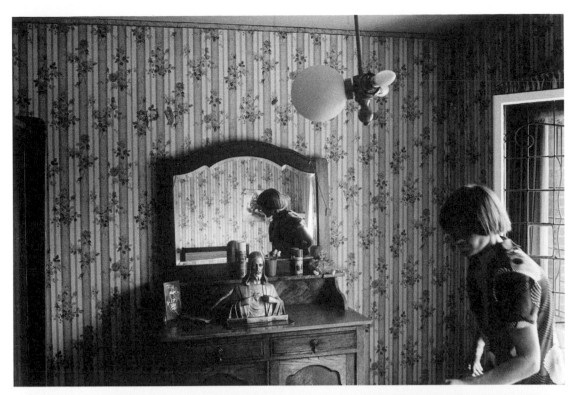

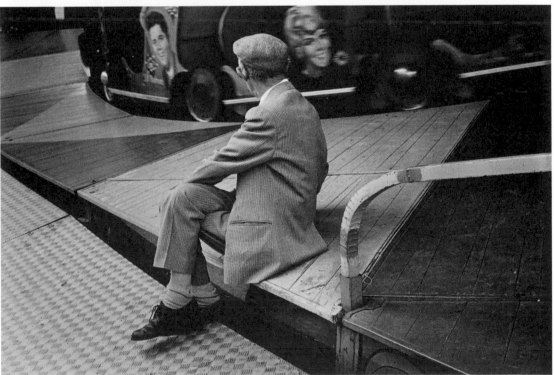

寄宿者會成為寄宿家庭的成
員，通常是一輩子如此。一
位寄宿者最近慶祝自己在
寄宿家庭度過了50年。雖然
赫爾已經有了大型現代精神
病院，但許多寄宿者更喜歡
住在「外面」（也就是城鎮
中），而非「裡面」（接受
住院照護）。在赫爾的街道
上，寄宿者被視為他們自豪
且獨特的傳統。

點，也是政治上最被接受的解決方案，但幾乎沒人會宣稱它們提供讓精神病患復元的最佳環境。

大多數身陷危機與嚴重精神痛苦的人想要的不是醫院病房，而是家：一個溫暖且情緒安全的場所，有著室友，當他們重獲生活掌控感時，能夠相互支持。在收容所即將消失的時候，這類的社區庇護所出現了，儘管它通常是國家醫療體制之外的另類選擇，而非體制的一部分。今日這類機構所在之處，要達到法定資金的標準仍很艱難，透過慈善捐款和犧牲奉獻的志工才勉強維持經營。

然而，在收容所化身為其最具雄心壯志且慷慨寬厚的形式時，它的志向不僅僅是成為一座為病患抵擋風暴的安全場所。這份理想始於約克避靜院，並經由布朗恩等人轉變為烏托邦式的遠景。在這份理想之下，是一座自給自足的社群、一個遠離塵囂的世界，在這個世界裡，病患可以在他們需要或想要時保持公民身分。這是個從未消失的夢想。時至今日，麻州的顧爾德農場已存在超過百年，最近幾十年來開始專門照護罹患嚴重精神問題的人們，諸如憂鬱症、雙相情緒障礙症和精神分裂症等從舊時精神病院被釋放出來的人。如今，在精神科醫師與護理人員的審慎支持下，大約有40名「客人」以及人數相近的志工在那裡共同生活。正如波頓的建議，顧爾德農場將藥物用量減少至最低程度，再輔以心理治療、復元工作和有用的活動：在農地裡工作、栽種蔬果、烘焙麵包、修繕住宅、管理毗鄰的林地，並在晚上一起進行社交活動。

眾所周知，這種「意向型社區」（intentional community）遍布美國與其他地區，往往是精神病患的家人或父母所創立的，這些病患原本終生都被囚禁在封閉的病房，或者絕望地流浪街頭。基金會諸如北卡羅萊納州的庫伯里斯學院（CooperRiis Institute）便接管了牧場和林地，把它們改成自給自足的混合農場社區，讓工作人員、志工和臨時工作者在這裡與那些無法獨自享受這類自由的病患分享他們的生活。所有成員都可以自由參與冥想、團體治療、運動計畫和工作體驗：社區可作為職能治療中心、訓練營、工作坊或者度假牧場。

這類照護非常昂貴，每月必須花費數千美元，因此只有少數幸運兒才能享受。如果公立的精神照護無法處理病患需求，這種資金充裕且盡心盡力的社區也幾乎不可能成為普遍的解決方案。正如約克避靜院之後成立的每一家私人經營收容所，對於其他接受國家資助、因而有義務照護沒有其他選擇的大多數病患的機構，它們設下了不公平的標準。但是，這類照護也顯示出可能性的局限，而且頂多只是提出了擴大其影響範圍的方法。近年來的趨勢是結合意向型社區和退休養生村：一個為了精神病患與年長者共同打造的家園──後者通常是退休的照護人員，他們寧可將餘生花在社區共同活動與擔任志工上面，而非住在舒適但疏離的郊區打高爾夫球。他們一輩子照護他人的經驗，可藉由身體

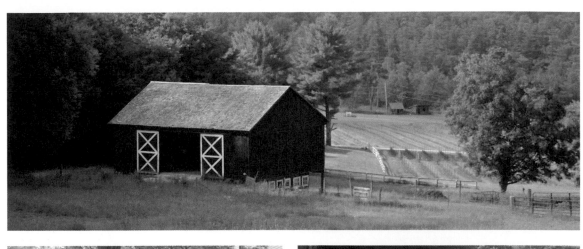

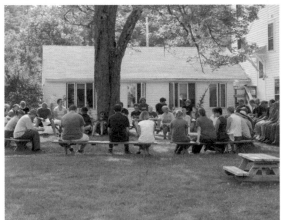
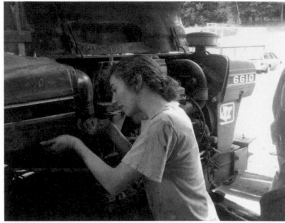

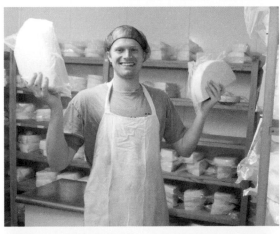
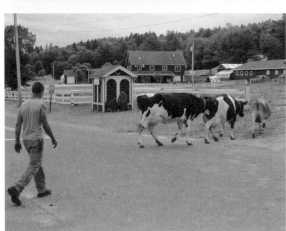

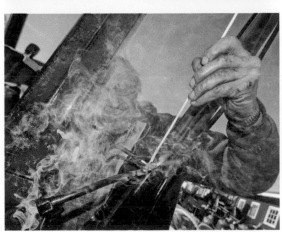
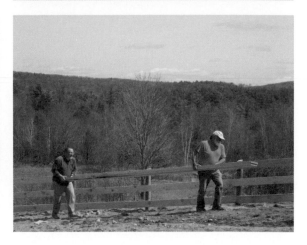

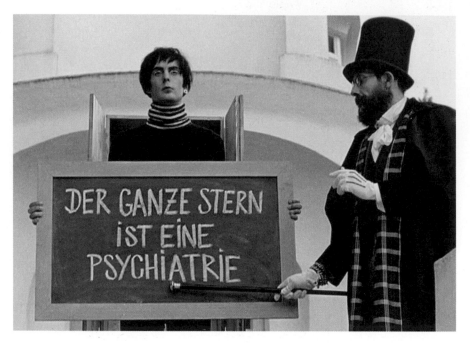

右圖
2008年，哈維爾・德勒茲（Javier Téllez）與柏林的維曼特斯（Vivantes）精神科診所的病患合作，拍攝電影《加里蓋瑞與夢遊者》（*Caligari and the Sleepwalker*）＊。德勒茲的電影作品是為了回應1920年羅伯・溫尼（Robert Wiene）執導的經典電影《卡里加里醫生的小屋》（*Cabinet of Dr Caligari*），其場景安排於愛因斯坦塔（Einstein Tower）。德勒茲的電影指出了藝術和電影歷史的重要時期，精神疾病被建構為一種病理。

健全的同伴實際協助而得到回報。他們一起合作，便能保持各自皆無法單獨實現的自由程度。在赫爾人的古老格言裡，對於所有參與者而言，「照護就是治療」。

對所有參與者而言，「照護就是治療」。

＊ 圖中德文直譯為 The Whole Star is a Psychiatry（星星也是精神病人）。

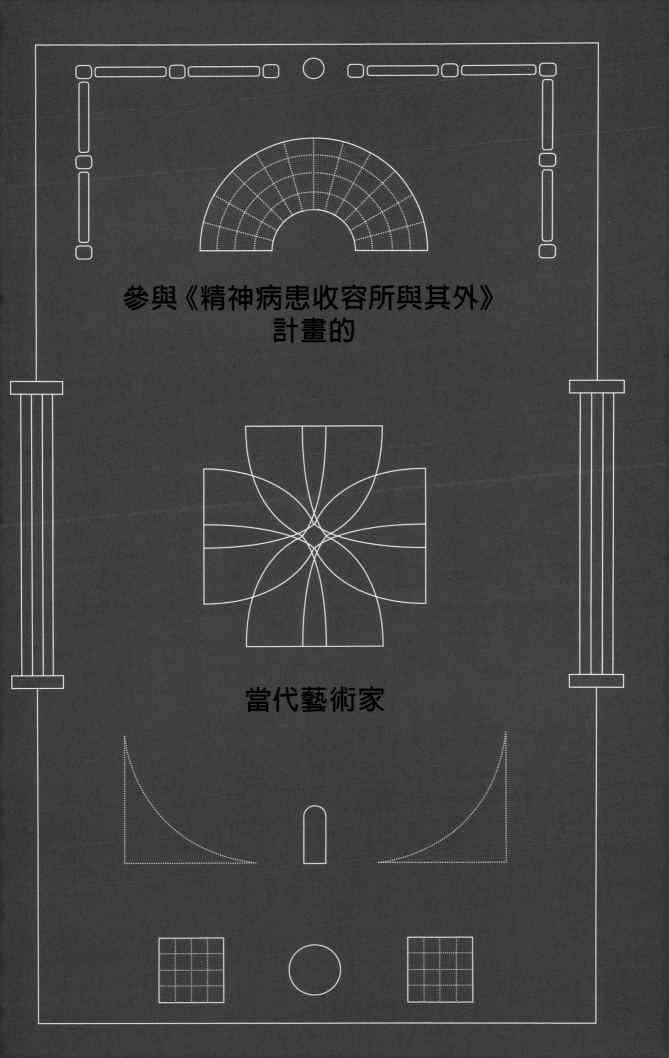

參與《精神病患收容所與其外》
計畫的

當代藝術家

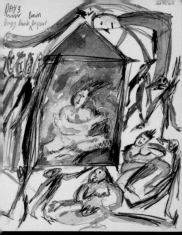

第3天
我在日間照護中心的第三天

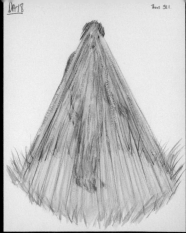

第8天
我變成流出淚水的人體瀑布

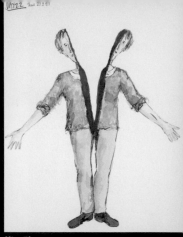

第22天
因為悲慘和恐懼而撕裂成半

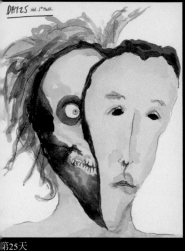

第25天
繪畫實驗揭露隱藏的恐怖

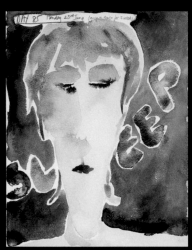

第85天
睡眠是可以擺脫痛苦的幸福假期

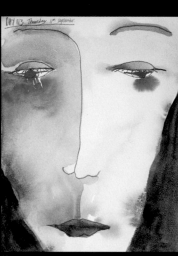

第113天
連啜泣都讓我陷入更黑暗的想法

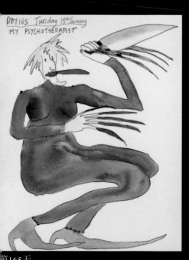

第165天
我的心理治療師很討厭,所以我畫了這幅畫

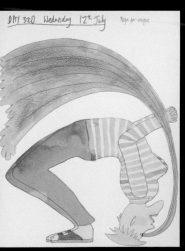

第320天
讓哭泣者練習的瑜珈毫無用處

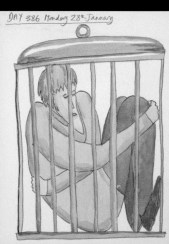

第386天
被精神健康體系俘虜且定義

1950
迄今

芭比‧貝克
BOBBY BAKER

貝克是一位女性藝術家,因創作品質傑出的基進藝術作品並跨越不同領域而聞名,包括表演藝術、繪畫和多媒體創作。她目前是東倫敦「日常生活」(Daily Life Ltd)藝術組織的藝術總監。「日常生活」接受英格蘭藝術委員會的資助,專注耕耘藝術和精神健康領域。

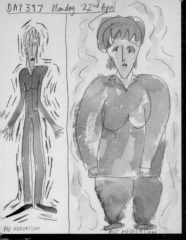

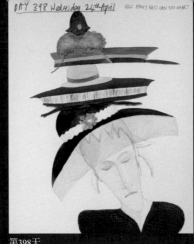

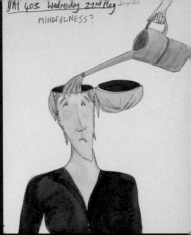

第397天
創作用的眞相

第398天
太多責任

第403天
嘗試學習「正念」

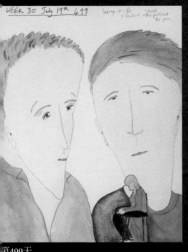

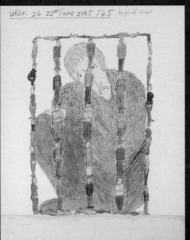

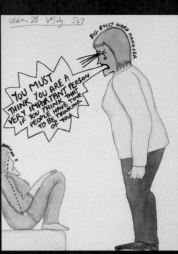

第499天
熱情但愛支配人的醫師

第545天
被人們囚禁

第547天
病房管理者自己都失控了

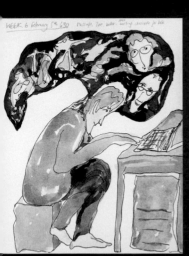

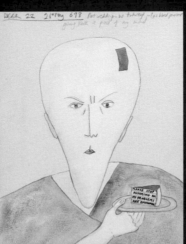

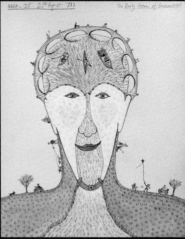

第630天
書寫是敘述「我自己的」故事最好的方法

第698天
「不要再假設我所有的問題都是情緒——我
得了癌症。」

第711天
日常生活的意識流：
解方與平靜——終於！

對頁和本頁圖片
這兩頁刊載的作品來自貝克和她的女兒（一位臨床心理學
家）共同策劃的《芭比・貝克的日常繪畫：精神疾病與
我，1997-2008》，2009年時於衛爾康博物館首次展出。畫
展結束之後的成果書籍作品贏得英國慈善機構「心靈」的
2011年最佳書籍獎。貝克在1997至2008年間創作超過700份
作品，選出158份集結成書，主題是貝克在各個機構的經
驗，包括日間精神病院、急性精神病房、「精神危機」處

理團隊以及其他各式各樣的治療方法。作品揭露貝克康復
過程的高低起伏、家庭生活、藝術家職業生活、乳癌，以
及這一切令人悲痛的事物竟是如此荒謬有趣。

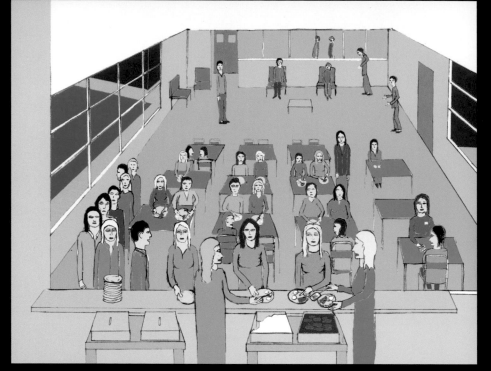

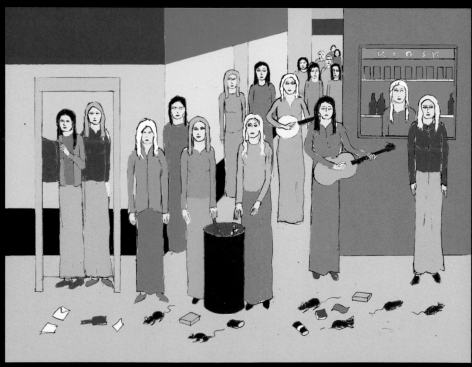

1957
至今

大衛 · 貝利斯
DAVID BEALES

貝利斯花費二十多年出入精神病院，現在則是一位作家和藝術家，定期在伯利恆藝廊展出作品。

上圖
貝利斯的作品紀錄了1970年代的精神病院。上方圖片為〈午餐休息〉（*Lunch Break*），下方圖片則是〈商業大街〉（*High Street*）。

2006年起，畢佛利加入佛羅倫斯的西尼亞藝術家團隊。他創作帆布油畫，以當代人物為主題。

下圖
畢佛利用壓克力顏料於帆布創作的畫像，從左上開始，順時針序分別為：
〈瑪麗蓮夢露〉（Marilyn Moore），2010年
〈毛主席〉（Chairman Mao），2011年
〈蒙那麗莎〉（Mona Lisa），2010年
〈烏戈・查維茲〉（Hugo Chávez）*，2012年

*烏戈・查維茲（1954-2013），委內瑞拉前任總統。

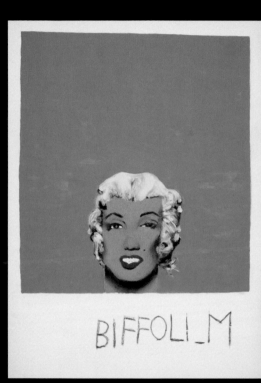

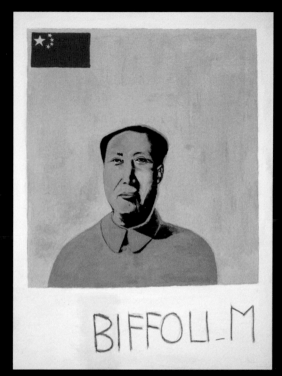

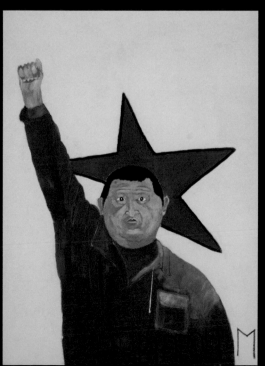

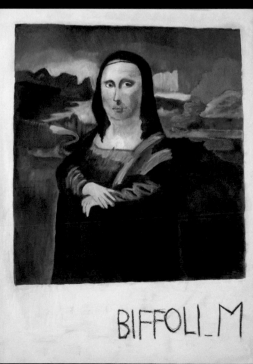

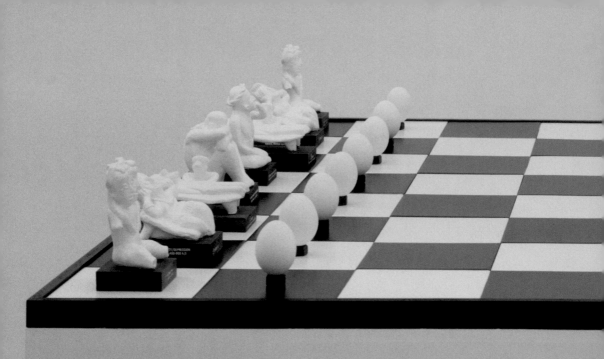

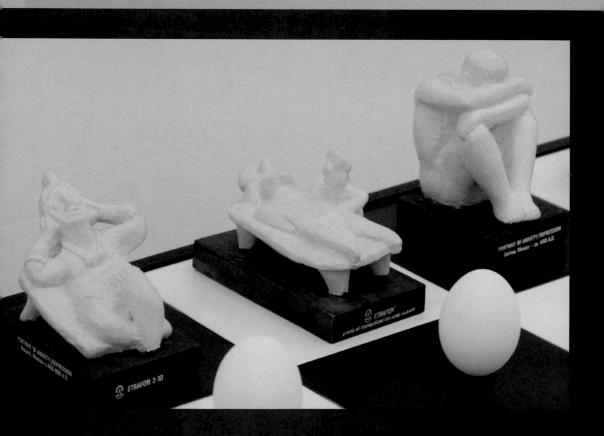

哈維爾・德勒茲
JAVIER TÉLLEZ

德勒茲的作品時常與精神病患共同創作，
挑戰與精神疾病有關的刻板印象。

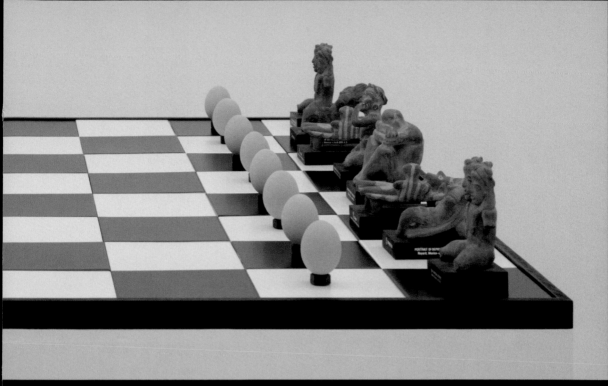

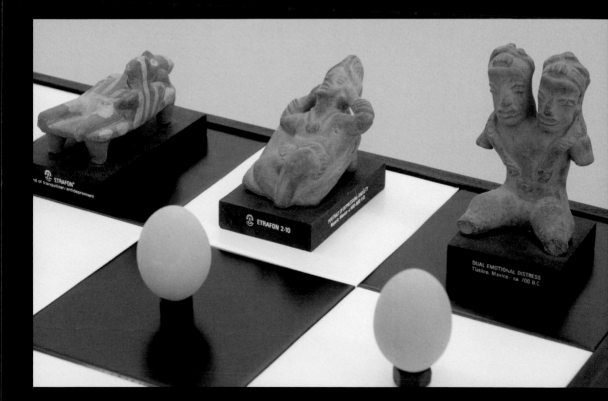

上圖

〈先靈棋盤〉（*Schering Chess*）是複合媒材裝置藝術，採用棋盤形式，棋盤上的圖案象徵醫院的地板，棋子則是前哥倫比亞時期陶瓷的複製品（1970年代，先靈實驗室為了推廣精神藥物而製作了原版的陶瓷品），棋盤上的士兵則是雞蛋型──藝術家認為這個形

象代表心靈及其脆弱的特質。每一位棋盤人物的底座都標示了一種精神疾病名稱，例如焦慮、憂鬱、雙重情緒困擾，因而把精神疾病呈現為社會歷史的建構物。

1970
迄今

安東尼歐 · 梅利斯
ANTONIO MELIS

梅利斯從童年開始就非常喜歡繪畫，現在
加入西尼亞藝術團隊，結合人物畫和幾何
風格創作實驗。

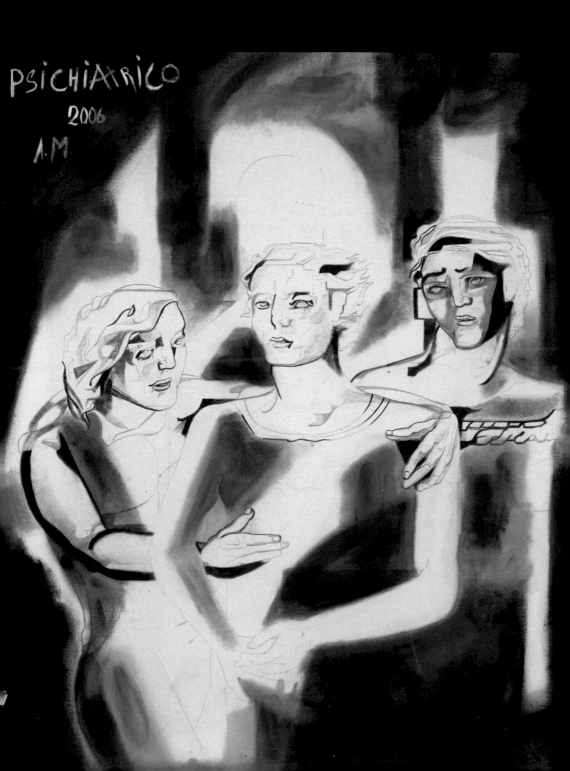

PSICHIATRICO
2006
A.M

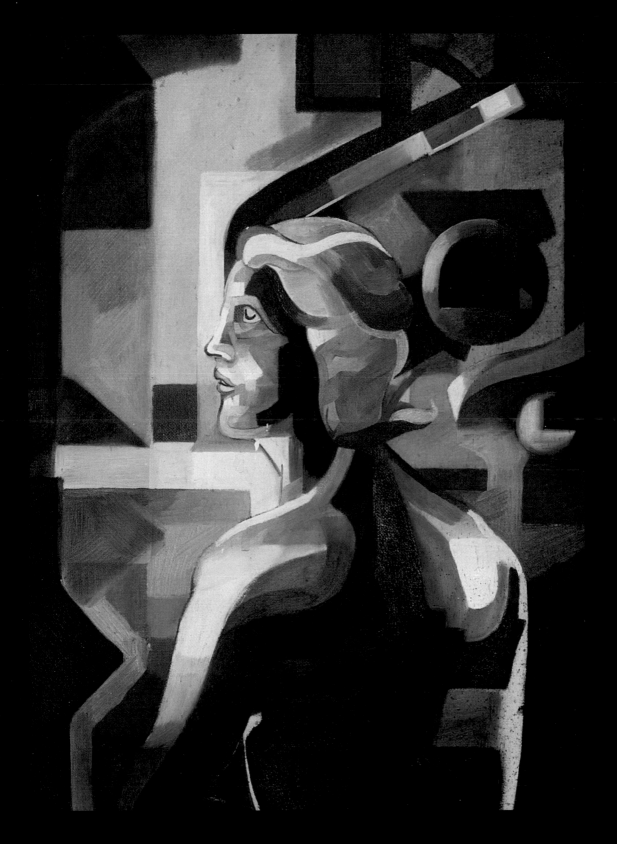

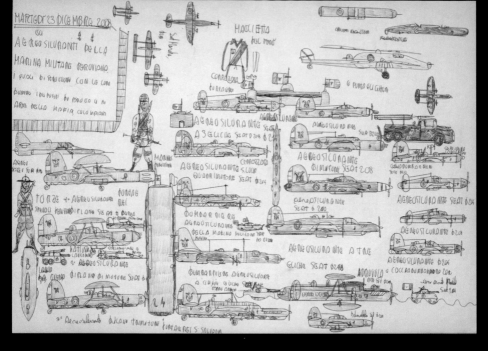

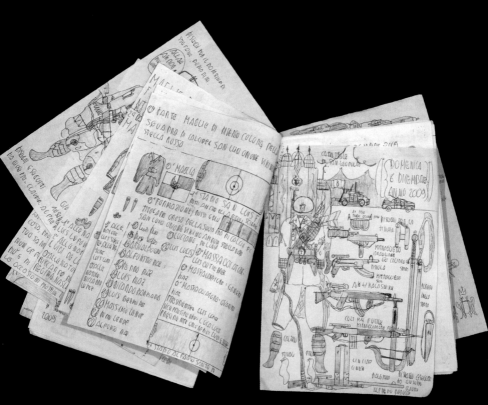

1971

至今

古賽佩・巴洛奇
GUISEPPE BAROCCHI

巴洛奇在2008年加入西尼亞藝術團隊，擅長將文字和圖片編織在一起，創作動態敘事影像，主要使用一般筆和鉛筆在紙上創作。

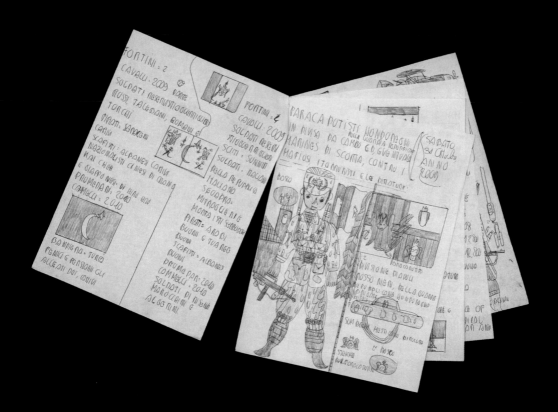

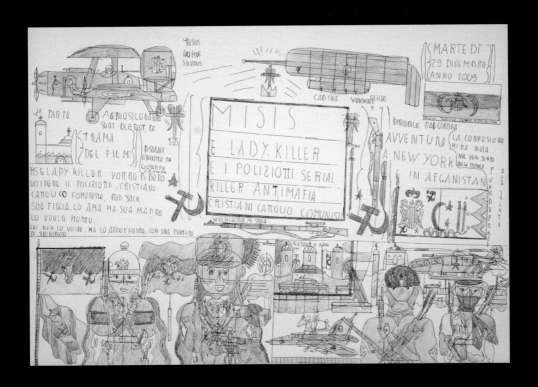

巴洛奇的紙筆創作強調許多他童年的繪畫主題，包括飛機、士兵和武器，每份作品都充滿註解和敘事，並與圖片整合。

對頁上圖
〈無題〉，2008年
對頁下圖
〈無題〉，2009年，紙張裝訂

本頁上圖
〈無題〉，2009年，紙張裝訂
本頁下圖
〈米西斯・E・女士殺手〉（Miss E Lady Killer），2010年

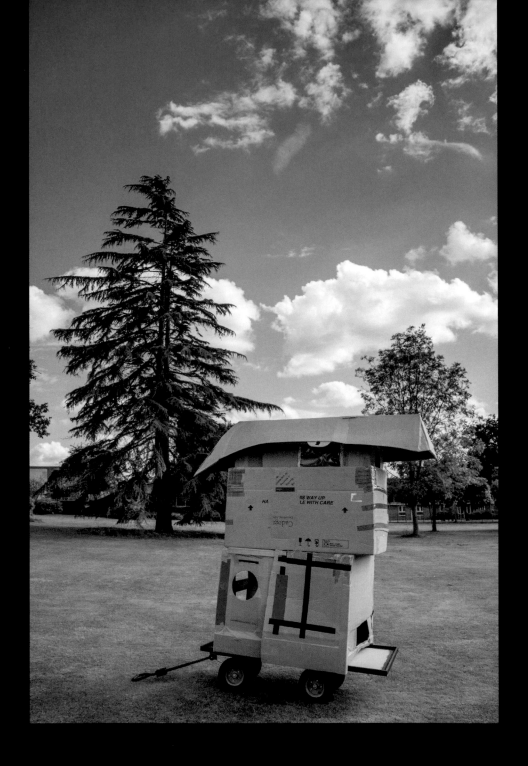

生年不詳

X先生
Mr.X

X先生是一名位於伯利恆醫院的藝術家。他在醫院創作紙板結構與交通工具，並且持續修改。

上圖
「這個作品同時是一種逃脫的形式、隱藏的地點、觀看世界的濾鏡以及人類的第二層皮膚——這是病患居住在精神照護機構的另一種方法。」——藝術統籌人密雪拉·羅斯（Michaela Ross）

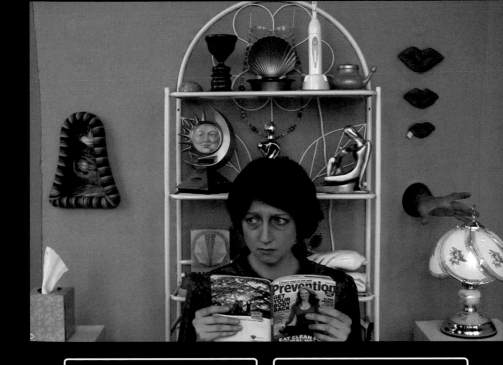

摩爾頓的影片和多彩的迷幻表演，藉由她的「另類自我」欣西亞來探索當代焦慮。

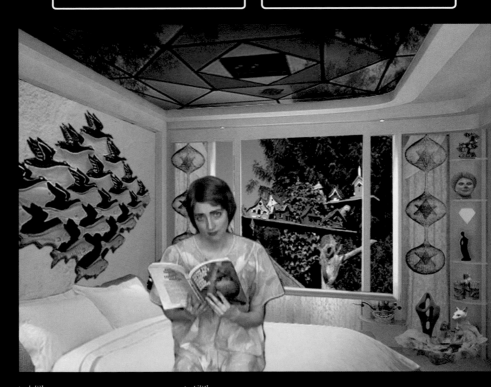

上圖
摩爾頓在2012年完成的影片作品〈不寧腿傳奇〉（*Restless Legs Saga*）。欣西亞罹患不寧腿症候群，她從藥品廣告中尋求舒緩。

下圖
摩爾頓在2011年完成的影片作品〈呢喃之松10〉（*Whispering Pines 10*）。欣西亞想要透過自身和物品之間的關係尋找完美的和諧與平靜。

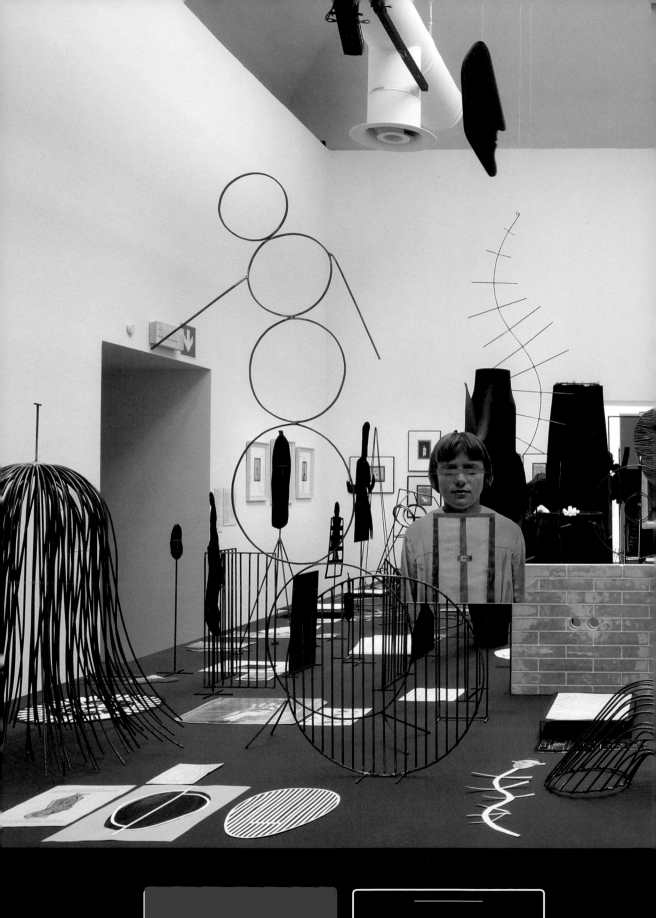

卡塔科娃的裝置藝術和雕刻作品檢驗了肢體約束與社會壓力的身心效應。

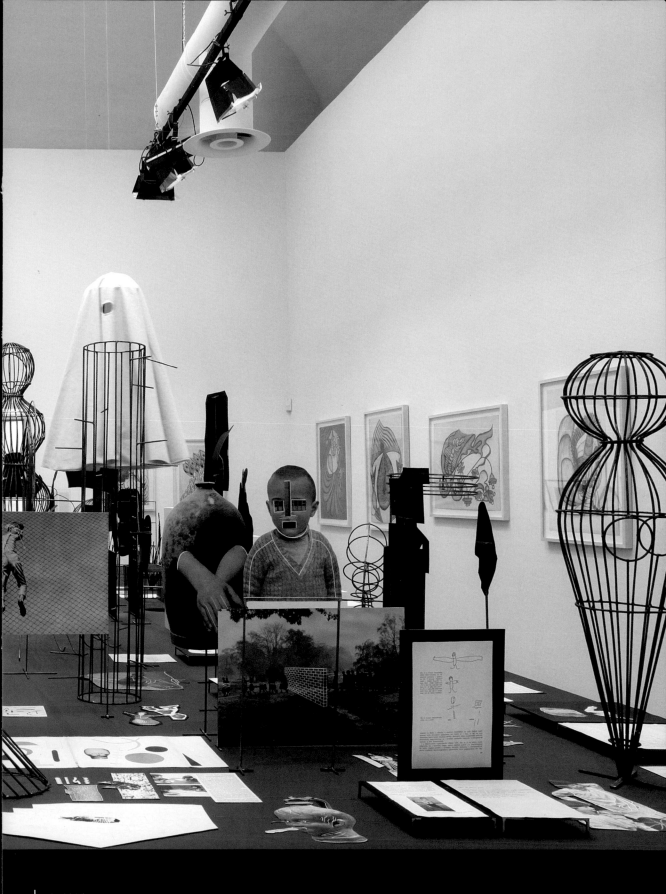

本頁上圖
卡塔科娃近年來頻繁造訪布拉格波西尼茲精神病院（Bohnice Psychiatric Hospital）進行研究之後，在2014年推出複合媒材展覽「收容所」。表演者會定期改變展覽品的動作，希望藉此捕捉精神機構的限制和病患內心渴望的另類溝通模式。藝術家本人認為：「『收容所』代表以

下事物的集合，包括害怕、焦慮、恐懼症、病患看見的魔幻情境，以及苦於溝通困難或掙扎於適應社會結構的孩童，亦即人類內在世界的混沌總集。」

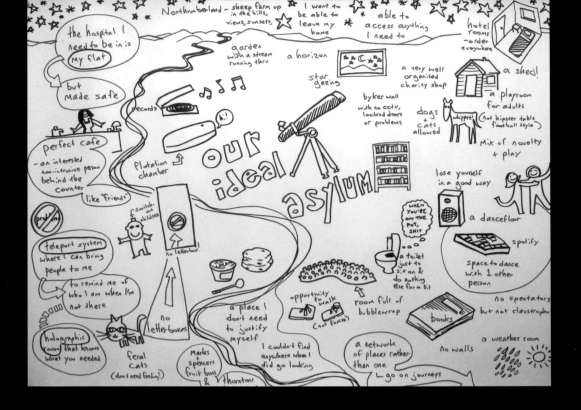

瘋狂之愛（Madlove）是一個持續進行的藝術計畫，由「吸塵器」藝術團體和漢娜·胡爾（Hannah Hull）領導，目標是重新思考瘋人院的概念，使其成為「可以發瘋的安全地點」。

2014
迄今

瘋狂之愛
創作收容所

上圖
麥可·達奇特（Duckett）在2014年完成的素描作品，呈現視覺上吸引人，並以病患為中心的精神健康服務概念。

下圖
班傑明·科斯洛斯奇（Benjamin Koslowski）和詹姆斯·克里斯丁（James Christian）共同設計的《瘋狂之愛：創作收容所》行動藝術裝置試驗版。

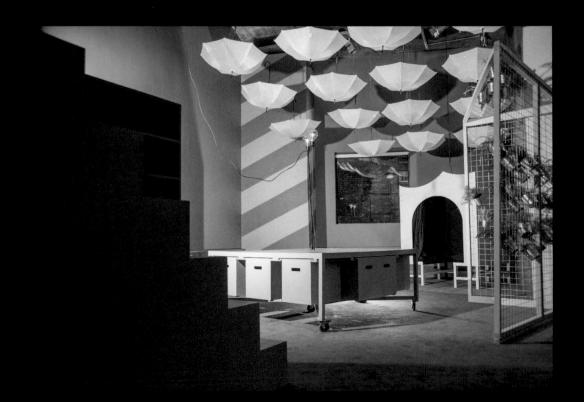

資料來源和延伸閱讀

正文曾出現的人物、著作或已有繁中譯本的書籍以譯名示之，未出現於正文中的其他相關補充資料則以原文呈現。

導論

關於瘋狂史，最新且最優秀的單冊作品，請參考安德魯·史考爾（Andrew Scull）的《瘋癲文明史》（*Madness in Civilization*〔London: Thames & Hudson, 2015〕）、羅伊·波特（Roy Porter）的《瘋狂簡史》（*Madness: A Brief History*〔Oxford and New York: Oxford University Press, 2002〕），兩本作品簡單扼要地論及類似主題。更精簡的書籍可參閱史考爾：*Madness: A Very Short Introduction*（Oxford and New York: Oxford University Press, 2011）。西方以醫學角度看待瘋狂的歷史足跡，可參考：Richard Hunter與Ida Macalpine共同編輯的*Three Hundred Years of Psychiatry, 1535-1860*（London and New York: Oxford University Press, 1963）所收集之資料。

近來關於精神分裂症／思覺失調症的社會面向，相關研究總覽請參閱：Tanya Marie Luhrmann, "Beyond the Brain"，收錄於*The Wilson Quarterly*（Summer, 2012）。

為紀念伯利恆醫院750週年，Jonathan Andrews, Asa Briggs、羅伊·波特、Penny Tucker和Keir Waddington共同編輯的作品*The History of Bethelem*（London and New York: Routledge, 1997）提供了極具權威的訊息，也是本書主要的伯利恆醫院資料來源。20世紀時，最受歡迎且極有影響力的相關作品則是*The Story of Bethelem Hospital from its Foundation in 1247*，作者是伯利恆醫院的教堂牧師Edward Geoffrey O'Donoghue（London: T.F. Unwin, 1914）。以上兩者為多數大眾歷史作品的主要來源。凱佩的故事來自*The Book of Margery Kempe*，企鵝經典文庫已有英文譯本（London: 1985）。

赫爾鎮故事最完整的英語資源請參考：Eugen Roosen, *Geel Revisited offer Centuries of Mental Rehabilitation*（Antwerp: Garant Uitgevers, 2007）。除此之外，讀者也可在此找到有用的英語書目：faulty.samford.edu/~jlgoldst/geelbiblio.html。

Robert Reed的作品*Bedlam on the Jacobean Stage*（Cambridge, Mass: Harvard University Press, 1952）以及Natsu Hattori的文章 The Pleasure of your Bedlam（收錄在*History of Psychiatry, VI, 1995*, pp.283-308）探討英王詹姆斯一世時期的戲劇中瘋人院的角色。

17世紀英格蘭所辨別出各種形式的瘋狂，於Michael MacDonald的Mystical Bedlam（Cambridge: Cambridge University Press, 1981）有所描述。

波頓的《憂鬱的解剖》（*Anatomy of Melancholy*）經過Thomas Faulkner、Nicholas Kiessling和Rhonda Blair的編輯後，現已有三冊的現代版本（Oxford: Clarendon Press, 1990）。Kevin Jackson也推出了經編輯與導讀的節本（Manchester: Fyfield Books, 2004）。Lawrence Babb的*Sanity in Bedlam: A Study of Robert Burton's Anatomy of Melancholy*（Michigan: Michigan State University Press, 1959）是另一部有用的導讀。

William Bynum和Michael Neve的文章探索哈姆雷特的精神疾病之歷史，請見： Hamlet on the Couch，收錄在William Bynum、羅伊·波特和Michael Shepherd編輯的*The Anatomy of Madness*, Volume 1（London and New York: Tavistock press, 1985）。探討唐吉軻德的瘋狂，請見：John Farrell的*Paranoia and Modernity*（Cornell University Press, 2007）。

第一章　瘋人院

羅伊·波特在數本作品中探討了英國18世紀瘋人院的誕生，主要作品請參考：*Mind-forg'd Manacles*（Cambridge, Mass.: Harvard University Press, 1987），以及 William Parry-Jones, *The Trade in Lunacy*（London: Routledge & Kegan Paul, 1972）。

關於範圍更廣的歐陸故事，請參考：Erik Midelfort, *Madness in Sixteenth-Century Germany*（Stanford: Stanford University Press, 1999），以及：David Lederer, *Madness, Religion and the State in Early Modern Europe*（Cambridge: Cambridge University Press, 2005），以及：Robert Castel, *The Regulation of Madness: The Origins of Incarceration in France*（Cambridge: Polity Press, 1988）。

Dale Peterson經典選集*A Mad People's History of Madness*（Pittsburgh: University of Pittsburgh Press, 1982）摘錄且探討了克魯登的《遭到深刻傷害的倫敦市民》（London: T. Cooper, 1739）。

安德魯·史考爾和Jonathan Andrews的共同著作*Undertaker of the Mind: John Monro and Mad-Doctoring in Eighteenth-Century England*（Berkeley: University of California Press, 2001）描繪了鮮明的圖像，讓讀者可以清楚理解該年代公私立瘋人院的運作。Hunter和Macalpine編輯的*Three Hundred Years of Psychiatry 1535-1860*則複製了巴蒂和蒙羅當時的小冊子。

關於英王喬治三世瘋狂故事的標準詮釋，請參考Ida Macalpine和Richard Hunter的作品*George III and the Mad-Business*（London: Allen Lane 1969）。這是回溯性診斷的參考資料來源，稱喬治三世應該罹患了紫質症，此說法也經由亞倫·班奈（Alan Bennett）的戲劇《瘋狂喬治王》（*The Madness of King George*）而廣為人知。然而近年的學術研究提出了質疑，請參考：Peters, Timothy J and Wikinson, D., "King George III and Porphyria: a Clinical Re-examination of the Historical Evidence"，收錄於：*History of Psychiatry* Vol.21: Issue1; No 81（March 2010）。

Gordon Hickish, David Healy和Louis C. Charland共同以英語翻譯了皮內爾的作品*Medico-Philosophical Treatise on Mental Alienation*（2nd ed., 1809）。John Goldstein的作品*Console and Classify*（Chicago: University of Chicago Press 1989）是英語世界對皮內爾精神醫學革命的最佳詮釋。要了解起初的治療方式，並整合患者的視角，參見：Laure Murat, *The Man Who Though He Was Napoleon*（Chicago and London: University of Chicago Press, 2014）。關於皮內爾如何打破瘋人枷鎖的經典印象，請讀者參考：Dora Winer, "Le Geste de Pinel: The History of Psychiatric Myth"，收錄在Mark Micale和羅伊·波特編輯的*Discovering the History of Psychiatry*（New York and Oxford: Oxford University Press, 1994）。

馬修斯的精彩故事則是筆者個人另一本著作之主題，請參考：*The Influencing Machine*（London: Strange Attractor Press, 2012），美版書名為：*A Visionary Madness*（Berkeley: North Atlantic Books, 2014）。

第二章 精神病患收容所

安德魯·史考爾的作品是19世紀精神病患收容所故事最好的起點讀本，特別是 *Museums of Madness*（London: Allen Jane, 1979），以及該書的重新修訂本 *The Most Solitary of Afflictions*（New Haven: Yale University Press, 1993）。

關於約克避靜院，請參閱：Anne Digby, *Madness, Morality and Medicine*（Cambridge: Cambridge University Press, 1985），以及史考爾的文章："Moral Treatment Reconsidered"，收錄在他編輯的書籍 *Madhouses, Mad-Doctors and Madmen*（Philadelphia: University of Pennsylvania Press, 1981）。

關於瘋人醫師成為19世紀法庭專家證人的主題，請參閱：Joel Peter Eigen, *Witnessing Insanity: Madness and Mad-Doctors in English Court*（New Haven and London: Yale University Press, 1995）。

David Rothman的 *The Discovery of the Asylum*（Boston: Little, Brown, 1971）是探討美國精神病患收容所出現的歷史最有影響力的作品，讀者亦可參閱史考爾的文章："The Discovery of the Asylum Revisited"，收錄於他編輯的 *Madhouses, Mad-Doctors and Madmem*，以及Benjamin Reiss的 *Theaters of Madness*（Chicago and London: University of Chicago Press, 2008）。

關於珀西瓦爾的故事，請參考羅伊·波特在 *A Social History of Madness* 的詮釋（London: Phoenix, 1996）。泰斯赫斯特醫院的資訊則請參考：Charlotte MacKenzie, *Psychiatry for the Rich*（London: Routledge, 1993），以及：William Parry-Jones, *The Trade in Lunacy*。

關於19世紀如何看待赫爾鎮，請參閱：William Parry-Jones, "The Model of the Geel Lunatic Colony and its Influence on the Nineteenth-Century Asylum System in Britain"，收錄在 *Madhouses, Mad-Doctors and Madmen*。

迪克斯的故事，請參考David Gollaher的傳記作品 *Voice for the Mad*（New York: The Free Press, 1995）。「受精神失常迫害者之友協會」以及私人療養院的虐待行為則是Sarah Wise作品 *Inconvenient People* 的重點（London: Bodley Head, 2012）。

布朗恩的作品《精神病患收容所的今與昔，以及未來應有的樣貌》（Edinburgh: Adam and Charles Black, 1837），重新出版為 *The Asylum as Utopia*（London and New York: Tavistock/Routledge, 1991），並編輯加入史考爾的導讀。關於布朗恩的生平和藝術收藏，請參考：Maureen Park, *Art in Madness: W.A.F. Browne's Collection of Patient Art at Crichton Royal Institution, Dumfries*（Dumfries: Dumfries and Golloway Heath Board, 2010）。

關於女性和收容所的關係，可參閱：Elaine Showalter, *The Female Malady*（New York: Pantheon Books, 1985）。本書針對19、20世紀的瘋狂提出相當廣泛的敘述，除此之外，讀者也可參考她的另一篇文章 "Victorian Women and Insanity"，收錄在安德魯·史考爾的 *Madhouses, Mad-Doctors and Madmen*。Nancy Tomes的文章 "Feminist Histories on Psychiatry" 討論了Showalter的想法，收錄於 *Discovering the History of Psychiatry*。亦可參閱：Lisa Appignanesi, *Mad, Bad, and Sad*（London: Virago, 2008）。關於法國的故事，請參考：Yannick Ripa, *Women and Madness*（Cambridge: Polity Press, 1990）。

安德魯·史考爾、Charlotte MacKenzie和Nicholas Hervey的 *Masters of Bedlam*（New Jersey: Princeton University Press, 1996）有幾篇非常珍貴的章節，是探討布朗恩和康納利。Showalter也在 *The Female Malady* 中討論了康納利。關於解除精神病患約束的議題，請參考：Nancy Tomes, "The Great Restraint Controversy"，收錄在 *The Anatomy of Madness*。以及：Akihito Suzuki, "The Politics and Ideology of Non-Restraint"，收錄在 *Medical History*（Vol.39, 1995）。

關於胡德治理瘋人院時期的文章，特別是他對待達德的故事，請參考：Nicholas Tromans, *Richard Dadd: The Artist and The Asylum*（London: Tate Publishing, 2011）。

克雷普林的回憶錄（*Memoirs*）已出版英譯本（Berlin and New York: Springer-Verlag, 1987; tr. Cheryl Wooding-Deane）。莫茲利的觀點請參考他本人的作品：*The Pathology of Mind*（London: Macmillan, 1895）。除此之外，史考爾等編輯的 *Masters of Bedlam*，Showalter的 *The Female Malady*，以及Trevor Turner的 "Henry Maudsley-Psychiatrist, Philosopher, and Entrepreneur"（收錄於 *The Anatomy of Madness*）都有專章探討莫茲利。

關於神經衰弱，請參考：Edward Shorter, *From Paralysis of Fatigue*（New York: Free Press, 1993），以及：Janet Oppenheim, *Shattered Nerves*（Oxford: Oxford University Press, 1991）。

關於貝勒維療養院、賓斯萬格和尼金斯基的故事，請參閱：Peter Ostwald, *Vaslav Nijinsky: A Leap into Madness*（New York: Lyle Stuart, 1991）。

Ben Shephard的作品 *A War of Nerves*（London: Jonathan Cape, 2000）是炮彈休克症極佳的歷史作品，亦可參考：Peter Barham, *Forgotten Lunatics of the Great War*（New Haven: Yale University Press, 2004），以及：Elaine Showalter, *The Female Malady*。

第三章 精神病院

關於收容所藝術的早期收藏，請參考：John M. MacGregor, *The Discovery of Art of the Insane*（Princeton: Princeton University Press, 1989）。摩根薩勒紀錄沃夫里的故事，英文版可參考：*Madness and Art: The Life and Works of Adolf Wölfli*（Lincoln: Nebraska University Press, 1992）。

關於20世紀初期生理精神醫學的不同對照觀點，請參閱：Edward Shorter, *A History of Psychiatry*（New York: John Wiley & Sons, 1997），以及安德魯·史考爾的《瘋癲文明史》。史考爾也在 *Madhouse*（New Haven and London: Yale University Press, 2007）中探討了卡登的生平。Edward Shorter和David Healy在 *Shock Therapy*（New Jersey: Rutgers University Press, 2007）講述了電痙攣療法的故事。關於阿爾托，請參考：*Antonin Artaud: Man of Vision*（Chicago: Swallow Press, 1969）以及羅伊·波特：*A Social History of Madness*。

顧爾德農莊的故事請參考：William McKee, *Gould Farm: A Life of Sharing*（Monterey, MA: Wm. J. Gould Associates, 1994）。

關於梅波瑟、薩爾甘特、路易斯和莫茲利醫院在1930年代的故事，還有路易斯在1937年提出的洛克斐勒報告，請參閱：Katherine Angel、Edgar Jones和Michael Neve共同編

輯的*European Psychiatry on the Eve of War*（London: Wellcome Trust Centre for the History of Medicine at UCL, 2003）。薩爾甘特在其回憶錄揭露了自己的職涯初期，請參閱：*The Unquiet Mind*（London: William Heinemann, 1967）。

瓊斯在*Social Psychiatry: A Study of Therapeutic Communities*（London: Tavistock Publications, 1952）討論了自己的早期作品，並在"The Therapeutic Community, Social Learning and Social Change"中探討其觀念的發展，收錄於R.D. Hinshelwood和Nick Manning編輯的*Therapeutic Communities: Reflections and Progress*（London: Routledge and Kegan Paul, 1979）。D.W. Millard在"Maxwell Jones and the Therapeutic Community"中考察了瓊斯的生平，請參考：German Berrios和Hugh Freeman編輯的*150 Years of British Psychiatry*（London and New Jersey: Athlone Press, 1996）。

關於抗憂鬱劑和抗精神病藥物的發現，請參考由Thomas Ban、David Healy及Edward Shorter共同編輯的*The Rise of Psychopharmacology*（Budapest: Animula, 1998），以及：David Healy, *The Creation of Psychopharmacology*（Cambridge: MA: Harvard University Press, 2002）。關於精神藥物的生物化學主張之批判，請參考：Joanna Moncrieff, *The Myth of the Chemical Cure*（New York: Palgrave Macmillan, 2004）。

關於精神醫學和收容所在電影中的意義，請參考：Micheal Fleming和Roger Manvell的*Images of Madness: The Portrayal of Insanity in the Feature Film*（London: Associated University Press, 1985），以及：Stephen Farber和Marc Green的*Hollywood on the Couch*（New York: W. Morrow, 1993）。

Andrea Tone的*The Age of Anxiety*（New York: Basic Books, 2009）講述眠爾通的故事以及鎮定藥物在50至60年代對美國文化的衝擊。關於眠爾通如何轉型成為醫學處方藥的過程，請參考：David Healy, *The Antidepressant Era*（Cambridge MA: Harvard University Press, 1997）。

關於高夫曼、薩斯、傅柯和連恩的批判性評論，請參考：Peter Sedgwick, *Psycho Politics*（London: Pluto Press, 1982）。Norman Dain將60年代的反精神治療運動連結至早期的反藥物傳統，請參考："Psychaitry and Anti-Psychiatry in the United States"，收錄於：*Discovering the History of Psychiatry*。Jeffrey Scaler編輯的作品*Szasz Under Fire*（Chicago: Open Court, 2004）則收錄了薩斯與批判者之間的論戰。Arthur Still與Irving Velody編輯的*Rewriting the History of Mandess*（London and New York: Routledge 1992）收錄了對傅柯理論的批判。關於連恩，請參考：Daniel Burston, *The Wings of Madness*（Cambridge, MA: Harvard University Press, 1998），以及：Elaine Showalter, *The Female Malady*。

關於20世紀下半葉關閉收容所，請參閱安德魯·史考爾：*Decarceration*（New Jersey: Prentice Hall, 1997），以及：Kathleen Jones, *Asylums and After*（London and New Jersey: Athlone Press, 1993）。關於當代精神科醫師的觀點，參考：Tom Burns, *Our Necessary Shadow*（London: Allen Lane, 2013），以及奧利佛·薩克斯（Oliver Sack）的論文"The Lost Virtues of the Asylum"，收錄在*The New York Review*（September 24, 2009）。關於病患的觀點，請參閱芭芭拉·泰勒（Barbara Taylor）的《精神病院裡的歷史學家》（*The Last Asylum*［London: Hamish Hamilton, 2014］）。

Gerald Grob在*From Asylum to Community*（Princeton: Princeton University Press, 1991）中討論了精神醫療的重心如何移轉至社區醫院，讀者也可參閱：Norman Dain, *Discovering the History of Psychiatry*。Peter Robinson的影片《*Asylum*》（1972）記錄了金斯利廳的故事。連恩過去的同僚Clancy Sigal則在小說作品*Zone of Interior*中將金斯利廳諷刺為「冥想宅邸」（New York: Thomas Y. Crowell Company, 1976）。

關於巴薩格利亞，請參考：John Foot, *The Man who Closed the Asylums*（London: Verso, 2015），以及：Patrizia Guarnieri, "The History of Psychiatry in Italy"，收錄在*Discovering the History of Psychiatry*。

第四章　精神病院之外

David Healy在*Let Them Eat Prozac*（New York: New York University Press, 2004）中探討了精神藥物和憂鬱症的關係，也在*Pharmageddon*（Berkeley: University of California Press, 2012）中批判了現代處方體制造成的結果。讀者也可參考：Gary Greenberg, *The Book of Woe*（New York: Blue Rider Press, 2013），以及：Mikkel Borch-Jacobsen, "Psychotropicana"，收錄在*London Reviews of Books*（11 July 2002）。

Tom Burns的*Our Necessary Shadow*仔細地探討了精神科醫師在現代的角色，除此之外，本書也是非常值得一讀的精神醫學史。還有許多極傑出的不同對照論點，從病患的角度探討現代精神醫療，例如芭芭拉·泰勒的《精神病院裡的歷史學家》以個人回憶錄為主題，同時描述收容所的發展歷史；John O'Donoghue的*Sectioned" A life Interrupted*（London: John Murray, 2009）；Patrick和Henry Cockburn的*Henry's Demons*（London: Simon & Schuster, 2011），這本書的作者亨利（Henry）比較了自己和父親的精神崩潰；Jay Neugeboren的*Imagining Robert*則描述自己與患有嚴重精神疾病的兄弟如何保持一生情誼（New York: William Morrow & Co, 1997）。讀者也可在igobetter.org等倡議網站上查閱許多拒絕或中斷精神治療的人物經驗。最有影響力的倡議者是Judi Chamberlin，她在*On Our Own*（London: MIND Publications, 1988）一書中描述自己的經驗。

Sarah Payne在Peter Barlett和David Wright編輯的*Outside the Wall of the Asylum*中描述了後收容所時代（London and New Brunswick: Athlone Press, 1999）。讀者也可參閱Kathleen Jones在*Asylums and After*中的文章。

費城協會（The Philadelphia Association）在1965年創辦了金斯利廳之後，迄今繼續經營社區收容住家，照顧陷入嚴重精神危機的病患，請參考：www.philadelphia-assoication.org.uk。Dara Mohammadi在"Under the Maytree"（*The Lancet*, Vol.2, No.6, June 2015）中介紹了照顧處於自殺危機之病患的倫敦慈善收容團體「山楂」（Maytree）。

紀錄片《*Geel*》描述赫爾的現代生活（2007, Fish-Woestijnvis），筆者的另一篇文章也有相關討論，參見："*The Geel Question*"（*The Psychologist*, Vol. 28, No.9, September 2015）。

除此之外，讀者也可參考：William McKee, *Gould Farm*，並造訪：gouldfarm.org。關於庫伯里斯學院，請查閱：cooperriis.org。

251

索引

斜體頁數表示圖片所在頁數

252

253

圖片來源

a = 上圖　b = 下圖　c = 中間　r = 右圖　l = 左圖

1 Science Museum, London/Wellcome Images; 2 By kind permission of the Royal Society of Medicine; 4–5, 6–7 Wellcome Library, London; 8 Collection Bethlem Museum of the Mind, Beckenham, Kent. Artist's © reserved; 10–11 © Hugo Minnen; 15 Musée du Louvre, Paris; 16–17 Courtesy Bethlem Museum of the Mind, Beckenham, Kent; 18 Wellcome Library, London; 19 M.R. Holmes (ed.), *Moorfields in 1559*, London, 1963; 20a, 20b Photo Peter Barritt Robert Harding World Imagery/ Getty Images; 21 Photo Peter Barritt/superstock/Getty Images; 22–23 Sotheby's; 24 Private Collection/Photo Christie's Images/Bridgeman Images; 25 Royal Museums of Fine Arts, Brussels/akg-images; 26l, 26r Courtesy Bethlem Museum of the Mind, Beckenham, Kent; 27 Bodleian Libraries, The University of Oxford (clockwise from above left: MS Ashmole 182, f. 213r; MS Ashmole 404, f. 32v; MS Ashmole 216, f. 128v; MS Ashmole 228, f. 249r); 28–29 *Trophaeum Mariano-Cellense*, or *The Trophy of Mariazell*, Austrian National Library in Vienna (MS 14.084); 30, 31 Wellcome Library, London; 32 Museo del Prado, Madrid; 33 Miguel de Cervantes Saavedra, *Vida y hechos del ingenioso cavallero don Quixote de la Mancha...* Vols. 1 & 2. Brussels, Jan Mommarte, 1662; 34–35, 36 Wellcome Library, London; 38 Courtesy Bethlem Museum of the Mind, Beckenham, Kent; 39a Amsterdam City Archives; 39b City Archives, 's-Hertogenbosch, The Netherlands; 40al Bibliothèque nationale de France, Paris/Archives Charmet/Bridgeman Images; 40ar Bibliothèque nationale de France, Paris/Bridgeman Images; 40–41 (all others), 42l, 42r Wellcome Library, London; 43 Private Collection/Archives Charmet/ Bridgeman Images; 44al, 44ar, 44b, 45a, 45c, 45bl, 45br, 46, 47l, 47r, 48, 49 Wellcome Library, London; 50l Private Collection; 50r Private Collection/Bridgeman Images; 51 Courtesy Bethlem Museum of the Mind, Beckenham, Kent; 52 Sir John Soane's Museum, London; 53al National Gallery of Art. Washington D.C. Rosenwald Collection (1944.5.27); 53ar National Gallery of Art. Washington D.C. Rosenwald Collection (1944.5.28); 53cal National Gallery of Art. Washington D.C. Rosenwald Collection (1944.5.29); 53car National Gallery of Art. Washington D.C. Rosenwald Collection (1944.5.31); 53cbl National Gallery of Art. Washington D.C. Rosenwald Collection (1944.5.32); 53cbr National Gallery of Art. Washington D.C. Rosenwald Collection (1944.5.33); 53bl National Gallery of Art. Washington D.C. Rosenwald Collection (1944.5.34); 53br National Gallery of Art. Washington D.C. Rosenwald Collection (1944.5.35); 54–55 British Museum, London; 56, 57 Wellcome Library, London; 58–59 British Museum, London; 60 Wellcome Library, London; 61a, 61b British Museum, London; 62 Royal Collection Trust/ Her Majesty Queen Elizabeth II (RCIN 810287); 63 Private Collection/ Look and Learn/Peter Jackson Collection/Bridgeman Images; 64–65 Wellcome Library, London; 66a Bibliothèque nationale de France, Paris/ Bridgeman Images; 66b Bibliothèque nationale de France, Paris/Archives Charmet/Bridgeman Images; 67 Bibliothèque nationale de France, Paris; 68–69 Hôpital de la Salpêtrière, Paris. Photo Josse/Scala, Florence; 70, 71, 72–73, 74a, 74bl, 74br, 75a, 75b, 76al, 76ar, 76bl, 76br, 77, 78, 79, 80 Wellcome Library, London; 82, 83 Courtesy Bethlem Museum of the Mind, Beckenham, Kent; 84–85 British Library Board/Topfoto; 86a, 86b, 87a, 87b Courtesy Bethlem Museum of the Mind, Beckenham, Kent; 88, 90–91 Wellcome Library, London; 92a, 92cal, 92car, 92cbl, 92cbr, 92bl, 92br, 93al, 93ar, 93bl, 93br Science Museum, London/Wellcome Library, London; 94a, 94b, 95 Wellcome Library, London; 96al Collection Reinhart am Römerholz, Winterthur; 96ar Musée du Louvre, Paris; 96bl Musée des Beaux-Arts, Lyons; 96br Museum of Fine Arts, Springfield, MA; 97 Museum of Fine Arts, Ghent; 98 Courtesy Bethlem Museum of the Mind, Beckenham, Kent; 99, 101, 102a, 102b, 103a, 103b Wellcome Library, London; 104, 105 © Jane Fradgley; 107al, 107ar, 107cl, 107cr, 107bl, 107br Courtesy Bethlem Museum of the Mind, Beckenham, Kent; 108a, 108b, 109, 110, 111, 112l, 112r, 113, 114, 115 Wellcome Library, London; 116al, 116ar, 117al, 117ar Paul Richer, *Etudes cliniques sur L'Hystéro-épilepsie ou Grande Histérie*. Adrien Delahaye et Emile Lecrosnier, Paris, 1881; 116–117, 118a, 118b, 119 Wellcome Library, London; 120 Courtesy Bethlem Museum of the Mind, Beckenham, Kent; 121al, 121ar, 121b Wellcome Library, London; 122 City Archives Geel, Belgium; 123 OPZ Geel, Belgium; 124, 125al, 125ar, 125cal, 125car, 125cbl, 125cbr, 125bl, 125br, 126–127 Wellcome Library, London; 128al, 128ar, 128bl, 128br, 129al, 129ar, 129bl, 129br Archivio dell'ex ospedale psichiatrico San Lazzaro di Reggio Emilia - Ausl RE; 130–131 Willard Library Photo Archive, Battle Creek, MI; 132 Wellcome Library, London; 133 Science Museum/Science & Society Picture Library; 134 www.rarehistoricalphotos.com; 135al, 135ar, 135cal, 135car, 135cbl, 135cbr, 135bl, 135br Courtesy Bethlem Museum of the Mind, Beckenham, Kent; 136 Bodleian Library, University of Oxford. With kind permission of the Trustees of the Wilfred Owen Estate; 138a, 138b Courtesy Bethlem Museum of the Mind, Beckenham, Kent; 139 Mental Health Museum, Wakefield; 140 Private Collection, on loan to Tate, London; 141 Tate, London; 142a, 142b, 143a, 143b Courtesy Langdon Down Museum, Teddington, Middlesex; 144al Heinrich Mermann Mebes, *Follow God abandon Gods 'Folgt=Gott Verlast=Götter'*, inv. 413v. © Prinzhorn Collection, University Hospital Heidelberg; 144ar Heinrich Mermann Mebes, *Follow God abandon Gods 'Folgt=Gott Verlast=Götter'*, inv. 413r. © Prinzhorn Collection, University Hospital Heidelberg; 144b Heinrich Mermann Mebes, *How honour helps? (Book 5) 'Wie Ehre hilf?' (Fünftes Heft)*, inv. 382. © Prinzhorn Collection, University Hospital Heidelberg; 145 Heinrich Mermann Mebes, *Innocence Love (Book 3) 'Unschuld Liebe' (Drittes Heft)*, inv. 381 (interior). © Prinzhorn Collection, University Hospital Heidelberg; 146–147

Franz Joseph Kleber, *Plan of the Regensburg Institution, Kartause Prüll*, inv. 4506. © Prinzhorn Collection, University Hospital Heidelberg; 148, 149al, 149ar, 149bl, 149br Courtesy Bethlem Museum of the Mind, Beckenham, Kent; 150a August Johann Klose, *Autobiography and history of the institution*, inv. 673. © Prinzhorn Collection, University Hospital Heidelberg; 150b August Johann Klose, *Autobiography and history of the institution*, inv. 674. © Prinzhorn Collection, University Hospital Heidelberg; 151 Jacob Mohr, *Proofs 'Beweiße'*, inv. 627/1(1988)r. © Prinzhorn Collection, University Hospital Heidelberg; 152 © Bettmann/ Corbis; 154, 155a, 155c, 155b, 156a, 156c, 156b, 157a, 157b Courtesy Bethlem Museum of the Mind, Beckenham, Kent; 158 © Adolf Wölfli Foundation, Museum of Fine Arts Berne, Berne; 159, 160a, 160c, 160b, 161a, 161b Courtesy Bethlem Museum of the Mind, Beckenham, Kent; 162 Wellcome Library, London; 163 Courtesy Bethlem Museum of the Mind, Beckenham, Kent; 164a Institute of the History of Medicine, University of Vienna; 164bl, 164br Photo akg-images/Denise Bellon; 166 Wellcome Library, London; 167 Courtesy Bethlem Museum of the Mind, Beckenham, Kent; 168–169 Photo Jean-Philippe Charbonnier/ Gamma-Rapho/Getty Images; 170a W. Freeman and J. W. Watts, *Psychosurgery*, 2nd edition. Springfield, Tomas, 1950, pp. 413–414; 170b Seattle Post-Intelligencer Collection, Museum of History & Industry (MOHAI), Seattle. Photo Ken Harris (1986.5.25616); 171l, 171r Reproduced by courtesy of Gould Farm, Monterey, MA; 172–173 Bundesarchiv, Filmarchiv/Transit Film GmbH 175al, 175ar, 175cal, 175car, 175cl, 175cr, 175cbl, 175cbr, 175bl, 175br Courtesy Bethlem Museum of the Mind, Beckenham, Kent; 176 Private Collection; 177l, 177r, 178a, 178b, 179a, 179b Wellcome Library, London; 180a Poster, *Now Voyager* (1942) Dir. Irving Rapper. Warner Bros; 180b Poster, *Dark Waters* (1944). Dir. André De Toth. United Artists; 181a Poster, *Spellbound* (1945). Dir. Alfred Hitchcock. Selznick/United Artists; 181b Poster, *The Snake Pit* (1948). Dir. Anatole Litvak. 20th Century Fox; 183 © Raymond Depardon/Magnum Photos; 185 © 2013 Jon Crispin All Rights Reserved; 186 Erving Goffman, *Asylums: Essays on the Social Situation of Mental Patients and Other Inmates*, Aldine, 1968; 187al, 187ar, 187bl, 187br Collection Het Dolhuys, Museum of the Mind, Haarlem, The Netherlands; 188 Ken Kesey, *One Flew Over the Cuckoo's Nest*. Viking Press & Signet Books, 1962; 189 Poster, *One Flew Over the Cuckoo's Nest* (1975), with Jack Nicholson. Dir. Milos Forman. United Artists/Fantasy Films; 190 © Tonee Harbert; 192al, 192ar, 192bl, 192br © Dominic Harris; 194al, 194ac, 194ar, 194cl, 194c, 194cr, 194bl, 194bc, 194br © Uliano Lucas; 196a, 196b, 197a, 197b © Christopher Payne/Esto; 198a © 1972 Graziano Arici/Giuliano Scabia; 198b Photo Marc Edward Smith. © Archivio Graziano Arici; 199a Photo Renzo Vaiani, 1965. Biblioteca Panizzi, Reggio Emilia; 199b Archivio Fotografico, Musei Civici, Reggio Emilia; 200 Photo Renzo Vaiani, 1965. Biblioteca Panizzi, Reggio Emilia; 202 Borthwick Institute for Archives, University of York; 203a Dumfries and Galloway Archives and Local Studies (DGH1/7/3/2/3); 203b Dumfries and Galloway Archives and Local Studies (DGH1/7/3/2/1); 204a Collection of Elizabeth and Geoffrey Stern; 204b American Folk Art Museum, Blanchard-Hill Collection, gift of M. Anne Hill and Edward V. Blanchard Jr. (1998.10.64); 205 © Adolf Wölfli Foundation, Museum of Fine Arts Berne, Berne. A.9243-20 (IV/p. 203); 206 Freud Museum, London; 207al, 207ar, 207bl, 207br Wellcome Library, London. Artist's © reserved; 208–209 Courtesy Bethlem Museum of the Mind, Beckenham, Kent. © The Estate of William Kurelek, courtesy of the Wynick/Tuck Gallery, Toronto; 210a, 210b, 211a, 211b, 212a, 212b, 213al, 213ar, 213bl, 213br, 214 Courtesy Associazione La Nuova Tinaia Onlus, Florence; 215 Rosemary Carson/The Wellcome Library, London; 216 © Visuals Unlimited/Corbis; 219 Damien Lovegrove/ Science Photo Library; 220l www.adbusters.org/spoofads; 220r www. freakingnews.com; 221l Parody of 1943 anti-Nazi propaganda poster 'You Ride With Hitler When You Ride Alone' painted by Weimer Pursell, from www.http://knowyourmeme.com/; 221r Parody of Edgar Allen Poe 'The Raven'; 222a, 222b, 223 Courtesy American Dance Therapy Association (ADTA); 224a, 224b, 225, 227a, 227bl, 227br OPZ Geel, Belgium; 228a, 228b, 229a, 229b © Hugo Minnen; 231a, 231acl, 231acr, 231bcl, 231bcr, 231bl, 231br Reproduced by courtesy of Gould Farm, Monterey, MA; 232 Javier Téllez, *Caligari and the Sleepwalker*, 2008. Super 16mm film transferred to high-definition video, black and white, 5.1 digital dolby surround, Duration 27'07", original version in German with English subtitles. Courtesy Galerie Peter Kilchmann; 234–235 Photo Wellcome Images. © Copyright Bobby Baker; 236a, 236b Bethlem Gallery, Beckenham, Kent. © David Beales; 237al, 237ar, 237bl, 237br Courtesy Associazione La Nuova Tinaia Onlus, Florence; 238–239 Javier Téllez, *Schering Chess*, 2015. Installation, mixed media, 93 × 119 × 119 cm (36 5/8 × 46 7/8 × 46 7/8). Courtesy Galerie Peter Kilchmann. © Javier Téllez; 240, 241, 242a, 242b, 243a, 243b Courtesy Associazione La Nuova Tinaia Onlus, Florence; 244 Bethlem Gallery, Beckenham, Kent. © Josip Lizatovic; 245a, 245b © Shana Moulton; 246–247 Courtesy Meyer Riegger. © Eva Kotátková; 248a Courtesy the vacuum cleaner, in collaboration with Hannah Hull. Drawing by Michael Duckett; 248b Courtesy the vacuum cleaner, in collaboration with Hannah Hull. *Madlove: A Designer Asylum* (2015), the vacuum cleaner and Hannah Hull. Commissioned by FACT with support from Wellcome Trust and British Psychology Society. Image Stephen King; 256 Science Museum, London/Wellcome Images.

謝辭

我在策劃衛爾康博物館的展覽〈瘋人院：精神病患收容所與其外〉時寫下了本書。非常感謝衛爾康博物館的公共節目主任詹姆斯‧佩托如此溫暖慷慨地在整個過程支持我的研究。我要特別感謝展覽的共同策展人芭芭拉‧羅德里奎茲‧慕若思，她在概念發想上提供無與倫比的協助，讓我接觸許多引人入勝的資料。

我非常仰賴衛爾康博物館豐富的文獻和圖片館藏，提供整體上最好的醫學人文資料，特別是瘋狂史文獻。希望本書能夠彰顯出其豐富。在研究期間，衛爾康博物館的工作同仁提供無價的協助，我要特別感謝菲比‧哈金斯（Phoebe Harkins）和羅斯‧麥可法蘭（Ross MacFarlane）在本書早期階段提供的專業指引；感謝克里斯蒂娜‧福西納（Crestina Forcina）從圖像收藏中揀選出這麼多珍寶；史蒂芬‧羅瑟（Stephen Lawther）同意讓我查閱尚未分類的早期珍貴資料；朱利亞‧諾斯（Julia Nurse）發揮專業和熱忱，挖掘早期的歷史文獻、草稿和書籍圖片。

我非常感謝世界各地的博物館、醫院、檔案館藏室和其他慷慨借助視覺資料的人士。我必須特別感謝伯利恆藝術和歷史館藏基金會的檔案管理人科林‧蓋爾（Colin Gale），以及赫爾精神病院檔案管理人伯特‧波克思（Bert Boeckx）。他們提供的珍貴歷史資料是本書故事不可或缺的元素。我還要特別感謝瑪莉亞‧藍道（Maria Randle）分享顧爾德農場的歷史故事和圖像資料。在伯利恆醫院研究期間，我要特別感謝蘇克希德‧史瑞吉（Sukhinder Shergill）和他的英國國家精神病治療團隊允許我觀察他們傑出的工作，還有理察‧摩利（Richard Morley）安排相關事宜。

我希望在此特別感謝安德魯‧史考爾撥空閱讀本書的初期草稿，並且提供極具洞見的評論；莎拉‧錢尼（Sarah Chaney）也在本書的初期階段分享她對收容所歷史的珍貴知識；奧利佛‧薩克斯（Oliver Sacks）向我引介顧爾德農場與其他事宜；麥可‧聶夫（Micheal Neve），他的知識非常淵博，他遺忘的瘋狂史遠遠勝過於我所知的一切。我也要感謝路易絲的無盡支持和鼓勵。我還要感謝一路上所有朋友提供的洞見和對話啓發，包括羅德里‧哈沃德（Rhodri Hayward）、尼克‧赫維（Nick Hervey）、羅伯‧霍華（Robert Howard）、詹姆斯‧里德比特（James Leadbitter）、約翰‧馬克思（John Marks）、維多利亞‧諾斯伍德（Victoria Northwood）、羅南‧魯許（Ronan Routh）、蘇駑‧薩丹撒尼（Sonu Shamdasani）、維多利亞‧帝斯勒（Victoria Tischler）和尼克‧特魯曼斯（Nick Tromans）。

本書是泰姆斯和哈德森出版社（Thames & Hudson）傑出團隊的成果，我要感謝珍‧萊因（Jame Laing）、崔絲坦‧迪‧蘭西（Tristan de Lancey）和瑪莉亞‧雷納羅（Maria Ranauro）分別在編輯、設計和圖片製作上的用心。我必須感謝經紀人卡洛琳‧蒙哥馬利（Caroline Montgomery）和衛爾康博物館的出版主任科帝‧托比瓦拉（Kirty Topiwala），謝謝他們付出了專業能力和奉獻，協助串連起一切環節。

我要將這本書獻給莎拉‧惠勒（Sarah Wheeler）和心靈鬥陣俱樂部（Mental Fight Club）。他們提供了鼓舞人心的範例，說明了「社區照護」可以且應該是什麼意思。